U0930775

中国传统医疗与保健丛书

《中国传统医疗与保健丛书》编写组
主编◎许静静

白话千金方

BAIHUA QIANJINFANG

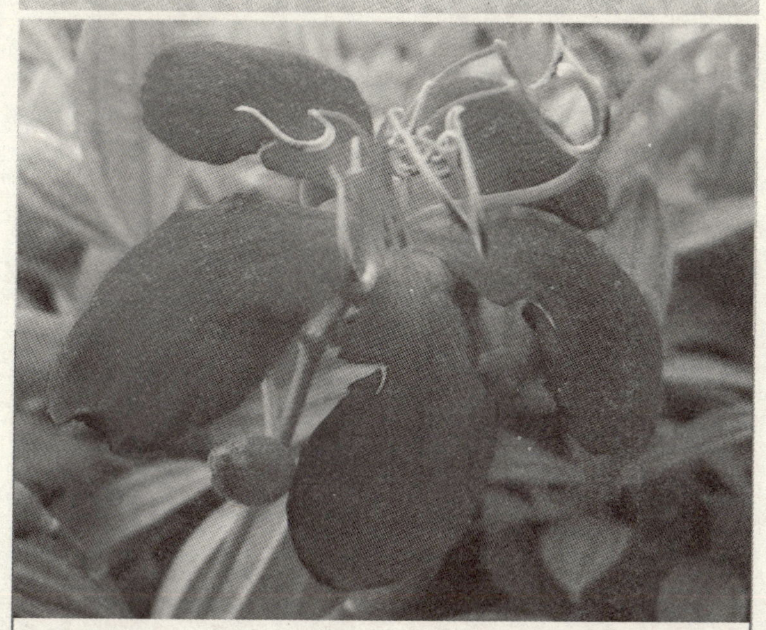

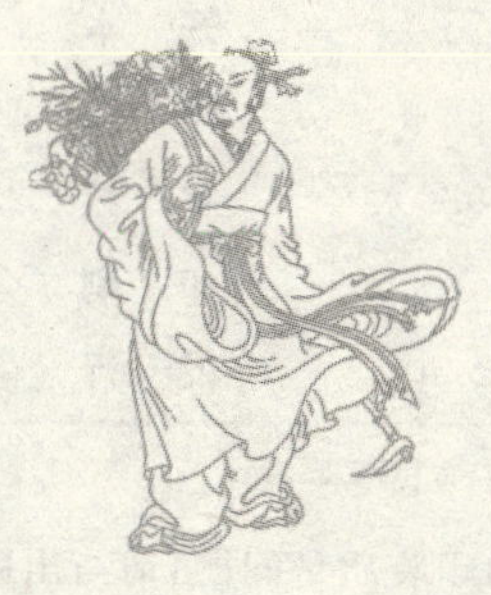

合肥工业大学出版社

图书在版编目(CIP)数据

白话《千金方》/许静静主编．—合肥：合肥工业大学出版社，2010.5

(中国传统医疗与保健丛书)

ISBN 978-7-5650-0195-6

Ⅰ．①白…　Ⅱ．①许…　Ⅲ．①千金方　Ⅳ．①R289.342

中国版本图书馆 CIP 数据核字(2010)第 087114 号

白话《千金方》

许静静　主编　　　　责任编辑　汤礼广

出　版	合肥工业大学出版社	版　次	2010 年 6 月第 1 版
地　址	合肥市屯溪路 193 号	印　次	2010 年 6 月第 1 次印刷
邮　编	230009	开　本	710 毫米×1010 毫米　1/16
电　话	总编室：0551-2903038	印　张	14
	发行部：0551-2903198	字　数	234 千字
网　址	www.hfutpress.com.cn	印　刷	合肥星光印务有限责任公司
E-mail	press@hfutpress.com.cn	发　行	全国新华书店

ISBN 978-7-5650-0195-6　　　　定价：26.00 元

如果有影响阅读的印装质量问题，请与出版社发行部联系调换。

前言

随着时代的发展、科技文明的进步，医疗水平也在不断地提高，但也存着一个不可否认的事实，那就是与过去相比，我们的健康状况却越来越差。尤其是那些与过去贫困病不同的现代文明病大量出现，对人们健康构成了严重威胁。例如，电脑病、空调病、肥胖病、心脑血管疾病、亚健康等疾病的发病率逐年上升，发病群体的平均年龄越来越低；另外，同时患以上几种疾病的人也呈现越来越多的趋势。在这些疾病面前，我们看到了西医的束手无策，但我们更多的是见证了中国传统医学的神奇。基于这种神奇，我们特组织人员编写了这套《中国传统医疗与保健丛书》，以应对当今人们健康所面临种种疾病的威胁。

本丛书第一批出版的共 7 册，它们分别是、《百草良方》、《偏方大全》、《膳食疗方》、《饮食宜忌》、《常见病自诊自疗》、《白话〈本草纲目〉》、《白话〈千金方〉》。

在本丛书中，《百草良方》以《本草纲目》为本，从中选出人们日常生活中常见、易寻的百种中草药，并对这些中草药的形态特征、功效等进行了详细介绍，同时汇集了大量验方。《偏方大全》参考国内同类书籍，收集了药味不多，却对某些病证具有独特疗效的几百首方剂。为了查找方便，本书将其分为内科偏方、外科偏方、儿科偏方、妇科偏方、男科偏方、五官科偏方、皮肤科偏方、美容偏方、解毒偏方等。《膳食疗方》是从古今关于药膳研究的书籍以及民间广为流传的食疗经验中精选出几百个简便而又有效的家庭食疗方汇集而成。《饮食宜忌》结合中西医研究成果，告诉您食物有哪些鲜为人知的神奇功效，食物将如何影响您的身体健康，哪些搭配食用将产生意想不到的养生效果，哪些是不能同时食用的，一些食物在食用过程中又有哪些需要

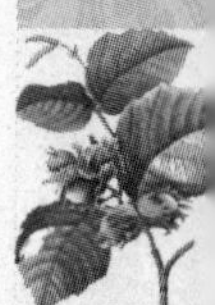

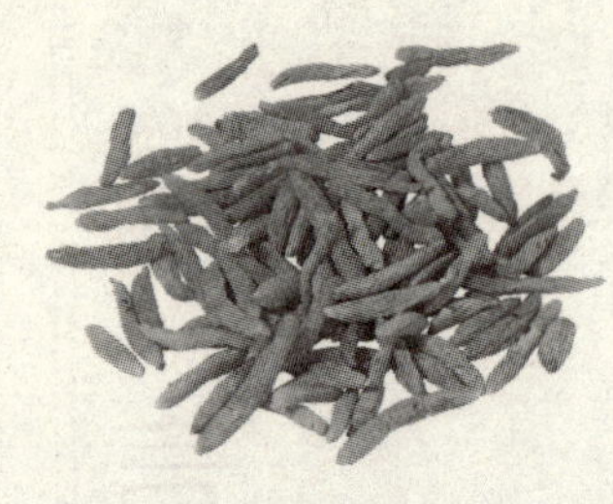
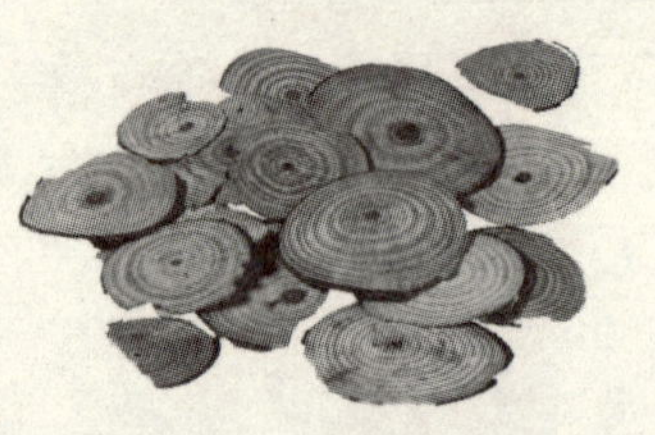
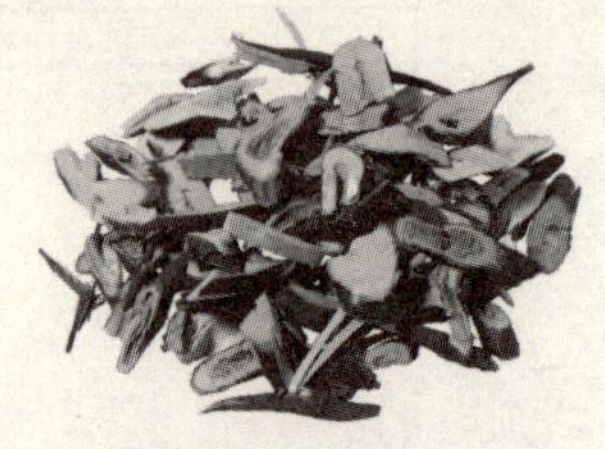

特别注意的地方，等等。《常见病自诊自疗》涵盖了各种常见的疾病，并根据各种疾病的明显症状进行分类诠释（含西医疗法），旨在让读者增加自我认识疾病、预防疾病和治疗疾病的知识。《白话〈本草纲目〉》是《本草纲目》的白话精选本。《本草纲目》是明朝伟大的医药学家李时珍在继承和总结以前本草学成就的基础上，结合自己的钻研和实践，历时 29 年编写而成的一部巨著。书中不仅纠正了过去本草学中的若干错误，而且提出了较科学的药物分类方法，并融合当时先进的生物进化思想，反映其丰富的临床实践。《白话〈千金方〉》是《千金方》的白话精选本。《千金方》是人称“药王”的唐代孙思邈所作的综合性临床医著，书中所载医论、医方较系统地总结了唐代以前的医学成就，是一部科学价值较高的著作。

本丛书兼具医疗和保健的双重作用，希望达到能使读者有病医病、无病防病的目的。本丛书所含内容大多数均为我国传统的经典医药疗方或被临床验证有效的民间验方精粹。在编写本丛书过程中，作者对药方、疗方进行优中选优，竭力将本丛书打造成能经受住读者检验的经典医疗与保健丛书。本丛书全用现代白话文编写，可适合不同年龄、不同层次的读者阅读。

令人欣慰的是，如今重视中医的人们越来越多，关于传统医学的优秀经典图书也成洛阳纸贵。推进中医药理论的创新，促进中医药事业的繁荣和中医药学术水平的提高，让中华这朵奇葩重新绽放是每个中国人义不容辞的责任，为此，我们付出再多的努力都是值得的。

感谢孕育灿烂文明的中华大地，是您为中华民族留下了这笔宝贵财富；感谢不辞劳苦的编写者，是你们多年的辛勤工作，才使中国传统医学得以更加繁荣；感谢出版社的编辑人员，是你们的精心工作，才使中国传统医学得以新的面貌与读者见面。最后，还要感谢热心的读者，因为你们已意识到，维护人类的健康是我们大家共同的责任。

愿中华昌盛，愿世人安康！

《中国传统医疗与保健丛书》编写组

目录

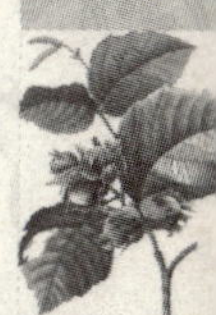

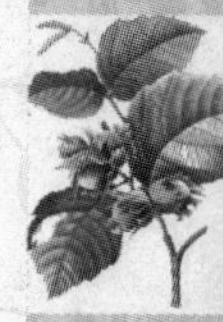

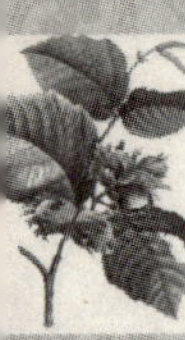

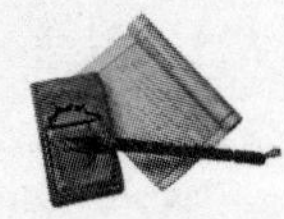

五虎汤

【方　剂】麻黄（2）1克，杏仁（去皮、尖）3克，甘草（1）2克，细茶（炒）（2）4克，白石膏4.5克。

【制　法】上作1剂，水煎服。

【功　效】辛凉宣泄，清肺平喘。

【主　治】风热壅肺，身热，咳喘痰多者。

【临床应用】（1）病毒性肺炎　用于高热，气喘，咳嗽，阵发性憋闷，喉中痰鸣，嗜睡，面唇青紫。

（2）小儿急性肺炎　用于发热，咳嗽，气急，咯痰不爽，纳差，大便干，小便黄，舌质红，苔黄，脉数。

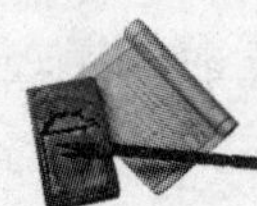

玉泉丸

【方　剂】麦门冬（去心，晒）、人参、茯苓、黄芪（半生，半蜜炙）、乌梅肉（焙）、甘草各30克，瓜蒌根、干葛各45克。

【制　法】上研细末，为丸，如弹子大。每日服1丸，温汤嚼下。

【功　效】益气养阴，生津止渴。

【主　治】消渴病，烦渴口干，大便稀溏，腹胀食少，精神疲乏，身体消瘦。

【临床应用】糖尿病　症见烦渴口干，大便稀溏，腹胀食少，精神疲乏，身体消瘦等。

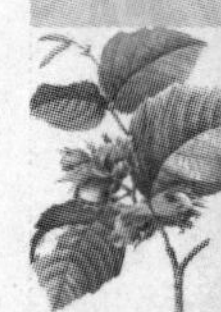

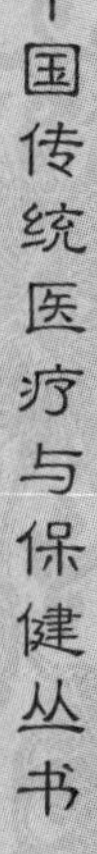

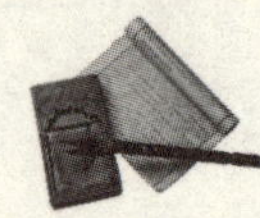

化虫丸

【方　　剂】胡粉（即铅粉，炒）1500克，鹤虱（去土）1500克，槟榔1500克，苦楝根（去浮皮）1500克，白矾（枯）370克。

【制　　法】上方按调整量配齐，碾细筛净，水泛为丸。每丸如麻子大，1岁儿服5丸，空腹时米汤送服。

【功　　效】驱杀肠中诸虫。

【主　　治】虫积　用于治疗肠道多种寄生虫，表现发作时腹中疼痛，往来上下，其痛甚剧，呕吐清水，或吐蛔虫等。

【临床应用】(1) 肠道寄生虫病　用于多种寄生虫，如蛔虫、蛲虫、绦虫、姜片虫等，症见腹中疼痛，往来上下，其痛甚剧，呕吐清水，或吐蛔虫。

(2) 滴虫性阴道炎　用于虫蚀阴中，湿热下注证，其症轻者，表现为阴痒，白带增多；重者则痒痛难忍，甚至可波及到肛门周围，可伴带下赤白相兼，甚则五色带下，奇臭难闻。

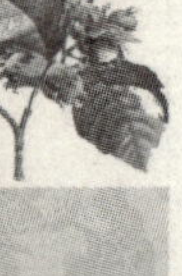

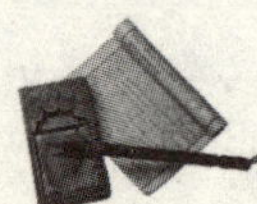

羌活胜风汤

【方　　剂】羌活、独活、荆芥、防风各12克，白芷、前胡、川芎、薄荷、柴胡、黄芩、桔梗、白术、枳壳各10克，甘草3克。

【制　　法】每日1剂，分上午、下午两次水煎服。

【功　　效】祛风清热。

【主　　治】风热之邪外客，久留不去。

【临床应用】(1) 虹膜睫状体炎　证属肝经风热，症见两眼酸痛，多泪羞明，抱轮红赤，神水混浊，黄仁肿胀，肩背沉重，拘紧恶寒，嗳气吞酸，恶心纳呆。

(2) 慢性结膜炎　证属风热之邪外客，久留不去而成慢性结膜炎，临床以结膜充血，少量分泌物，眼部不适，病情较长为特征。

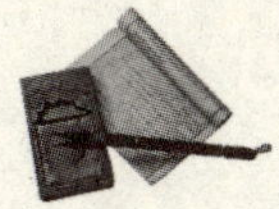

天王补心丹

【方　剂】生地黄120克，人参、丹参、玄参、白茯苓、五味子、远志、炒桔梗各15克，当归身、天门冬、柏子仁各60克。

【制　法】上药为末，炼蜜丸如梧桐子大，朱砂为衣，每服9克，温开水送下。

【功　效】滋阴养血，补血安神。

【主　治】阴亏血少，心肾不足。

【临床应用】(1) 女性更年期心悸　证属阴虚火旺，心肾不交者，主要表现为心悸不宁，烘热汗出，虚烦少寐，甚则失眠，头晕耳鸣，情绪不稳，急躁易怒，有月经紊乱或已绝经，或手足心热，腰酸腿软，舌质红或舌尖红，苔薄黄或少苔，脉弦细或细数或细结代。

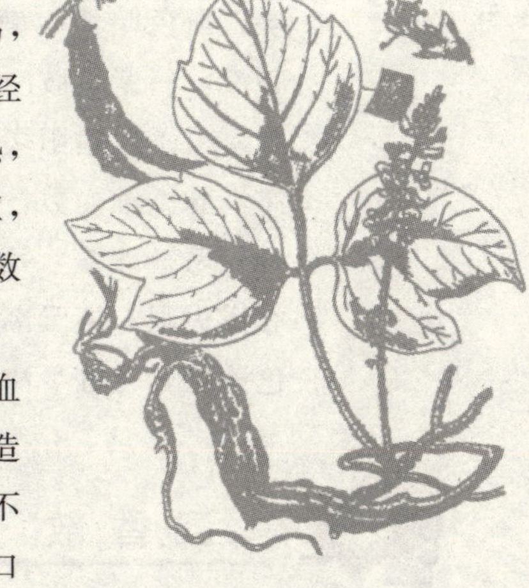

(2) 复发性口疮　属阴亏血少，心肾不足，虚火上炎所造成的复发性口疮。证属心血不足，阴虚火旺，虚火上炎。口腔黏膜溃烂、疼痛，反复发作，伴心悸，心烦多梦等。

(3) 心律失常　证属心脾两虚，气血亏虚。表现有心慌心跳，失眠健忘，面稍苍白，神倦乏力，纳差，语声低微，舌淡红、苔薄白，脉细弱。

(4) 慢性荨麻疹　证属心血亏虚，血虚生风。表现为全身隆起红斑成片状、瘙痒难忍，疹块色暗，反复发作，伴心慌、心悸，精神疲倦，面色不华，寝食不佳，舌淡红、苔薄白，脉细弱。

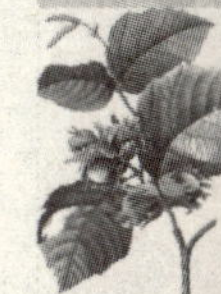

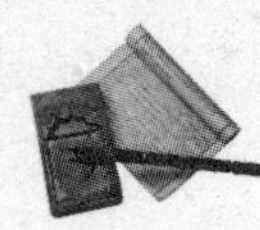

琼玉膏

【方　　剂】人参120克，生地黄汁800克，白茯苓245克，蜂蜜500克。

【制　　法】将人参、茯苓粉碎成细末，生地黄捣取自然汁（捣时不用铜铁器），用绢过滤蜜，将四物合并搅匀，装入瓷罐内，用20～30层净纸封闭。取大铝锅一口，盛装净水，将药罐放入铝锅内，先用武火，后用文火，隔水煮熬，3天3夜后取出，用蜡封罐口，入水中浸去火毒10日，再入原锅内煮1天1夜即成。

【功　　效】滋阴润肺，益气补脾。

【主　　治】肺痨　干咳少痰，咽燥咯血，肌肉消瘦，气短乏力，舌红少苔，脉细数。

【临床应用】（1）肺结核　表现为咳逆喘息少气，咯痰色白有沫，或夹血丝、血色暗淡，潮热，自汗，盗汗，声嘶或失音，面浮肢肿，心慌，唇紫，肢冷，形寒，或见五更泄泻，口舌生糜，大肉尽脱，男子遗精阳痿，女子经闭，苔黄而剥，舌质光淡隐紫，少津，脉微细而数，或虚大无力。

（2）恶性肿瘤　用于气血阴阳俱虚的患者，表现为消瘦乏力，心悸失眠，烦躁潮热，精神疲惫，盗汗自汗，或口舌生疮，面色潮红，舌红少津，脉细数。

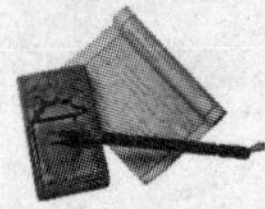

沉香散

【方　　剂】沉香4克，石韦（去毛）15克，滑石（包煎）15克，炒当归10克，王不留行10克，白芍10克，陈皮10克，冬葵子10克，甘草5克。

【制　　法】水煎服，每日1剂，15天为1个疗程。

【功　　效】理气活血，通淋止痛。

【主　　治】气淋癃闭　五内郁结，气不得舒，阴滞于阳而致气淋癃闭，小腹胀满。

【临床应用】(1) 肾盂肾炎　用于肝经湿热证，症见小便短涩不畅或混浊，少腹拘急，腰痛，或伴有寒热往来，口苦，恶心呕吐，大便干结，舌红，苔黄腻，脉弦滑数。

(2) 前列腺肥大　用于出现尿频、尿急，排尿困难，尿呈点滴，短赤灼热，口苦口黏，烦躁不安，呻吟不止，两胁及腹胀痛，舌质红、苔黄厚腻，脉弦滑数。

(3) 尿道综合征　排尿困难，尿意频频，时欲小便，短则几分钟左右，长则1小时左右就须小便1次，尿短，色微黄，小腹胀痛，阴中有异物感，有时刺痛，大便正常，情志不舒，有时腰酸，舌淡红，苔薄腻，脉虚弦。

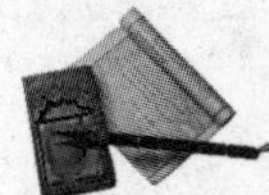

鸡鸣散

【方　　剂】槟榔15克，陈皮（去白）、木瓜各9克，吴萸、紫苏叶各3克，桔梗、生姜各5克。

【制　　法】上药第一遍煎，用水三大碗，慢火煎至一碗半，去滓，再入水两碗煎，去滓，取一小碗，两次药汁相和，安置床头，次日五更，分作三、五服，只是冷服，冬月略温服亦得。服了用干物压下，如服不尽，留次日渐渐服之亦可。服药至天明，大便当下黑粪水，即是肾家感寒湿毒之气下也。至早饭痛止肿消，只宜迟吃饭，候药力作效。

【功　　效】行气降浊，宣化寒湿。

【主　　治】湿性脚气　足胫肿重无力，麻木冷痛，步行困难，恶寒发热，或挛急上冲，甚至胸闷泛恶。亦治风湿流注，脚足痛不可忍，不可着地，筋脉浮肿等症。

【临床应用】(1) 痛风　足背及足踩关节肿胀，色紫暗，压痛，触其皮温不高，精神疲乏，食欲不振，面色无华，形体消瘦，舌苔薄白，脉沉弦。

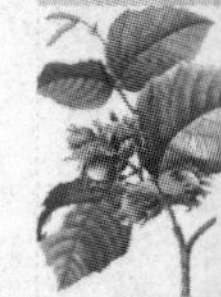

(2) 骨伤科疾病　对骨伤科小腿以下骨折及软组织损伤，小腿及足部肿痛，沉重、麻木、筋脉挛急，舌苔薄白有紫气，脉沉弦。

(3) 糖尿病合并末梢神经炎　四肢末梢窜痛、麻木，以下肢为甚，伴下肢沉重无力，蚁行感，夜间阵发性剧痛，对冷过度敏感，但尚可继续工作或休息后可恢复原有的活动、工作能力；继则见麻木、疼痛加重，四肢末梢有袜样或手套样感觉，下肢沉重，时有抽搐，四肢远端皮温低于正常，舌苔薄白，脉沉弦。

(4) 慢性心力衰竭　心悸，咳喘不能平卧，口唇青紫，手足逆冷，泛恶，尿少，双足胫浮肿，舌胖质黯，苔白水滑或白腻，脉结代或虚弱无力。

(5) 风湿性关节炎　对称性大关节疼痛、重着、酸楚、肿胀，关节屈伸不利，阴雨天及受凉时加重，或伴有恶寒、发热，舌淡胖，边有齿痕，舌苔白腻或白滑，脉濡或滑或紧。

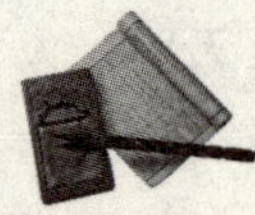

牵正散

【方　　剂】 白附子、僵蚕、全蝎去毒，各等份，并生用。

【制　　法】 为细末，每次3克。每日两次，温开水送下。亦可水煎服，用量按原方酌情增减。

【功　　效】 祛风化痰止痉。

【主　　治】 中风，口眼歪斜。

【临床应用】 (1) 面神经炎　眼睑不能闭合，嘴角下垂，口角流涎，前额纹消失。舌质红苔白薄，脉弦滑。

(2) 眼肌麻痹　复视头晕等自觉症状消失，睑裂大小及眼球运动恢复正常。同视机检查眼位正，有同时知觉，舌淡苔白薄腻，脉弦滑。

(3) 腰椎间盘突出症　腰痛、下肢放射痛，影响活动，舌淡苔白薄腻，脉弦滑。

(4) 血管性头痛　头痛以双侧头部或巅顶部不定，痛时呈胀、跳痛，甚者伴眩晕、恶心、呕吐、纳呆、失眠、烦躁不安，舌质暗红，苔稍黄根稍腻，脉弦滑。

(5) 颈椎病　上肢及手指麻木，经活动按摩有所好转，伴头昏、气短、腰酸软，舌质淡，脉细无力。

(6) 过敏性鼻炎　鼻塞流涕，鼻痒，喷嚏，头痛，每遇异味则加重，舌质淡，脉细无力。

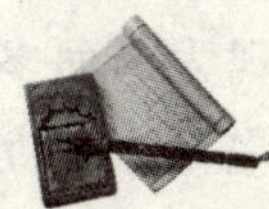

升麻葛根汤

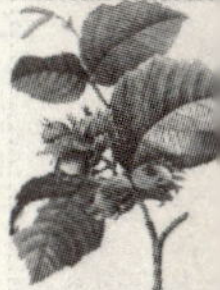

【方　　剂】 升麻 3 克，葛根（细锉）3 克，芍药 6 克，甘草（锉，炙）3 克。

【制　　法】 水煎服，每日 1 剂，分两次服。

【功　　效】 解肌透疹。

【主　　治】 麻疹　用于麻疹初起，症见疹出不透，身热头痛，咳嗽，目赤流泪，口渴，舌红苔干，脉数等。

【临床应用】 (1) 麻疹　用于外邪郁表证，症见发热，咳嗽，鼻塞流涕，泪水汪汪，满身布发红疹，舌红苔干，脉数等。

(2) 破伤风　用于风湿毒邪侵袭证，症见破伤出血数日后突然高热寒战，全身关节疼痛，不能饮食，继而四肢抽搐掣痛，角弓反张，牙关紧闭，舌淡苔微燥，脉弦数等。

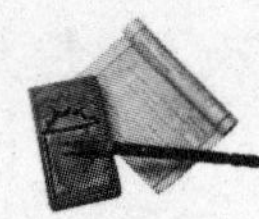

二冬汤

【方　　剂】天冬6克，麦冬9克，天花粉、黄芩、知母、荷叶各3克，甘草、人参各1.5克。

【制　　法】水煎服。

【功　　效】益气生津，清热止渴。

【主　　治】(1) 消渴　用于阴虚燥热证，渴而多饮，小便频数，舌红苔黄，脉洪数无力。

(2) 瘿病　用于瘿气证，瘿病兼见烦热，心悸，失眠，自汗，急躁易怒，眼球突出，手指颤抖，多食易饥，甚则消瘦乏力，舌质红，脉弦数或细数。

【临床应用】(1) 糖尿病视网膜病变　用于气阴两虚证，表现为渴而多饮，小便频数，视物昏蒙，如隔轻烟薄雾，舌红苔黄，脉洪数无力。

(2) 百日咳　用于痉咳期兼见阴虚者，表现为痉咳，终末带有回吼声，咳甚作呕，夜寐不宁，神疲乏力，小便色黄，大便偏干，眼睑浮肿，唇干，舌偏红而苔白，脉滑数无力。

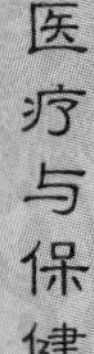

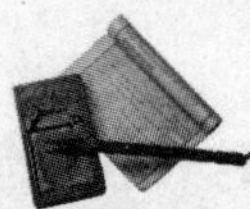

月华丸

【方　　剂】天冬、麦冬、生地、熟地、山药、百部、沙参、川贝、阿胶各30克，茯苓、獭肝、三七各15克，白菊花60克，桑叶60克。

【制　　法】熬膏，将阿胶化入膏内，和药粉，稍加炼蜜为丸。如弹子大，每服1丸，噙化，日3服。

【功　　效】滋阴润肺，镇咳止血。

【主　　治】(1) 咳嗽　用于肺肾阴虚证，久咳不愈或痰中带血，胸痛，潮热，盗汗，舌尖红，脉细数。

（2）肺痨　用于阴虚肺热证，午后潮热，手足心热，夜间盗汗，两颧发赤，皮肤干灼，唇红咽干，形体消瘦，干咳无痰，或痰少不易咯出，咳则胸痛，或痰中带血，如丝如点，舌苔薄，边尖质红，脉细数。

（3）肺痨　虚热证，偏于肾阴虚者，咳吐浊唾涎沫，质黏不易咯出，或痰中带血甚而咯血，其色鲜红，咽干而燥，形体消瘦，潮热盗汗，手足心热，腰膝酸软，遗精尿频，舌红质干，脉虚数。

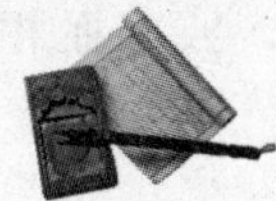

止嗽散

【方　剂】桔梗、荆芥、紫苑、百部、白前各1000克，甘草375克，陈皮500克。

【制　法】共为末，每服9克，开水调下，食后。临卧开水调服，初感风寒，生姜汤调下。

【功　效】止咳化痰，疏表宣肺。

【主　治】（1）咳嗽　用于风邪犯肺证，咳嗽咽痒，或微有恶寒发热，舌苔薄白，脉缓等。

（2）咳血　风邪犯肺证，咳嗽不止，痰液稀薄，痰中带血，舌苔薄，脉浮缓。

（3）顿咳　初咳期，恶风发热，喷嚏流涕，咳嗽声浊，日渐加剧，苔薄白，脉浮，指纹淡滞。

【临床应用】（1）急性支气管炎　用于风寒咳嗽证，表现为咳嗽咽痒，咯痰不爽，微恶风发热，舌苔薄白，脉浮缓。

（2）百日咳　用于初咳期，表现为恶风发热，喷嚏流涕，咳嗽声浊，日渐加剧，苔薄白，脉浮，指纹淡滞。

（3）肺炎　用于肺脾气虚证，表现为病久不愈者，症见发热，咳嗽痰鸣，呼吸稍促，倦怠乏力，面色白无华，舌质淡红、苔薄白，脉细滑。

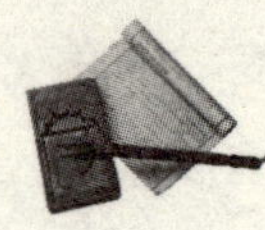

加味桔梗汤

【方　　剂】 桔梗、白及、橘红、葶苈子（微炒）各2.4克，甘草、贝母各12克，金银花、苡仁各15克。

【制　　法】 水煎服。

【功　　效】 止咳祛痰，消痈排脓。

【主　　治】 肺痈　用于溃脓期，咳吐大量脓痰，或如米粥，或痰血相兼，腥臭异常，胸中烦满而痛，身热面赤，口渴喜饮，舌质红，苔黄腻，脉滑数。

【临床应用】 肺脓疡　用于热壅肉腐证，表现为咳吐大量脓痰，或如米粥，或痰血相兼，腥臭异常，胸中烦满而痛，身热，口渴喜饮，舌红苔黄腻，脉滑数。

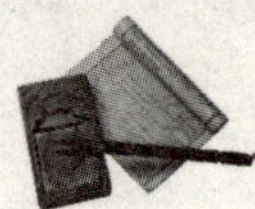

小青龙汤

【方　　剂】 麻黄9克，芍药9克，细辛3克，干姜5克，炙甘草6克，桂枝6克，半夏9克，五味子3克。

【制　　法】 以上八味，以水2000毫升，先煮麻黄，减去200毫升，去上沫，加入其余诸药，煮取600毫升，去滓，温服200毫升。

【功　　效】 解表蠲饮，止咳平喘。

【主　　治】 咳喘　用于表寒里饮证，喘咳气急，胸部胀闷，痰多色白质稀，恶寒发热，无汗，面色晦滞带青，口不渴而喜热饮，舌苔白滑，脉浮紧。

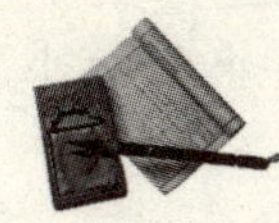

石苇散

【方　　剂】 滑石15克，冬葵子15克，瞿麦15克，石苇10克，车前子15克。

【制　　法】 水煎，每日1剂，分两次服。

【功　　效】 清热利湿，通淋排石。

【主　　治】 *石淋*　湿热蕴结下焦证，症见小便淋沥频数，脐腹急痛，或尿如豆汁，或尿有砂石，尿道刺痛窘迫，甚或尿时突然中断，尿中带血，舌红，苔黄腻，脉弦数。

【临床应用】 (1) *慢性肾盂肾炎*　用于肾虚湿热证，症见小便频数，淋漓不宣，腰部酸痛，苔黄腻，脉濡数等。

(2) *泌尿系结石*　用于湿热蕴积，煎熬尿液证，症见小便淋沥频数，尿有砂石，尿道刺痛窘迫，甚或尿时突然中断，尿中带血，舌红苔黄腻，脉弦数。

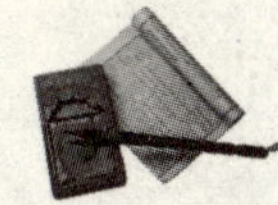

新加香薷饮

【方　　剂】 香薷6克，银花9克，鲜扁豆花9克，厚朴6克，连翘9克。

【制　　法】 水5杯，煮取两杯，先服1杯，得汗，止后服，不汗再服，服尽不汗，再作服。

【功　　效】 祛暑解表，清热化湿。

【主　　治】 *暑温初起，复感于寒*　发热头痛，恶寒无汗，口渴面赤，胸闷不舒，舌苔白腻，脉浮而数者。

【临床应用】 (1) *小儿发热*　表现为身热不扬，不思饮食，倦怠，舌苔厚腻，脉濡数。

(2) *夏季胃肠型感冒*　胸闷，恶心呕吐，饮食不进，恶寒发热，心烦口渴，大便溏，小便短赤，舌苔白腻微黄，脉

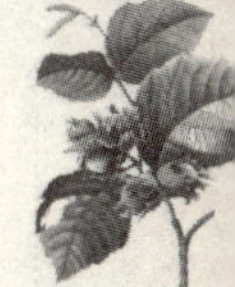

濡数。

(3) 夏季腹泻　腹泻，口干渴饮，食纳不思，小便短小。舌红，苔黄稍腻，脉濡数。

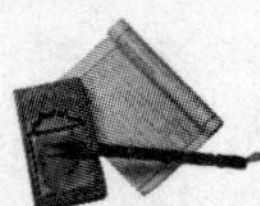

增液承气汤

【方　　剂】玄参30克，麦冬（连心）25克，细生地25克，大黄9克，芒硝5克。

【制　　法】水8杯，煮取两杯，先服1杯，不知，再服。

【功　　效】滋阴增液，泄热通便。

【主　　治】阳明温病，热结阴亏　燥屎不行，下之不通。

【临床应用】(1) 便秘　大便干结，面色潮红，全身发热，口唇燥裂，口渴频频，少许冷饮，全腹胀满，能触及粪结之感，伴压痛，舌质红，脉弦有力。

(2) 口疮　舌边及舌底部散在数个溃疡点，疼痛，胃纳不佳，口渴欲饮，素有便干之苦。舌红绛，苔花剥，脉细数。

(3) 眩晕症　时发眩晕，大便偏干，腹满而胀，舌红，少苔，脉细数。

(4) 胃炎　胃脘部胀满疼痛，有灼热感，不思饮食，大便干燥，舌红，少苔，脉细数。

(5) 荨麻疹　全身遍布风团，大小不均，小如芝麻，大如豆瓣，有的连结成片，色红，伴有纳呆，口渴，脘腹胀满，肛门奇痒，大便干结不适，小便短黄，其舌红苔腻，口中有酸腐

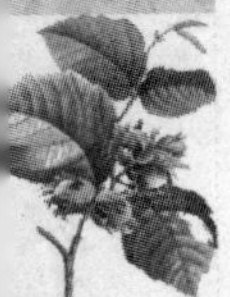

味，脉滑数。

(6) 癔病性抽搐　抽搐时呈抱卷状，双手握固，口眼紧闭，每次抽搐时间为数秒钟，最长达几分钟，一般自行缓解。缓解后对发生的事一无所知。

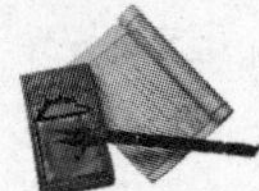

丹参饮

【方　　剂】丹参 30 克，檀香、砂仁各 5 克。

【制　　法】以水 1 杯，煎七分服。

【功　　效】活血祛瘀，行气止痛。

【主　　治】血瘀气滞，心胃诸痛。

【临床应用】(1) 冠心病　以胸憋，胸痛，气短为主症，乏力，自汗，气短，舌体胖嫩，有齿痕或有瘀斑，脉沉弦，或见结代。

(2) 原发性痛经　行经前 1 周小腹坠胀而剧痛，面色苍白，四肢不温，不能进食，经前伴有乳胀胸闷，烦躁不安，舌质紫暗，脉弦。

(3) 术后肠粘连　术后一直感小腹部牵引痛，痛剧时辗转不安，呻吟不休，形体日见消瘦，不能行走，需人扶持，舌质紫，苔黄腻，脉涩。

(4) 慢性胃炎、十二指肠球部溃疡　胃脘灼热，痛处不移，夜间痛剧，伴脘闷嗳气，吞酸嘈杂，时而呕吐，舌质红，苔黄，脉弦。

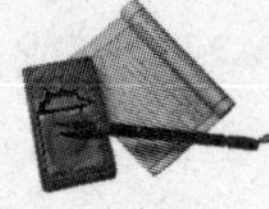

紫雪丹

【方　　剂】石膏、寒水石、滑石、磁石各 144 克，玄参 48 克，木香、沉香各 15 克，升麻 48 克，甘草 24 克，丁香 3 克，芒硝（制）480 克，硝石（精制）96 克，水牛角浓缩粉 9 克，羚羊角 4.5

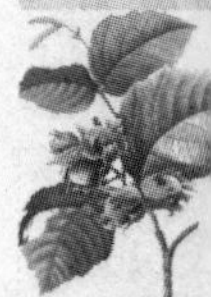

克，麝香3.6克，朱砂9克。

【制　　法】以上16味，石膏、寒水石、滑石、磁石砸成小块，加水煎煮3次。玄参、木香、沉香、升麻、甘草、丁香用石膏等煎液煎煮3次，合并煎液，滤过，滤液浓缩成膏，芒硝、硝石粉碎兑入膏中，混匀，干燥，粉碎成中粉或细粉；羚羊角锉研成细粉；朱砂水飞或粉碎成极细粉；将水牛角浓缩粉、麝香研细，与上述粉末配研，过筛，混匀，即得。

【功　　效】清热开窍，熄风止痉。

【主　　治】热盛内闭证　症见高热抽搐，神昏谵语，痉厥，狂躁不安，口渴引饮，唇焦齿燥，尿赤便秘，舌赤无苔，脉弦数。

【临床应用】(1) 重症腮腺炎　用于热毒亢盛证，表现为壮热，口渴多饮，食欲不振，呕吐，头痛，腮腺漫肿、胀痛、坚硬拒按，舌红苔黄，脉象滑数。

(2) 小儿高热　用于热毒内盛证，表现为高热，烦躁，精神差，可伴有咳嗽，纳呆，口干喜饮，小便赤，大便干，口唇红赤，舌尖红，起刺，舌苔黄，指纹红紫。

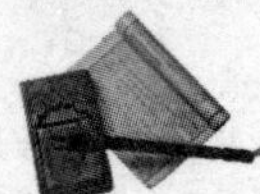

失笑散

【方　　剂】五灵脂（酒研，淘去沙土）、蒲黄（炒香）各等份。

【制　　法】共为细末，每服6克，用黄酒或醋冲服。也可作汤剂水煎服，用量酌定。

【功　　效】活血祛瘀，散结止痛。

【主　　治】瘀血停滞证　心胸刺痛，脘腹疼痛，或产后恶露不行，或月经不调，少腹急痛等。

【临床应用】(1) 原发性痛经　用于寒凝湿滞，气滞血瘀证，青年未婚女性多发，每次月经来潮则小腹疼痛难忍，或痛引腰骶，面色苍白，手足冰冷或伴恶心，甚至剧痛晕厥。

(2) 不全流产　用于瘀阻冲任证，症见阴道出血持续不止，色紫暗，有小血块，少腹坠胀、疼痛等。

(3）子宫肌瘤　用于瘀血内阻证，症见月经量增多，多夹有紫色血块，下腹坠痛，胞宫体有肌瘤。

(4）冠心病心绞痛　用于气滞血瘀证，症见发作时胸部疼痛，痛有定处，其痛如针刺，舌质暗，舌边有紫斑，苔薄，脉结代等。

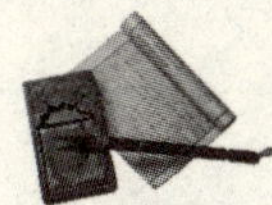

小柴胡汤

【方　剂】柴胡12克，黄芩9克，人参6克，半夏9克，甘草5克，生姜片9克，大枣12枚。

【制　法】上七味，以水2200毫升，煮取1200毫升，去滓，再煎，取600毫升，温服200毫升，1日3次。

【功　效】和解少阳。

【主　治】胁痛　用于半表半里证，寒热往来，胸胁苦满，心烦喜呕，默默不欲饮食，口苦、咽干、目眩，苔薄白，脉弦。

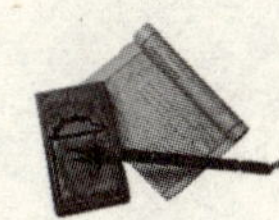

人参汤

【方　剂】人参9克，甘草9克，干姜9克，白术9克。

【制　法】以上四味，以水1600毫升，煮取600毫升，去滓，温服200毫升，一日3次。

【功　效】温中祛寒，健脾益气。

【主　治】(1）胸痹　用于中焦虚寒证，胸背引痛，心下痞满，气逆冲心，四肢逆冷，倦怠少气，言语低微，苔白薄，质淡红，脉弱而迟。

(2）泄泻　用于脾胃虚寒证，下利清稀，呕吐腹胀，饮食不下，腹时自痛，喜温喜按，口中和不渴，多涎唾，舌质淡，苔白润，脉沉无力。

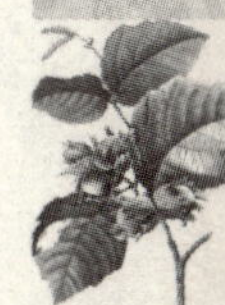

【临床应用】 (1) 冠心病伴左心功能不全 用于心气虚衰，血脉瘀阻证，见心悸、乏力、喘息、身肿、唇甲青紫等症状。

(2) 慢性腹泻 用于脾阳亏虚证，见大便溏薄病程较长，反复发作，时轻时重，腹痛喜暖，神疲乏力。

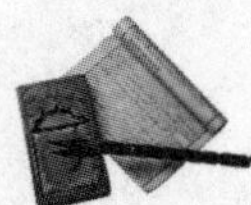

大承气汤

【方　　剂】 大黄12克，厚朴15克，枳实12克，芒硝9克。

【制　　法】 以水2000毫升，先煮厚朴、枳实，取1000毫升，去滓，加入大黄，再煮取400毫升，去滓，加入芒硝，再上微火煎一、二沸，分温再服，得下，余勿服。

【功　　效】 峻下热结。

【主　　治】 (1) 热病 用于阳明腑实证和热结旁流证。阳明腑实症见大便秘结，频转矢气，胸脘痞闷，腹部胀满，硬痛拒按，甚则潮热谵语，手足汗出，苔黄厚而干，或焦黄起刺，脉沉实有力；热结旁流症见下利清水，纯清臭秽，脐腹疼痛，按之坚硬有块，口干舌燥，脉滑有力。

(2) 痉证 用于阳明实热证，壮热汗多，心烦口渴饮冷，颈项强急，角弓反张，卧不著席，四肢挛急，口噤蚧齿，胸腹满胀，面赤唇红，大便秘结，小便短赤，苔黄燥而厚，脉沉弦有力。

【临床应用】 (1) 术后粘连性肠梗阻 用于血瘀气滞、脾运失健证，表现为腹痛难忍，腹胀，恶心呕吐，面色无华，肛门排气停止，大便秘结，或有大汗淋漓，口渴，神疲短气，四肢不温，舌暗红或暗淡或有瘀斑，脉沉紧或细涩。

(2) 出血性中风（急性期） 用于肝肾不足夹风火痰瘀证，表现为神清或神昏，语言不利，半身不遂，烦躁不安，头晕头痛，面色潮红，腹胀痛或腹满，便秘溲赤，口臭或口舌干燥，舌暗红或干红，苔黄干、焦黑或起芒刺，脉弦滑或滑数。

(3) 精神分裂症 用于肝气郁结，气滞血瘀，痰火上扰证，表现为精神刺激后出现精神症状，四处乱跑，胡言乱语，答非所

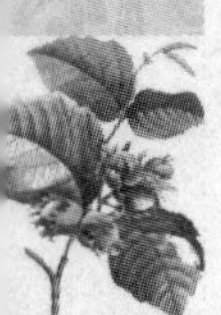

问，不思饮食，不知饥饿，多疑狂言，大便秘结，舌红苔黄腻，脉滑数。

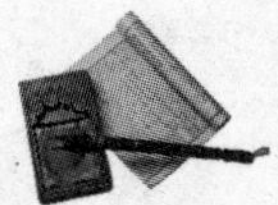

大青龙汤

【方　　剂】麻黄12克，桂枝4克，炙甘草5克，杏仁6克，生姜9克，大枣12枚，生石膏12克。

【制　　法】上七味，以水1800毫升，先煮麻黄，减400毫升，去上沫，再下余药，煮取600毫升，温服200毫升，取微似汗。

【功　　效】发汗解表，清热解烦。

【主　　治】(1) 溢饮　用于表寒内热证，恶寒发热，四肢、头面、肌肤浮肿，身体疼痛沉重，无汗出而烦躁。

(2) 感冒　外寒里热证，发热恶寒，身疼痛，汗闭，烦躁口渴，舌红苔白，或兼黄，脉浮紧。

【临床应用】(1) 痤疮　用于内热炽盛、腠理郁闭、血瘀不畅证，主诉面部有皮疹、囊肿、结节，可伴有红肿及轻微化脓，自觉烘热、微痒痛，无汗，舌红，苔薄白或薄黄，脉数弦紧有力。

(2) 流行性感冒发热　用于风寒暑湿夹时行之邪气袭表证，表现为恶寒发热，无汗或微汗，身体酸痛，咽红咽痛，咳嗽，烦躁，舌红苔黄，脉浮紧。

(3) 慢性支气管炎合并肺部感染　用于外寒内热证，发热恶寒，无汗，咳嗽咯痰，痰色黄黏而稠，伴胸闷气急，烦躁，舌质淡红，苔薄黄腻，脉浮紧而数。

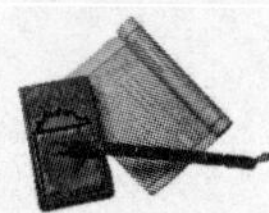

大柴胡汤

【方　　剂】柴胡15克，黄芩9克，芍药9克，半夏9克，生姜15克，枳实9克，木枣12枚，大黄6克。

【制　　法】以上八味，以水2400毫升，煮取1200毫升，去滓再煎，温服200毫升，1日3次。

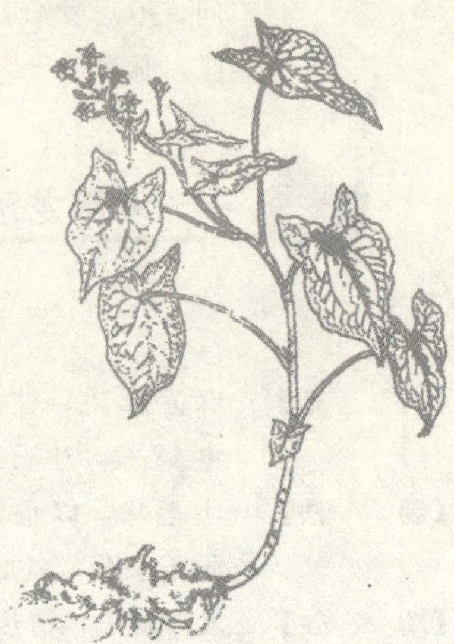

【功　　效】外解少阳，内泻热结。

【主　　治】胁痛　用于少阳阳明合病，胸胁胀痛，寒热往来，胸胁苦满，郁郁微烦，呕不止，胃脘痞硬满痛，大便秘结不通，或下利黏秽，里急后重，小便色深，苔黄少津，脉弦数。

【临床应用】(1) 胆绞痛　用于少阳腑实证，表现为腹痛腹胀，发热寒战，呕吐便秘，或见黄疸，或可扪及肿大胆囊之底部，触之硬痛。

(2) 急性胰腺炎　用于少阳腑证，表现为突发性上腹剧痛、绞痛，腹肌痉挛，向肩及后背放射，寒热往来，口苦咽干，恶心呕吐，大便秘结，小溲黄少，舌红或紫暗，苔黄腻少津，脉弦数或洪数。

(3) 脂肪肝　用于脾虚肝郁，湿痰阻络证，头晕乏力，纳差腹胀，便溏而不爽，肝区闷痛不适，形体较胖，面白少华，舌淡，苔白厚腻，脉弦滑。

(4) 胆囊炎　用于湿热内蕴，气机阻滞证，表现为右上腹痛，常伴呕吐、发热、黄疸、高脂饮食劳累后诱发，右上腹压痛，反跳痛，墨菲征阳性，舌红，苔黄腻。

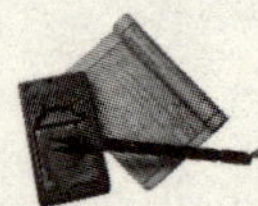

小陷胸汤

【方　　剂】黄连6克，半夏42克，瓜蒌30克。

【制　　法】上三味，以水1200毫升，先煮瓜蒌，取600毫升，去滓，加入其余诸药，煮取400毫升，去滓，分3次温服。

【功　　效】 清热化痰，宽胸散结。

【主　　治】 小结胸病　用于痰热互结证，胸脘痞闷，按之则痛，咳嗽咯痰，色黄稠黏，苔黄腻，脉滑数。

【临床应用】 (1) 冠心病心绞痛　用于痰瘀交阻证，表现为胸脘痞满，心中灼痛，烦躁，大便秘结，纳呆，舌质暗或有瘀点，苔黄腻，脉滑。

(2) 返流性食管炎　用于湿热证，表现为烧心，恶心呕吐，胸骨后痛，返酸反胃，呼吸困难，食管造影可有黏膜面毛糙、线状龛影、管腔狭窄，食管内镜可有黏膜糜烂、溃疡，黏膜活检为慢性炎症反应。

(3) 胆心综合征　用于肝胆湿热上犯心阳证，表现为右胁疼痛，掣及后背及右肩，胸闷或心前区压迫感、心悸，伴痞满或腹胀，或上腹隐痛，不思饮食，全身疲乏，气短懒言，尿黄，大便稀溏，甚则出现黄疸，苔黄厚腻，脉沉细无力。

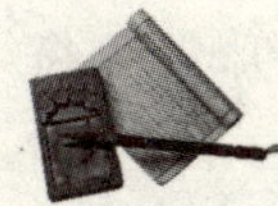

五苓散

【方　　剂】 猪苓 9 克，泽泻 15 克，茯苓 9 克，白术 9 克，桂枝 6 克。

【制　　法】 上五味为散，每次 1 克，开水调服，每日 3 次。

【功　　效】 利水渗湿，温阳化气。

【主　　治】 水肿　用于外有表邪、内停水湿证，头痛、发热、汗出、恶风，水肿身重，小便不利，烦渴欲饮，水入即吐，舌苔白，脉浮。

【临床应用】 (1) 视网膜震荡　用于气滞血瘀、水湿内停证，表现为有眼球挫伤史，伤后视力即减退，挫伤眼无角膜、巩膜破裂伤，眼底后极部有灰白色云雾状混浊区，偶见小出血点，黄斑部中心反射消失，呈樱桃红点，不伴颅脑及眶骨病变，舌暗红。

(2) 婴幼儿秋季腹泻　用于风寒袭表、脾阳受损、水湿内停证，表现为早期出现呕吐，多可合并上感症状，发热，1～2 天后即排出水样便，色淡，或呈米汤样。

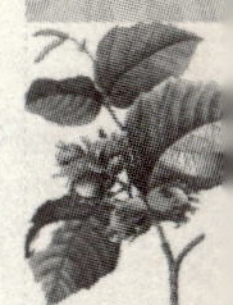

(3) 泌尿系结石症　用于湿热蕴结。表现为腰部阵发性绞痛，上腹痞闷，恶心，小便稍频，舌淡苔薄白，脉弦数。

(4) 急性单纯性胃炎　用于外邪犯胃，胃失和降证，表现为发热、呕吐，口渴欲饮，进水、进食转瞬即吐，上腹部痞胀。

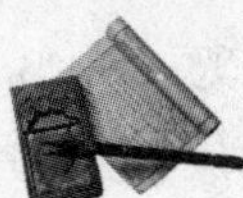

四逆散

【方　　剂】炙甘草、枳实、柴胡、芍药各等份。

【制　　法】上四味为散，每次 1 克，开水调服，每日 3 次。

【功　　效】透邪解郁，疏肝理脾。

【主　　治】(1) 厥证　用于阳郁厥逆证，手足轻微厥冷，其冷不过肘膝，或身微热。

(2) 胃痛　用于肝脾不和证，胸胁胃脘疼痛，胀闷攻撑，脉弦，或兼见泄泻，下痢后重。

【临床应用】(1) 乳腺增生　用于肝气郁结证，表现乳房胀疼，胸闷胁胀，经前和情绪不畅时加重，苔薄白，脉弦数。

(2) 失眠　用于痰火炽盛证，表现为睡眠时间、深度的不足，入睡困难或寐而不甜，时寐时醒，或醒后不能再寐，重则彻夜不寐。醒后不能消除疲劳，伴神疲乏力，头晕头痛，心悸、健忘及心神不宁等。

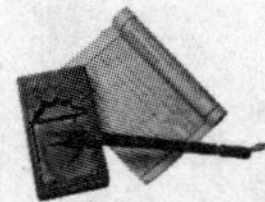

白虎汤

【方　　剂】生石膏 30 克，知母 9 克，炙甘草 3 克，粳米 9 克。

【制　　法】上四味，以水 2000 毫升，煮米熟汤成，去滓，温服 200 毫升，一日 3 次。

【功　　效】清热解烦，生津止渴。

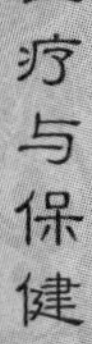

【主　　治】　外感热病　用于阳明气分热盛证，壮热，不恶寒，反恶热，头痛面赤，口舌干燥，烦渴引饮，蒸蒸汗出，舌红苔黄燥，脉洪大有力，或滑数。

【临床应用】　(1) Ⅱ型糖尿病　用于胃火炽盛、阴虚火旺、气阴两虚证，表现为烦渴多饮，多食易饥，尿频量多，形体消瘦，少气懒言，四肢乏力，面色苍白，自汗稍劳尤甚，夜寐盗汗，五心烦热，或午后潮热。舌红，苔少或黄燥，脉沉细无力。

(2) 暑热症　用于暑伤肺胃证，表现为夏季长期发热不退，口渴、多饮、多尿、汗闭，面色无华，神疲体倦，皮肤灼热，手足心热，纳呆便结，舌红，苔黄，脉数。

(3) 流行性出血热　用于阳明热炽证，表现为发热畏寒，头痛腰痛，酒醉面容，气促，手足厥冷，胸腹灼热，小便黄，舌红，苔黄厚，脉弦数。

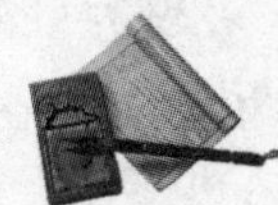

四逆汤

【方　　剂】　附子5克，干姜6克，甘草6克。

【制　　法】　以水600毫升，煮取260毫升，去滓，分温再服。

【功　　效】　回阳救逆。

【主　　治】　厥脱　用于亡阳证，症见面色苍白，四肢厥冷，大汗淋漓，口唇紫绀，肢端青紫，恶寒蜷卧，精神萎靡，或昏迷，舌质淡，苔薄白滑，脉微欲绝。

【临床应用】　(1) 雷诺综合征　用于阳气外虚、阴血内弱、经脉受寒、血运不畅证，表现为指（趾）苍白，然后变紫，伴烧灼、刺痛，严重者可致皮肤萎白、增厚、溃疡，甚至见指（趾）端坏疽等。

(2) 倾倒综合征　用于中焦戕损、脏腑功能失调证，见于胃切除术后，表现为进食0.5小时内出现上腹饱胀，发热感，头昏眩晕，心慌汗多，恶心呕吐，面色苍白，乏力神疲，脉搏增快，血压下降，甚则肠鸣腹痛腹泻。

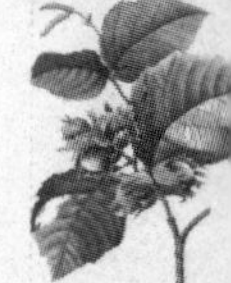

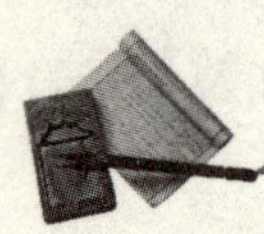

白虎加人参汤

【方　　剂】知母9克，生石膏30克，炙甘草3克，粳米9克，人参10克。

【制　　法】上五味，以水2000毫升，煮米熟汤成，去滓，温服200毫升，一日3次。

【功　　效】清热生津，益气养阴。

【主　　治】(1) 中暑　用于暑伤气阴证，身热而烦渴，汗多，恶心，尿赤，背微恶寒，或时时恶风，脉浮大无力。

(2) 小儿夏季热　用于暑伤肺胃证，入夏后发热持续，高热烦渴，皮肤灼热，少汗或无汗，口渴引饮，小便频数，烦躁唇干，舌质稍红，苔薄黄，脉数。

【临床应用】(1) Ⅱ型糖尿病　用于气阴两虚、燥热偏盛证，表现为口渴喜饮，多食易饥，怕热心烦，小便频多，倦怠乏力，自汗盗汗，气短懒言，五心烦热，舌红少津，脉弦细或细数。

(2) 中枢性高热　用于气滞血瘀或气闭、三阳合病证，见于颅脑外伤后，表现为伤后24小时内体温持续在39℃以上。

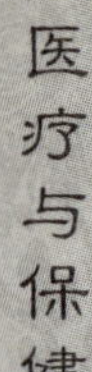

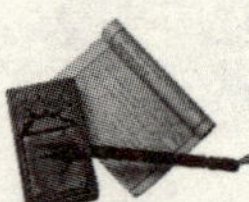

白头翁汤

【方　　剂】白头翁15克，黄柏12克，黄连6克，秦皮12克。

【制　　法】上四味，以水1400毫升，煮取400毫升，去滓，温服200毫升。不效，再服余200毫升。

【功　　效】清热解毒，凉血止痢。

【主　　治】痢疾　用于热痢证，腹痛剧烈，里急后重，便下脓血，壮热口渴，肛门灼热，小便短赤，舌红苔黄，脉弦数。

【临床应用】(1) 溃疡性结肠炎　用于脾虚湿热证，表现为腹泻（或便秘），腹痛，大便泻下黏液或脓血，具有反复发作、顽固难愈的特点，伴乏力、食欲不振，舌质红，苔黄腻，脉弦。

(2) 盆腔炎　用于湿热血瘀证，急性期表现为发热恶寒，微汗口干，溲黄，大便干结，少腹疼痛拒按，带下量多色黄，有臭秽气，肛坠，尿频急，舌红绛，苔黄燥而干，脉细数；慢性期表现为腹痛下坠，腰酸，月经不调，痛经不孕，带下量多色黄，妇科检查见子宫活动受限，附件粘连或痞块形成，舌红，苔黄腻，脉沉弦。

(3) 细菌性痢疾　用于湿热痢，表现为发热，腹痛腹泻，里急后重及黏液、脓血样便，粪便镜检可见大量红、白细胞及脓细胞，粪便细菌培养阳性。

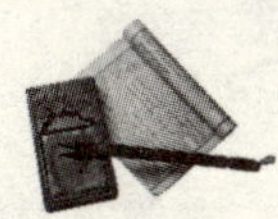

抵当汤

【方　剂】 水蛭（熬）、虻虫（去翅足，熬）各30个，桃仁（去皮尖）20个，大黄（酒洗）9克。

【制　法】 上四味，以水1000毫升，去滓，温服200毫升。不下，更服。

【功　效】 破血逐瘀。

【主　治】 蓄血重证　太阳病已六七日，表邪不解，外邪循经化热入里，与瘀血互结而发病。表现发狂，少腹硬满，而无实邪结于胸膈脘腹的病证，脉象沉微，小便自利。

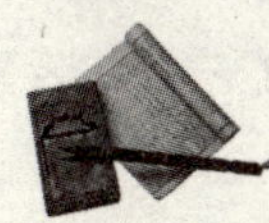

炙甘草汤

【方　剂】 甘草（炙）12克，生姜（切）9克，桂枝（去皮）9克，人参6克，生地黄50克，阿胶6克，麦门冬（去心）10克，麻仁10克，大枣（擘）10枚。

【制　法】 上以清酒1400毫升，水1600毫升，先煮八味，取600毫升，去滓，纳胶烊消尽，温服200毫升，日3服。

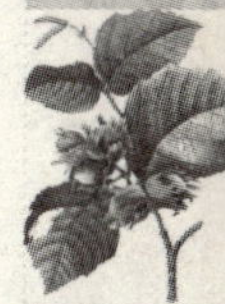

【功　　效】滋阴养血，益气温阳，复脉宁心。

【主　　治】心悸　阴血不足，阳气虚弱证，心动悸而脉结代，面色不华，虚羸少气，舌光少苔，或质干而瘦小，脉细弱。

【临床应用】(1) 小儿秋季迁延性腹泻　用于脾胃虚弱证，表现为小儿秋季久泻，或便酸腐，或便黄而臭，或便多泡沫，或食后则泻，或伴腹痛、呕吐、发热、形寒肢冷。

(2) 早搏　用于心阴亏虚证，表现为心悸，胸痛或胸闷，头晕，气短，乏力，或兼五心烦热，颧红，盗汗，失眠多梦，口干咽燥，舌红苔薄，脉细弦、小数，有时结、促。

(3) 低血压　用于气血亏虚证，表现为头晕心慌，动辄气喘汗出，周身乏力，畏寒喜暖，面黄，舌淡红，苔薄白，脉细缓。

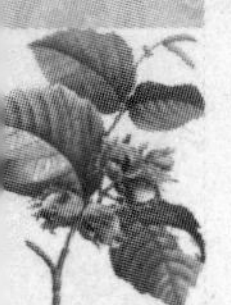

(4) 房室传导阻滞　用于气血两虚兼血瘀证，表现为心悸气短，胸中窒闷，头晕目眩，神疲乏力，活动后尤重，甚或短暂昏厥，形寒肢冷，面色苍白，舌淡或有瘀斑，脉结代或沉迟无力。

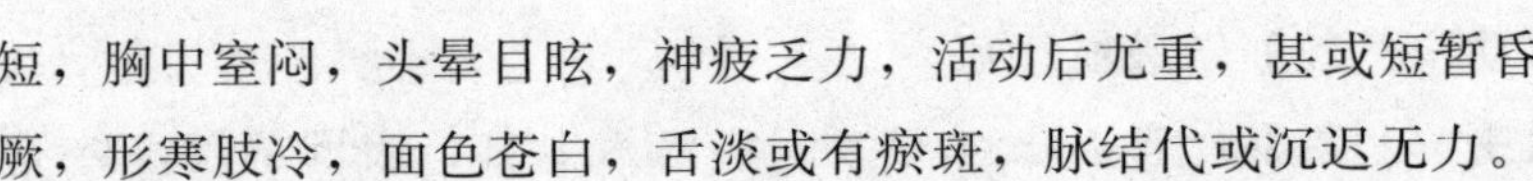

(5) 病态窦房结综合征　用于气血亏虚证，表现为心悸，胸闷，倦怠乏力，舌淡，脉沉细而迟。

(6) 老年顽固性失眠　用于阴血亏虚，血行不畅证，表现为难以安寐，寐则梦多，形体瘦弱，头昏耳鸣，倦怠乏力，舌黯红少津，脉细无力。

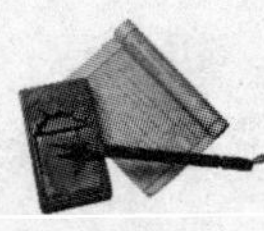

半夏泻心汤

【方　　剂】半夏 9 克，黄芩 9 克，干姜 6 克，人参 6 克，黄连 3 克，大枣 6 枚，炙甘草 6 克。

【制　　法】　上七味，以水 2000 毫升，煮取 1200 毫升，去滓再煎，取 300 毫升，温服 200 毫升，1 日 3 次。

【功　　效】　和胃降逆，开结除痞。

【主　　治】　*呕吐*　用于寒热错杂证，恶心口苦，干呕或呕吐，心下痞满而不痛，按之濡，肠鸣泻利，纳喜温热，苔白腻或黄腻，舌质淡红，脉濡或弦。

【临床应用】　（1）*慢性胃炎*　用于虚实交杂、寒热交错证，表现为上腹胀痛，呕吐吞酸，嗳气嘈杂，食欲减退，苔白腻或黄腻，舌质淡红，脉濡或弦。

（2）*胆汁返流性胃炎*　用于脾胃虚弱、胃失和降、胆汁上逆证，表现为脘胁满闷胀痛，食欲不振，嗳气吞酸，时干呕。

（3）*胃溃疡*　用于寒热不和证，表现为上腹部疼痛，脘痞呕恶，心烦口苦，时有呃逆，纳呆眠差，大便偏结，脉沉弦细，苔薄微黄。

（4）*消化性溃疡出血*　糖尿病胃轻瘫属中气虚弱，寒热互结者。

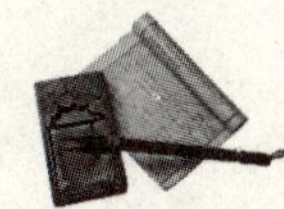

竹叶石膏汤

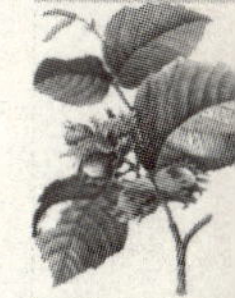

【方　　剂】　竹叶 6 克，石膏 50 克，半夏（洗）9 克，麦门冬（去心）20 克，人参 6 克，炙甘草 6 克，粳米 10 克。

【制　　法】　上七味，以水 2000 毫升，煮取 1200 毫升，去滓，纳粳米，煮米熟，汤成去米，温服 200 毫升，日 3 服。

【功　　效】　清热生津，益气和胃。

【主　　治】　*呃逆*　胃火上逆证，呃声洪亮，冲逆而出，口臭烦渴，喜冷饮，小便短赤，大便秘结，舌苔黄，脉滑数。

【临床应用】　（1）*小儿急性扁桃体炎*　用于肺胃热盛证，表现为发热，咽痛，口干，纳差便干溲黄，苔黄，脉数。

（2）*麻疹后期*　用于余毒未尽、气阴两伤证，表现为发热，全身皮肤满布暗红色斑丘疹，口腔颊黏膜见麻疹斑，手足心可见稀少红疹，舌红少津，苔黄，脉数。

(3) 胆道术后呕吐　用于热病伤津证，表现为胆道术后，食后即出现频繁呕吐，呕吐物为胃内容物，口渴欲饮，水入即吐，神疲懒言，舌红苔少，脉虚数。

(4) 肝癌介入化疗后呕吐　用于胃热津亏证，表现为化疗后多在2小时内出现频繁呕吐，呕吐如射，发热，口渴欲饮，心胸烦闷，小溲短赤，舌红苔黄干，脉滑数。

(5) 顽固性失眠　用于气阴两亏，虚热内扰证，表现为入寐困难，或易醒，醒后不寐，重者彻夜难寐，或伴头痛、头晕、健忘、多梦。

(6) 顽固性口腔溃疡　用于气阴两亏，虚热内生证，表现为口腔溃疡反复发作，伴口干口臭，口舌灼热疼痛，舌红苔少，脉细数。

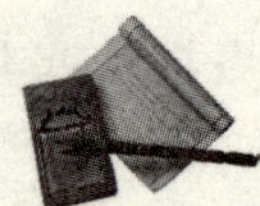

柴胡桂枝干姜汤

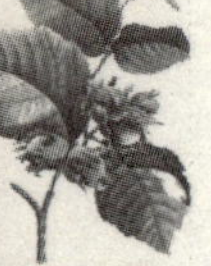

【方　　剂】柴胡6克，桂枝（去皮）9克，干姜6克，栝楼根12克，黄芩9克，牡蛎（熬）20克，炙甘草6克。

【制　　法】上七味，以水2400毫升，煮取1200毫升，去滓，再煎取600毫升。温服200毫升，日3服。

【功　　效】和解少阳，温化水饮。

【主　　治】少阳病兼水饮内结证　伤寒五六日，经过发汗复下等法治疗后，致表证已罢，邪入少阳，其往来寒热，胸胁满，心烦，是少阳柴胡证。胸胁满微结，小便不利，渴而不呕，当是少阳病兼水饮内结证。

【临床应用】(1) 慢性乙型肝炎　用于肝胆疫毒，脾胃虚寒证，表现为乏力，食欲不振，肝区隐痛、胀痛，上腹胀满，畏寒，肠鸣，便溏，舌淡，苔薄白或薄黄，脉弦或缓。

(2) 亚健康状态　用于阴阳失衡，气机不利证，表现为机体无明确疾病，却出现活力减低，适应力减退。

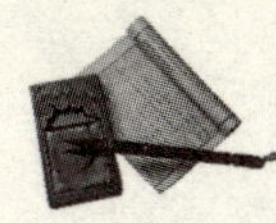

桃花汤

【方　　剂】 赤石脂30克，干姜9克，粳米30克。

【制　　法】 取赤石脂15克、干姜9克、粳米30克共加水1400毫升，煎煮至米熟后，去渣，乘热服用1000毫升，赤石脂另15克研为末，每次5克用剩余药汁冲服，一日3次。如果服1次病愈，剩余的药可不必服用。

【功　　效】 温中涩肠。

【主　　治】 痢疾　用于虚寒痢证，痢下赤白清稀，甚则滑脱不禁，腹部隐痛，肛门坠胀，形寒畏冷，四肢不温，食少神疲，腰膝酸软，舌淡苔薄白，脉沉细而弱。

【临床应用】 (1) 非特异性溃疡性结肠炎　用于肾脾两虚证，表现有腹泻脓血便，消瘦，精神萎靡，面色灰暗，四肢不温，舌淡苔厚腻，脉沉细而弱。

(2) 慢性菌痢　用于脾肾阳虚证，症见腹痛隐隐，一日大便数次，夹有脓血，舌白少苔，脉细弱。常因受凉、饮食生冷，劳累致症状加重。

(3) 慢性肾炎蛋白尿　用于脾肾阳虚证，症见面色苍白，形寒肢冷，下肢轻度浮肿，大便溏薄，舌淡胖，边有齿痕，苔白腻，脉沉细。

(4) 直肠脱垂　用于肺脾肾虚，气虚下陷证，症见咳嗽阵作，咳时肛门有肿物脱出，疲乏无力，气短懒言，形寒肢冷，头晕心悸，纳谷不馨，夜尿频频，大便稀溏，舌淡脉弱。

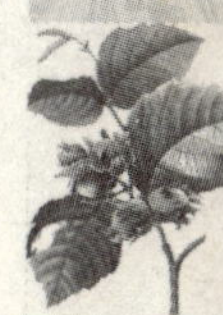

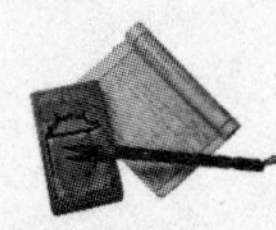

麻杏石甘汤

【方　　剂】 麻黄（去节）9克，杏仁（去皮尖）9克，甘草（炙）6克，石膏（碎，绵裹）18克。

【制　　法】 上四味，以水1400毫升，煮麻黄减400毫升，去上沫，纳诸药，煮取400毫升，去滓。温服200毫升。

【功　　效】 辛凉宣肺，清热平喘。

【主　　治】 喘证　表寒里热之实喘，喘逆上气，胸胀或痛，息粗，鼻煽，咳而不爽，痰吐稠黏，伴形寒，身热，烦闷，身痛，有汗或无汗，口渴，舌苔薄白或黄，脉浮而数者。

【临床应用】 (1) 支原体肺炎　用于痰热闭肺证，高热，呛咳，食欲减退，唇红而干，大便干，小便黄，舌红，苔薄黄或黄厚而干，脉浮数或滑数。

(2) 病毒性上呼吸道感染　用于外有表寒，肺有蕴热，兼夹暑湿证，发热，微恶风寒，头痛，头晕，咽痛，鼻塞，口苦，纳差，无汗或有汗，口渴喜饮，小便黄少，大便干结，甚则眼睑红肿疼痛流泪，干咳，胸痛等。

(3) 皮肤划痕症　用于郁热内蕴证，自觉局部灼热，搔抓后出现与抓痕一致的线状风团，衣服紧压处也发生风团，停止刺激后风团逐渐消失。

(4) 顽固性荨麻疹　用于风湿热证，皮肤突然出现大小不等的鲜红色、淡红色或瓷白色的风团，瘙痒难忍，数小时后迅速消退，消退后不留任何痕迹，可反复发作。

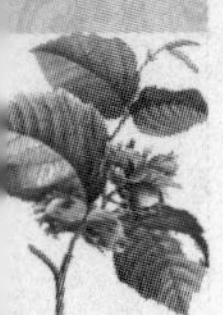

（5）小儿肺炎　用于热郁肺气，痰阻肺络证，发热，体温可达38℃～41℃，咳嗽，喉中痰鸣，呼吸困难急促，舌红苔黄，脉滑数有力。

（6）小儿咳嗽　用于风热犯肺，肺失清肃证，咳嗽，痰黄，可发热，面赤唇红，大便干，小便黄，指纹紫滞。

（7）小儿哮喘发作期　用于痰热壅肺证，咳喘哮鸣，咳剧不畅，痰稠色黄，口干咽红，舌红苔薄黄。

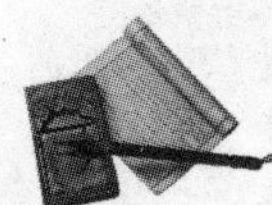

麻黄汤

【方　　剂】 麻黄（去节）9克，桂枝6克，杏仁（去皮尖）6克，炙甘草3克。

【制　　法】 上四味，以水1800毫升，先煮麻黄减400毫升，去上沫，纳诸药煮取500毫升，去滓，温服150毫升，覆取微似汗，不须啜粥，余如桂枝法将息。

【功　　效】 发汗解表，宣肺平喘。

【主　　治】 喘证　用于实喘之风寒袭肺证，喘咳气急，胸部胀闷，痰多稀薄色白，兼有头痛，恶寒，或发热，口不渴，无汗。苔薄白而滑，脉浮紧。

【临床应用】 （1）流行性感冒　用于风寒束表证，起病急，高热，头痛，乏力，面红，呼吸急促，全身酸痛，皮肤灼热干燥。

（2）周围神经病　用于营卫亏虚，风寒湿袭，腠理失养证，因其病因和发生部位不同，故有不同的临床症状，早期多表现为痛、麻、异觉、反射减弱或消失。

（3）缓慢型心律失常　用于胸阳不振，阴邪内生证，心率低于60次/分，头昏、心悸、胸闷、乏力，甚至昏厥或诱发心功能不全、低血压、心绞痛或短暂脑缺血发作。

（4）小儿遗尿症　用于下元虚寒，膀胱失约证，发病年龄3周岁以上，睡眠较深，不易唤醒，每夜或隔天发生遗尿，甚则每夜遗尿1～2次以上。

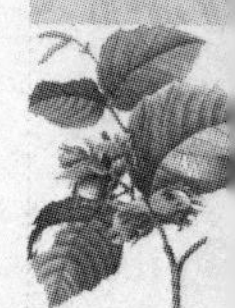

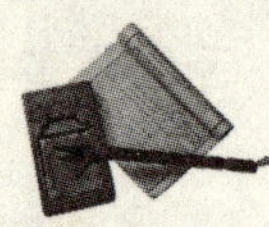

麻黄连翘赤小豆汤

【方　　剂】麻黄（去节）6克，连翘6克，杏仁（去皮尖）8克，赤小豆20克，大枣（擘）3枚，生梓白皮（切）20克，生姜（切）6克，炙甘草6克。

【制　　法】上八味，以地面流动之雨水2000毫升，先煮麻黄再沸，去上沫，纳诸药，煮取600毫升，去滓。分温3服，半日服尽。

【功　　效】解表散邪，清热除湿退黄。

【主　　治】黄疸　用于阳黄兼表证，身目俱黄，黄色鲜明，发热恶寒，无汗，身痒，口渴，头重身困，胸脘痞满，恶心呕吐，腹胀，小便短少黄赤，大便秘结或溏垢，苔黄腻，脉弦滑数或濡缓。

【临床应用】(1) 急性痛风性关节炎　用于湿热淤滞肌肤证，多为夜间突然起病，单个关节突然出现红肿灼痛，伴心烦、坐卧不安，舌质淡红，苔薄白，脉弦数。

(2) 急性肾炎　用于各证型随证加减，以水肿，少尿，蛋白尿，高血压为主要临床表现。

(3) 荨麻疹　用于湿热内蕴，皮毛失宣证，表现为全身或局部突发瘙痒及热感，搔抓后皮肤迅速成块水肿，呈鲜红色或中央白色，边缘淡红，为圆形、不规则形或融合成片。严重者可见口唇、头面肿大变形，可伴气急胸闷、发热恶寒、烦躁呕恶，苔腻，脉濡或滑数。

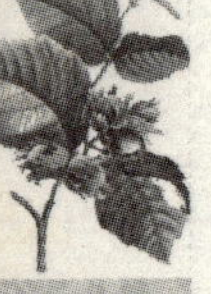

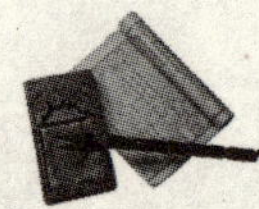

旋覆代赭汤

【方　　剂】旋覆花9克，人参6克，生姜10克，代赭石9克，炙甘草6克，半夏9克，大枣4枚。

【制　　法】上药加水2000毫升，煎取药液1200毫升，去渣，再煎取600

毫升，分 3 次温服。

【功　　效】 降逆化痰，益气和胃。

【主　　治】 (1) 呃逆　用于气逆痰阻证，呃逆连声，常因情志不畅而诱发或加重，伴有头目昏眩，脘胁胀闷，恶心，舌苔薄腻，脉象弦滑。

(2) 反胃　用于胃气虚寒证，食后脘腹胀满，朝食暮吐，暮食朝吐，吐出宿食不化或呕吐涎沫，舌淡苔薄，脉象细缓无力。

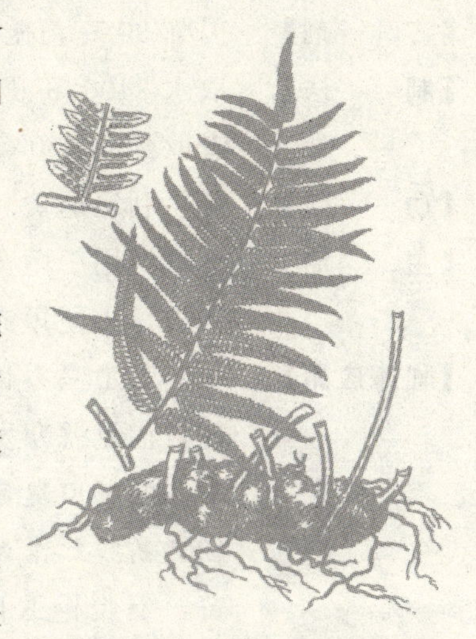

【临床应用】 (1) 胃扭转　用于气机逆乱，胃失和降证，症见面色萎黄，胃脘痛胀，恶心嗳气，纳差口臭，舌红苔厚腻，脉细数。X 线钡透示：胃扭转。

(2) 十二指肠壅积症　用于胃失和降，气机郁滞证，症见胃脘胀痛，呕吐宿食酸腐，口苦口臭，嘈杂吐酸，纳呆乏力，面色萎黄，形体消瘦，大便秘结如羊粪，舌淡苔白厚，脉弦细数。

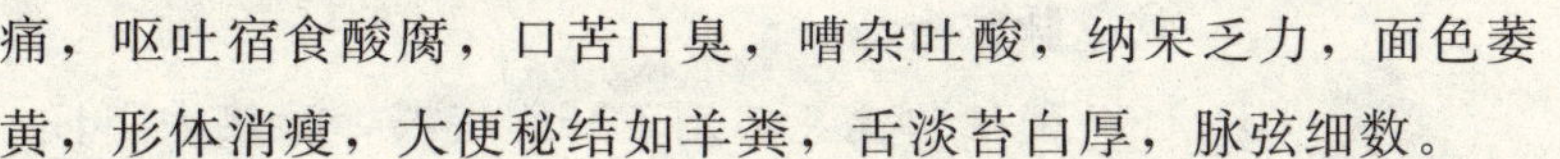

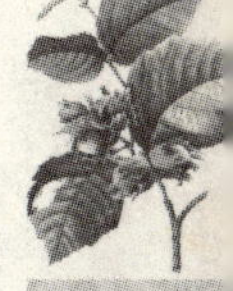

(3) 慢性胃炎　用于脾胃气虚，痰湿内阻证，症见胃中作痒难忍，时发时止，1 日数次，发作以下午为重，纳差，乏力，心悸，食后腹胀不适，嗳气泛酸，身体消瘦，坐卧不安。舌淡苔腻，脉滑。

(4) 耳源性眩晕　用于脾胃失健，痰浊内遏证，表现平素体胖寐差，耳鸣，因情绪激动起眩晕，视物旋转，见房屋有倾倒感，伴有呕吐，苔白滑腻，脉弦。

(5) 神经性呕吐　用于肝气郁结，胃失和降证，表现平素苦闷不乐，多在生气后呕吐，伴失眠多梦，心烦易怒，自觉气由胃脘上冲脑，舌苔白腻，脉弦。胃镜检查无异常。X 线腹透正常。

(6) 高血压　用于肝阳上亢，胃气上逆证，表现平素高血压病史，因生气后突发头痛面赤，恶心呕吐，舌红苔黄燥，脉弦，颈软。

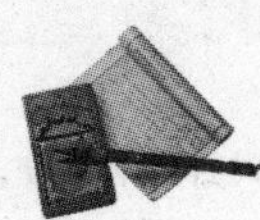

茵陈蒿汤

【方　　剂】茵陈30克，栀子15克，大黄8克。

【制　　法】取水2400毫升，先煎茵陈，药液煎至剩一半时加入其余二药，煮取药液600毫升，分3次服。

【功　　效】清热利湿退黄。

【主　　治】黄疸　用于阳黄证，一身面目俱黄，黄色鲜明，或腹胀满，口干苦，小便短赤，大便秘结，舌苔黄腻，脉弦数。

【临床应用】(1) 乙型病毒性肝炎亚急性肝坏死　用于湿毒蕴结，胆汁外溢证，症见恶寒发热，上腹及脐周饱胀疼痛，身目深黄，夜寐不安，便秘口臭，齿鼻衄血，舌红苔黄燥，脉弦滑。

(2) 高胆红素血症　用于瘀热互结，蓄血发黄证，症见身目俱黄，上腹饱胀隐痛，少腹硬满，夜寐不宁，便秘，舌暗苔黄腻，脉弦滑。

(3) 慢性胆囊炎　用于肝胆气滞，湿热内阻证，表现因过食肥甘，致右上腹剧痛，并向右肩背、腰部放射，伴恶寒发热，呕吐黄绿水，口干苦，小便黄，大便不畅，舌红苔黄腻，脉弦数。

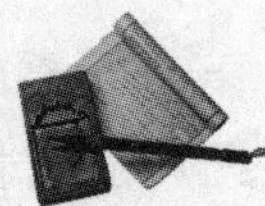

栀子豉汤

【方　　剂】栀子14个，豆豉6克。

【制　　法】加水800毫升，先煮栀子取药汁500毫升，加入豆豉，煮取药汁300毫升，分两次温服，如有呕吐，吐止再服。

【功　　效】清宣郁热。

【主　　治】虚烦不眠　用于热扰胸膈证，心中懊侬，欲吐不吐，烦扰不宁，失眠，舌红脉数。

【临床应用】 (1) 失眠　用于热扰胸膈证，见胸中烦闷不舒，彻夜不眠，口干，舌尖红，脉细数。

(2) 萎缩性胃炎　用于胃火伤阴证，见胃脘灼热疼痛，痛无规律，纳后腹胀，口干且苦，大便不畅，舌红苔薄黄，脉小数。

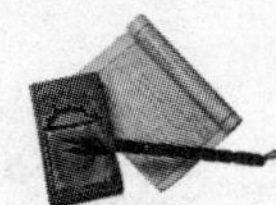

葛根芩连汤

【方　　剂】 葛根 15 克，炙甘草 6 克，黄芩 9 克，黄连 9 克。

【制　　法】 加水 1600 毫升，先煎葛根到 1200 毫升，再加入其他药物，煎取药汁 400 毫升，去渣，分次温服。

【功　　效】 解表清热利湿。

【主　　治】 泄泻　用于湿热证，泄泻腹痛，泻下急迫臭秽，肛门有灼热感，烦热口渴，小便短赤，苔黄腻，脉数。

【临床应用】 (1) 口腔溃疡　用于湿热证，症见口腔溃疡，色红伴口黏臭，口干喜饮，纳差心烦，夜寐欠安，尿赤便干，舌红苔黄腻，脉细数。

(2) 细菌性痢疾　用于湿热证，症见发热，面色萎黄，精神萎靡，少气懒言，腹痛，大便脓血夹有黏液，次数频繁，日行 10 次以上且有里急后重感，舌质红苔黄腻，脉滑数。

(3) 放射性直肠炎　用于大肠湿热证，症见发热，腹泻腹痛而胀，便下赤白黏液，里急后重，厌食恶心，口干而渴，苔黄脉数。

(4) 流行性腮腺炎　用于热结阳明证，症见两侧面颊肿大，身热面赤，烦躁不安，舌红苔黄，脉浮数，小儿指纹紫。

(5) 麻疹合并肺炎　用于邪毒内陷证，症见身热烦渴，气喘鼻煽，谵语烦躁，疹点隐隐，涕泪俱出，口腔可见麻疹黏膜斑，舌质红苔黄厚，脉滑数。

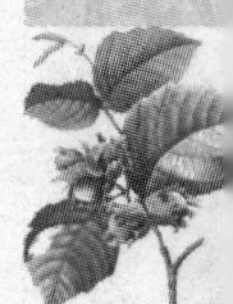

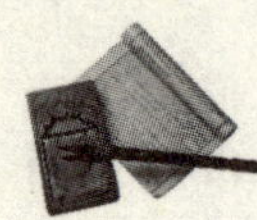

瓜蒂散

【方　　剂】瓜蒂 1 克，赤小豆 1 克。

【制　　法】将二药研成细末和匀，每服 1～3 克，用豆豉 9 克煎汤送服。不吐者，用洁净翎毛探喉取吐。

【功　　效】涌吐痰涎宿食。

【主　　治】痰涎宿食，壅滞胸脘证　胸中痞硬，泛恶欲吐，气上冲咽喉不得息，寸脉微浮。

【临床应用】额窦炎　用于湿重头痛证，表现有头痛，自觉头上有重物压顶沉重感，舌苔黄腻，脉缓。

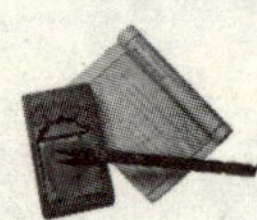

大黄附子汤

【方　　剂】大黄 9 克，附子 9 克，细辛 3 克。

【制　　法】加水 1000 毫升，煮取 400 毫升，分 3 次温服。

【功　　效】温阳散寒，泻结行滞。

【主　　治】便秘　用于寒积里实证，腹痛便秘，胁下偏痛，手足厥冷，舌苔白腻，脉弦紧。

【临床应用】(1) 便秘　用于冷秘证，症见进冷饮凉物则大便排出困难，艰涩难忍，腹痛，小便清长，舌淡苔白略腻，脉弦紧。

(2) 泌尿系结石　用于寒积里实证，见一侧腰部酸胀痛牵及同侧少腹，小便涩痛，伴肢冷喜温，纳差欲呕，便秘，舌淡红苔白微腻，脉沉细。B 超示：左侧输尿管结石。

(3) 下肢静脉曲张疼痛　用于寒滞经脉，络脉痹阻证，见双下肢静脉曲张，疼痛，入夜更甚，足不能着地行走，双小腿水肿发凉，舌淡苔白，脉弦紧。

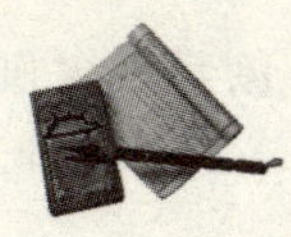

大黄䗪虫丸

【方　　剂】 大黄300克，黄芩60克，甘草90克，桃仁60克，杏仁60克，芍药120克，干地黄300克，干漆30克，虻虫60克，水蛭60克，蛴螬60克，䗪虫30克。

【制　　法】 以上12味药，研磨成粉，用蜜和为丸，重3克，每次服用1丸，温开水送服。亦可作汤剂水煎服，用量按原方比例酌减。

【功　　效】 祛瘀生新。

【主　　治】 虚劳　用于瘀血干结证，形体羸瘦，腹满不能饮食，肌肤甲错，两目黯黑。

【临床应用】 (1) 脂肪肝　用于气滞血瘀证，症见常有右胁部胀闷、疼痛不适或有肝掌、蜘蛛痣等，舌质暗有瘀斑苔白，脉弦。

(2) 慢性胆囊炎　用于脾气虚弱，气滞血瘀证，症见倦怠乏力、腹胀纳差，常在进食油腻之物后右胁部胀痛不适牵及后背，B超检查常有胆囊壁增厚、胆囊体积增大等表现。

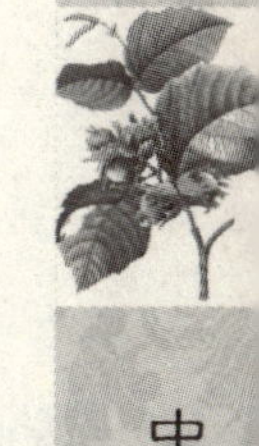

(3) 黄褐斑　用于肝血不足，脾气虚弱证，症见面部有对称黄褐斑片，大小不等，边缘不整，状如地图或蝴蝶，伴倦怠乏力，胸胁胀痛，月经不调，面色无华，舌淡苔白，脉弦细。

(4) 慢性盆腔炎　用于湿热邪毒，瘀结互阻证，症见少腹胀痛，腰酸痛，带下量多伴经期紊乱，神疲乏力，便出不爽，舌质暗红苔黄腻，脉滑。

(5) 子宫内膜异位症　用于气滞血瘀证，见少腹胀痛隐隐，经期前后尤甚，且月经周期延迟，行经1～2周才净，经量时多时少，色暗红夹血块，舌淡红苔白，脉弦细。

（6）原发性痛经　用于气血不足，血脉不畅证，症见经来前及月经第1～2天见下腹坠胀疼难忍，经行不畅，色紫黑含血块，块下痛减，舌质淡红苔薄白，脉沉弦。

（7）子宫肌瘤　用于冲任失调，瘀阻胞络证，出现月经异常，经量或多或少，时有血块，伴小腹隐痛，形瘦面削，舌淡红有瘀斑，苔薄腻，脉细弦涩。B超示：子宫体有肌瘤。

（8）肝肾多发性囊肿　用于痰湿内蕴证，见胁腰不适，时有胀痛，形体肥胖，纳食如常，二便通调，舌淡红苔腻，脉滑虚。

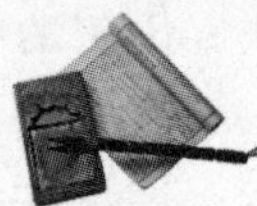

小半夏加茯苓汤

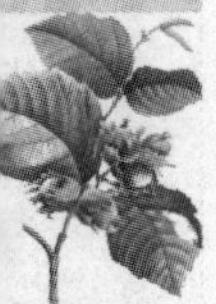

【方　　剂】　半夏15克，生姜15克，茯苓9克。

【制　　法】　加水1400毫升，煎取药汁300毫升，分次温服。

【功　　效】　和胃止呕。

【主　　治】　呕吐　用于痰饮内停证，见呕吐，胃脘胀满，头昏目眩，心悸，舌淡苔腻滑，脉滑。

【临床应用】　（1）高血压病　用于饮停心下证，见高血压头目眩晕，呕吐时发，心悸，脘痞，脉弦滑，舌苔白滑。

（2）美尼尔氏病　用于痰饮阻滞证，见眩晕如坐舟车，频频欲呕，耳鸣如蝉声，纳食不佳，舌质淡红，苔白滑，脉弦。

（3）肺心病心功能不全　用于痰饮内蕴、心脉瘀阻证，见咳喘加重，动则张口抬肩，喘促不足以息，咳吐泡沫状痰，心慌气喘不能平卧，且有尿少，口唇紫绀，双下肢水肿，舌紫暗苔白腻，脉滑数。

（4）胃神经官能症　用于水饮内停证，见呕吐频频，吐出物为进食之物及清涎，伴乏力，头晕目眩，舌淡胖，苔腻而水滑。

（5）心包积液　用于饮停胸膈证，见呼吸急促，动则气息欲绝，伴全身水肿，胸闷胸痛，咳白痰，口干不欲饮水，便干尿少，舌苔白滑，脉滑数。

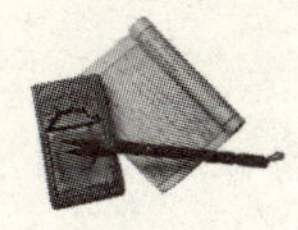

小青龙加石膏汤

【方　　剂】麻黄9克，芍药9克，细辛3克，干姜5克，炙甘草6克，桂枝6克，半夏9克，五味子3克，生石膏9克。

【制　　法】以上九味，以水2000毫升，先煮麻黄，减去200毫升，去上沫，加入其余诸药，煮取600毫升。体壮者服200毫升，体弱者减量，1日3次，小儿服80毫升。

【功　　效】解表蠲饮，清热除烦。

【主　　治】咳喘　用于风寒夹饮，郁而化热证，喘咳气急，胸部胀闷，痰稠而黏，恶寒发热，无汗体痛，烦躁口干，舌红，苔黄，脉浮。

【临床应用】(1)支气管哮喘、慢性支气管炎、肺气肿、肺心病合并感染　用于表寒里热证，表现为喘逆上气，不能平卧，息粗鼻煽，恶寒，烦躁口渴，舌红，苔薄黄，脉浮滑数。

(2)小儿喘息性支气管炎　用于风寒挟饮、郁热内闭、肺失宣降证，表现为咳嗽气喘，喉中痰鸣，烦躁发热，苔薄，脉浮，指纹浮现。

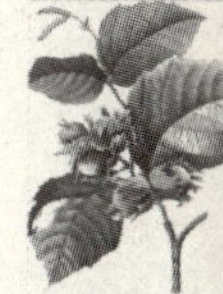

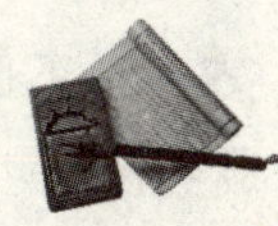

大黄牡丹皮汤

【方　　剂】大黄18克，牡丹9克，桃仁12克，冬瓜子30克，芒硝9克。

【制　　法】加水1200毫升，煮取200毫升，去渣，加入芒硝，煮沸后服用。

【功　　效】泻热破瘀、散结消肿。

【主　　治】肠痈　用于气血凝聚证，少腹肿痞初起，按之即痛如淋，小便自调或时时发热，身汗恶寒，舌苔薄腻而黄。

【临床应用】(1)急性子宫内膜炎　用于热毒内蕴，气血瘀滞证，见高烧寒战，少腹痛拒按，纳呆欲呕，心烦，尿赤便干，带下色黄臭秽杂有血液，舌红苔黄燥，脉弦数。

(2) 粘连性肠梗阻　用于气血热毒，瘀阻肠腑证，见腹胀腹痛，呕吐，腹部肠鸣，舌红苔薄黄燥，脉弦滑。

(3) 急性阑尾炎合并弥漫性腹膜炎　用于气血热毒，瘀阻肠腑证，见右下腹疼痛、畏寒发热、胃脘疼痛、呕吐，舌红苔黄腻，脉弦滑数。

(4) 肺脓疡　用于热毒炽盛，血败肉腐证，见面红，汗出，身热微寒，胸痛，咯出多量腥臭脓浊痰，咳嗽气急，烦躁不安，便秘，舌红苔黄腻，脉滑数。

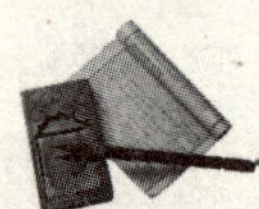

乌头赤石脂丸

【方　　剂】蜀椒3克，乌头（炮）5克，附子（炮）5克，干姜3克，赤石脂3克。

【制　　法】上五味，末之，蜜丸如桐子大，先食服1丸，日3服。不知，稍加服。

【功　　效】温阳散寒，峻逐阴邪。

【主　　治】心痛　症见心痛彻背，背痛彻心，四肢厥冷，脉象沉紧。

【临床应用】(1) 动脉栓塞　证属心气亏损，血脉运行不畅，表现为下肢温度下降，腓肠肌疼痛，舌质淡红衬紫，苔薄黄，脉弱结。

(2) 甲状腺机能减退症之肌肉疼痛　证属心肾阳虚，心气亏虚，血脉运行不畅，阴寒内盛，筋脉失养，表现为腓肠肌及肋间肌肉疼痛，按之痛甚，咀嚼肌也时常痉挛和阵发性咬紧牙关之症，眼睑呈非凹陷性浮肿，舌质紫，苔白、干燥少津，脉细缓。

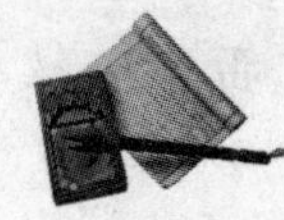

半夏厚朴汤

【方　　剂】 半夏12克，厚朴9克，茯苓12克，生姜15克，苏叶6克。

【制　　法】 水煎服。

【功　　效】 行气散结，降逆化痰。

【主　　治】 梅核气咽中如有物阻，咯吐不出，吞咽不下，胸胁满闷，或咳或呕，舌苔白腻，脉弦滑。

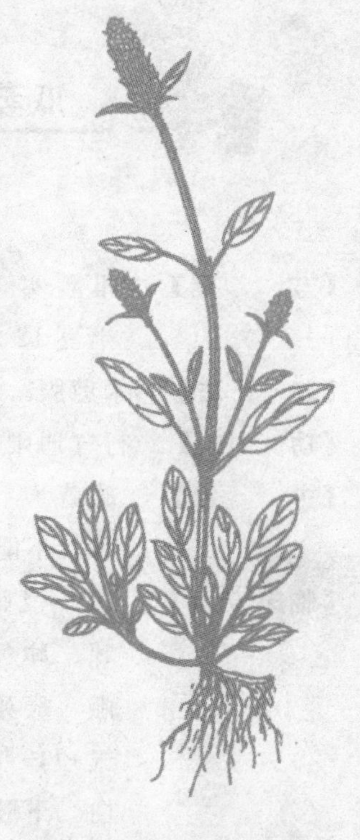

【临床应用】 (1) 海洛因依赖脱毒后稽延性戒断症状　表现为焦虑，失眠，心悸，血压升高，情绪低落，工作效率低下，记忆力减退，烦躁不安，易激惹，渴求感，甚至全身疼痛和出现其他症状，肠痉挛、肠蠕动增加、腹泻等。

(2) 梅核气　证属痰气互结，患者自觉咽中如有梅核塞阻，肉块梗喉，吞之不下，吐之不出，时轻时重，常伴胸闷、痰多黏稠等，但饮食无碍，多见青年女性。

(3) 神经性呕吐　病由情志不舒，肝失调达，气机不畅，脾失健运，聚湿生痰，痰浊中阻，胃失和降所致，症见进食即吐，平时嗳气频繁，胸胁闷痛，头晕心烦，时有呃逆，吐痰涎，舌边红，苔腻，脉弦滑。

(4) 食道癌术后食道糜烂　乃为情志所伤，气血瘀滞，胃津亏耗，痰、气、瘀阻经络所致。症见生气后出现进食困难，继则水饮难下，食之呕吐，伴胸膈疼痛，痛连两胁，口干咽燥，舌红少津，脉弦细涩。

(5) 慢性咽炎　由肝气不舒，脾失健运，气结痰凝，阻于咽喉所致。症见每因情志不舒时，自感咽部不适，甚则有异物感，咯之不出，咽之不下，时轻时重，随情志因素而增减，但头晕神疲，食欲不振，胁肋疼痛，月经不调等症。舌苔白腻，脉弦滑。

(6) 神经官能症　乃属情志所伤，肝失疏泄，脾虚失健，邪入肌表，营卫不和所致。症见胸胁胀满，心烦易怒，头晕失眠，时觉寒热，身倦乏力，口渴少食，舌苔薄白、脉弦细。

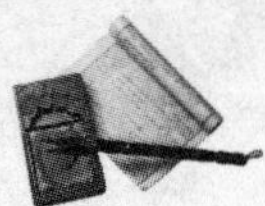

瓜蒌薤白半夏汤

【方　剂】瓜蒌实12克，薤白9克，半夏12克，白酒适量。

【制　法】水煎服。

【功　效】行气通阳，祛痰散结。

【主　治】胸痹　痰浊较甚，胸痛彻背，不能安卧。

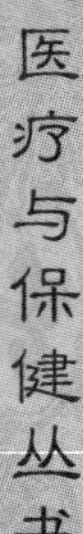

【临床应用】(1) 慢性支气管炎、肺气肿、肺气病　证属心肺阳虚，痰壅气逆，症见胸闷气短，咳嗽喘气，痰多稀白，下肢浮肿，自汗心悸，舌体胖大，苔灰腻，脉细滑。

(2) 乳房胀痛　证属痰阻气滞，脉络瘀阻，症见胸闷胁痛，饮食减少，呕吐白痰，大便干，舌质暗，苔白腻，脉滑。

(3) 高脂蛋白血症　证属脾虚湿困，痰浊内阻。

(4) 心绞痛　证属气郁则水湿内停则为痰，痰湿内阻阳气不能布达，心脉阻滞不通则痛发，症见面色虚浮，唇舌青紫而汗出，神情痛苦，以手捂胸，谓之憋闷疼痛，舌胖大有齿痕，苔白腻，脉滑涩结代。

(5) 胆心综合征　证属胸阳不振，湿滞中焦，瘀阻络脉，症见胸满憋闷，胁肋疼痛彻背，短气咳唾，烦躁，辗转不宁，干呕不能饮食，手足青至节，舌暗红边有瘀斑，苔白厚腻，脉沉迟。

(6) 胃切除术后吻合口梗阻　证属中阻气微，失其运化，症见面色萎黄消瘦，精神萎靡，倦怠乏力，四肢发冷，咽干口淡，舌暗红，苔白微腻，脉沉迟。

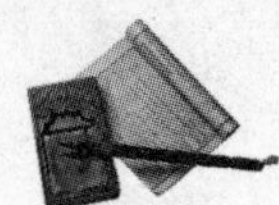

瓜蒌薤白白酒汤

【方　剂】 瓜蒌实（捣）12 克，薤白 9 克，白酒适量。

【制　法】 水煎服。

【功　效】 通阳散结，行气祛痰。

【主　治】 胸痹　胸部隐痛，甚则胸痛彻背，喘息咳唾，舌苔白腻，脉沉弦或紧。

【临床应用】 (1) 室性期前收缩　证为胸阳不振，痰瘀交阻，症见左胸及背部不适，舌紫黯，苔少略黄，脉弦细略数时结。

(2) 吡喹酮致窦性心动过缓　证为心阳不振，心脉不畅，复兼肝经郁阻之候，症见胸闷，心前区有紧缩窒闷感，动辄气促，伴头目眩晕、疲倦乏力、纳差、双侧下肢轻度水肿，舌淡胖且色晦黯，苔薄白，脉迟缓，重按偏弱。

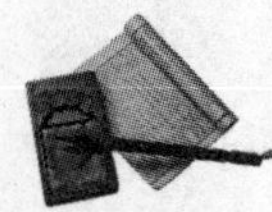

瓜蒌桂枝汤

【方　剂】 瓜蒌根 6 克，桂枝 9 克，芍药 9 克，甘草 6 克，生姜 9 克，大枣 12 枚。

【制　法】 水煎服。

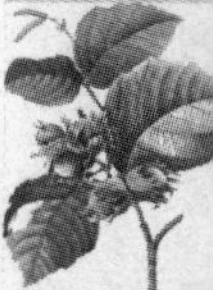

【功　　效】解肌发表，生津舒筋。

【主　　治】外感风寒　症见发热恶风，头痛汗出，身体强直，几几然，舌淡苔白，脉沉迟。

【临床应用】抽搐　症见不时抽搐，时有汗出，舌质淡，苔白或腻，脉沉缓或沉迟。

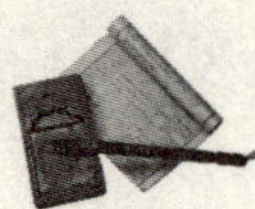

甘遂半夏汤

【方　　剂】甘遂3克，半夏9克，芍药15克，炙甘草6克。

【制　　法】甘遂、半夏同煮，以水200毫升，煮取100毫升，去渣；芍药、甘草同煮，以水200毫升，煮取100毫升，去渣；以蜜100毫升，纳二药汁，合得300毫升，煎取八合，顿服之。

【功　　效】攻破利导。

【主　　治】留饮脉伏，其人欲自利，利后虽自觉轻快，但心下仍坚满者。

【临床应用】（1）脑积液伴癫病　用于痰饮上逆所致，表现为头昏头痛，持续不止，继而突然发生昏倒，不省人事，四肢时有抽搐，口中冒出白沫，约有5分钟之久，苏醒后感精神疲惫，四肢倦怠，头昏头痛加重，恶心呕吐，失眠烦躁，记忆减退，饮食尚可，二便调，舌质红，苔白，脉沉。

（2）肾积水　用于水饮犯肾，肾阳虚弱，不能化气行水。

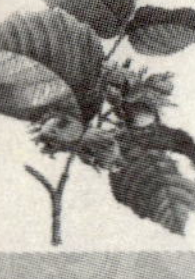

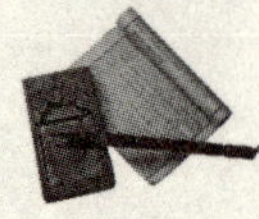

白虎加桂枝汤

【方　　剂】石膏（碎）30克，知母18克，桂枝9克，炙甘草6克，粳米9克。

【制　　法】水煎至米熟汤成，去渣温服。

【功　　效】清热，通络，和营卫。

【主　　治】（1）温疟　其脉如平，身无寒但热，骨节烦疼，时呕。

(2) 风湿热痹　症见壮热，气粗烦躁，关节肿痛，口渴苔白，脉弦数。

【临床应用】(1) 痛风性关节炎　用于热痹证，表现有双足趾及踝关节、双手指关节交替性疼痛，局部红肿灼热，伴发热恶寒，夜不能寐，舌暗红，苔黄腻，脉濡数。

(2) 系统性红斑狼疮　用于热痹证，表现有四肢关节疼痛，咽喉疼痛，口渴多汗，舌质红，苔黄腻，脉滑数。

(3) 类风湿性关节炎　用于热痹证，表现有指或趾关节对称性疼痛、肿大、变形，且有灼热感。

(4) 长期高热　用于温疟证，表现有面色苍白，形体消瘦，夜热早凉，周身骨节烦疼，舌淡红，苔薄黄腻，脉浮滑数。

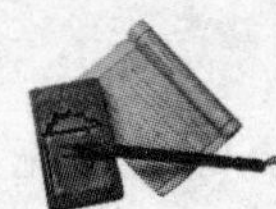

苓桂术甘汤

【方　剂】茯苓 12 克，桂枝 9 克，白术 6 克，甘草 6 克。

【制　法】上四味，以水 900 毫升，煮取 450 毫升，去滓，分温 3 服。

【功　效】温化寒湿，健脾利湿。

【主　治】中阳不足之痰饮病　症见胸胁支满，目眩心悸，或短气而咳，舌苔白滑，脉弦滑。

【临床应用】(1) 特发性水肿　用于脾肾阳虚证，表现有肢体颜面浮肿，时轻时重，迁延不已，常伴有腰膝酸软、神倦乏力、食欲不振、形寒肢冷、大便黏腻、小便短少等症状，苔白腻，舌质淡胖，脉弦滑或濡滑。

(2) 慢性肺原性心脏病心力衰竭　用于脾肾阳虚证，表现有咳、痰、喘，胸闷心慌，下肢浮肿，小便量少等。

(3) 眩晕　用于水饮内停证，表现有突然发作性头晕目眩，视物旋转，多伴有恶心，呕吐清水，反复发作，苔多白腻，舌质淡胖，脉多弦滑或濡滑。

(4) 顽固性带下病　用于脾肾阳虚证，表现有白带过多，反复发作，缠绵难愈，时而黄白杂下，小腹隐约坠痛，四肢不温，

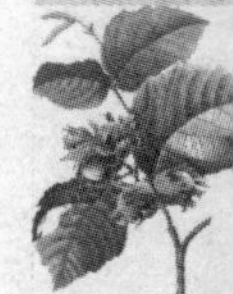

胸脘痞满，食少便溏，面色萎黄，神疲乏力，下肢浮肿，舌淡胖，苔白腻，脉细弱。

(5) 结核性胸膜炎胸腔积液　用于脾肾阳虚证，表现有胸闷胸痛，气短乏力，低热咳嗽等。

(6) 乙型肝炎后肝硬化腹水　用于肝肾两虚证，表现有腹胀如鼓，下肢浮肿，神疲食少等。

(7) 胃潴留　用于寒饮内停证，表现有脘腹部胀满，胃中有振水声，神疲纳少等。

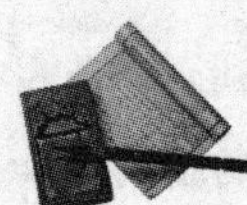

苓甘五味姜辛汤

【方　　剂】茯苓 12 克，甘草 6 克，干姜 9 克，细辛 6 克，五味子 6 克。

【制　　法】上五味，以水 1200 毫升，煮取 450 毫升，去滓，温服 75 毫升，每日 3 次。

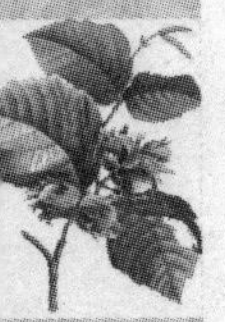

【功　　效】温肺化饮。

【主　　治】支饮　用于寒饮内蓄证，症见咳嗽痰多，清稀色白，胸膈不快，舌苔白滑，脉弦滑。

【临床应用】(1) 哮喘　用于寒饮伏肺证，表现有发作性喉中哮鸣有声，呼吸困难，胸膈满闷，咳嗽痰白如沫，形寒肢冷，舌苔白滑，脉弦紧。

(2) 急、慢性支气管炎　用于寒饮伏肺证，表现有咳嗽痰多如沫，色白质稀，胸闷气喘，或畏寒发热，纳差食少，舌苔白滑，脉弦。

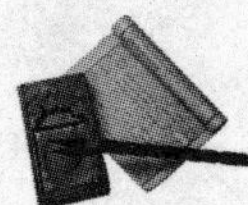

防己黄芪汤

【方　　剂】防己 12 克，黄芪 15 克，炙甘草 6 克，白术 9 克。

【制　　法】加生姜 4 片，大枣 1 枚，水煎服。

【功　　效】 益气祛风，健脾利水。

【主　　治】 风水或风湿汗出恶风，身重，小便不利，舌淡苔白，脉浮。

【临床应用】 现代常用于慢性肾炎、心脏病水肿、风湿性关节炎等，证属气虚湿重者，表现为汗出恶风，身重浮肿，小便不利，舌淡苔白，脉浮。

(1) 肾病水肿　用于脾气虚损证，表现为面浮肢肿，身体沉困，倦怠乏力，纳少，便溏，腹胀尿少，舌淡胖苔白滑，脉沉缓。

(2) 小儿肾病综合征早期　用于肺脾两虚者，水肿明显，尿少，蛋白尿持续不消。

(3) 丹毒余肿　用于湿热未清，症见小腿下段内侧呈大小片状肿硬，牵及内踝，活动受限，皮色暗红，压痛明显，舌淡紫苔薄，脉弦滑。

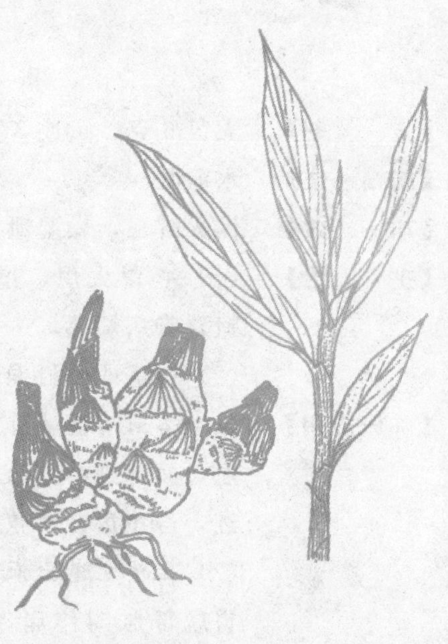

(4) 老年人充血性心衰　用于心气亏虚，痰瘀互结，水饮内停，表现为心悸喘息，胸闷气急，咳痰量多，纳呆神疲，小便短少，大便溏薄，面浮肢肿，胁下痞块。

(5) 结节性血管炎　用于正气不足，卫外失固，以致外受风湿之邪，搏结、阻塞脉络，气血运行不畅而发病，表现为面部、眼睑、双足轻度浮肿，身体可见多枚结节，其状如藤结瓜，缠绕肢体，触之质地偏硬，表面无红斑、破溃，舌质暗胖，苔薄滑润，脉软弱。

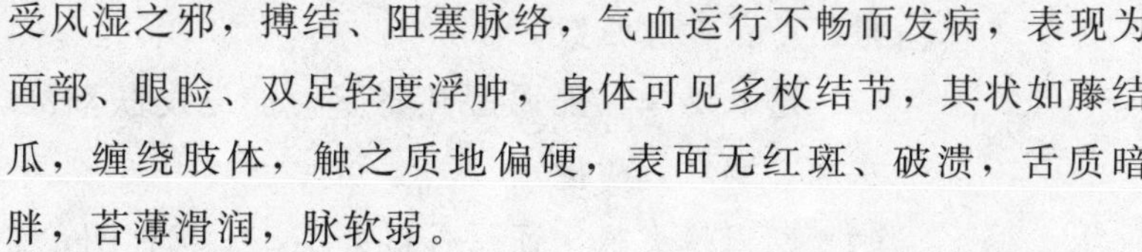

(6) 慢性腹泻　用于脾气虚弱，清阳之气不能升发，运化失常，表现为大便时溏时泻，迁延反复，完谷不化，饮食减少，稍进油腻则大便次数增多，面色萎黄，神疲倦息，舌淡苔白，脉细。

(7) 乳糜尿　用于脾虚气弱，精微下陷，表现为尿浊时发时止，发则尿色浑浊，如米泔水，小腹下坠，尿意不畅，面色不华，神疲乏力，劳倦或进食油腻后更易发作，舌淡，脉细弱。

(8) 特发性水肿　用于脾肾阳虚、水湿内泛，冲任二脉失常，经络受阻所致，表现为眼睑、面部及肢体肿胀，月经前较重，或伴胸胁胀满，纳呆倦怠，五心烦热，舌胖质淡、苔白，脉细弦。

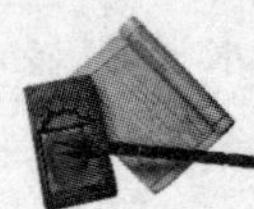

泻心汤

【方　　剂】大黄6克，黄连3克，黄芩9克。

【制　　法】水煎服。

【功　　效】泻火解毒，燥湿泄痞。

【主　　治】(1) 心胃火炽，迫血妄行，吐血，衄血，或湿热内蕴而成黄疸，胸痞烦热。

(2) 口疮或外科痈肿属于热毒炽盛者。

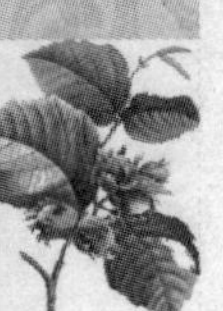

【临床应用】(1) 咯血　证属肺胃实热，热盛伤络，迫血上溢，症见咯吐鲜血，面部红赤，发热，烦躁不安，口干欲饮，大便秘结，舌红，苔焦黄，脉弦数。

(2) 上消化道出血　证属胃中积热，大便发黑，口苦，口渴，胃脘部胀闷作痛，有灼热感，伴头晕，目眩，大便不畅，舌燥、苔黄，脉弦数。

(3) 急性湿疹　证属湿热毒盛，症见皮肤潮红、灼热、瘙痒、水疱、糜烂、渗液。

(4) 顽固性失眠　证属心胃火盛，上扰神明，症见失眠，牙龈肿痛，心烦易怒，口干便秘，舌红，苔黄，脉滑数。

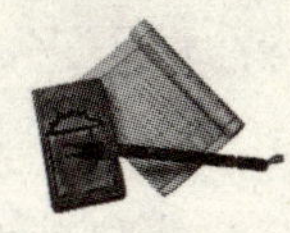

厚朴麻黄汤

【方　　剂】　厚朴15克，麻黄12克，石膏18克，杏仁9克，半夏9克，干姜6克，细辛6克，小麦18克，五味子8克。

【制　　法】　上九味，以水1600毫升，先煮小麦熟，去滓，纳诸药，煮取600毫升，温服200毫升，日3服。

【功　　效】　散饮降逆，止咳平喘。

【主　　治】　咳喘病　用于饮热上迫证，咳嗽喘逆，胸满烦躁，咽喉不利，痰声漉漉，但头汗出，倚息不能平卧，脉浮苔滑等。

【临床应用】　(1) 慢性支气管炎、肺气肿　用于上盛下虚证，表现有反复发作咳嗽气喘，咯痰清稀或黄稠，伴有胸闷，或下肢水肿等。

(2) 间质性肺炎　用于饮热迫肺证，表现为胸闷、咳嗽、喘息，夜间为甚，咳痰色白稠黏，不易咯出。舌苔白微黄薄腻，质红，脉浮滑数。

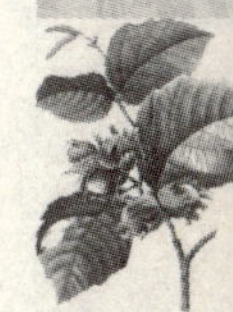

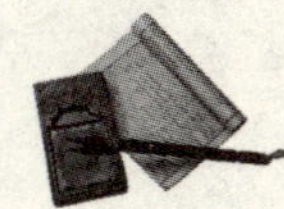

射干麻黄汤

【方　　剂】　射干6克，麻黄12克，生姜12克，细辛9克，紫苑9克，款冬9克，五味子3克，大枣3枚，半夏9克。

【制　　法】　上九味，以水1600毫升，先煮麻黄两沸，去上沫，纳诸药，煮取600毫升，分温3服。

【功　　效】　解表蠲饮，下气止咳。

【主　　治】　咳而上气，喉中有水鸡声。

【临床应用】　(1) 支气管哮喘　用于寒饮郁肺证，表现为发作性喉中痰鸣声如水鸡声，胸闷气喘，痰多食少，畏寒肢冷，脉弦滑。

(2) 支气管炎　用于寒饮伏肺证，表现为咳嗽痰多，色白清稀，气喘胸闷，或畏寒发热，舌苔白滑，脉细弦或滑。

(3) 小儿咳嗽变异性哮喘　用于寒饮伏肺证，表现有咳嗽持续或反复发作1个月以上（常在夜间或清晨发作），痰少，运动后加重等。

(4) 小儿喘息性支气管炎　用于寒痰阻肺证，表现有刺激性干咳为主伴喘息，或咳嗽气促，喉间有哮鸣声，四肢不温，舌淡红苔薄白，脉浮滑等。

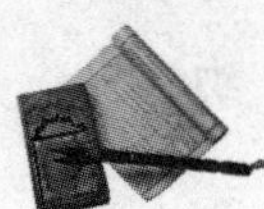

桂枝加龙骨牡蛎汤

【方　剂】桂枝、芍药、生姜各9克，甘草6克，大枣两枚，龙骨、牡蛎各9克。

【制　法】上七味，以水1400毫升，煮取600毫升，分温3服。

【功　效】调和阴阳，潜镇摄纳。

【主　治】男子失精，女子梦交，少腹弦急，阴头寒，目眩，发落，脉虚芤迟。

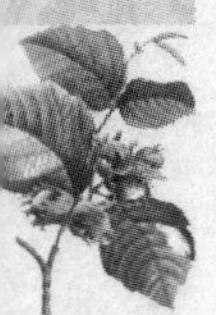

【临床应用】(1) 遗精　用于阴阳失调证，表现有遗精，夜梦纷纭，头晕神疲，自汗气短，健忘，注意力不集中，消沉悲观，口干、舌淡苔薄白，脉弦细。

(2) 儿童多动症　用于阴虚阳亢证，表现有不同程度注意力不集中、多动行为障碍，或伴有汗多，夜间睡眠差，或心烦易怒，或面色潮红，舌质红，苔少，脉细数等。

(3) 盗汗　用于阴虚阳亢证，表现有夜间汗出多，醒后即止，伴有神疲乏力，口干欲饮，舌红少苔，脉细数等。

(4) 不育症　用于阴阳失调证，表现为夫妻结婚同居2年不育，无精或少精，神疲乏力，腰酸膝软，腹胀口苦，口干欲饮，舌红少苔，脉细数等。

(5) 妇女更年期综合征　用于阴阳失调证，表现有月经失调、心悸、失眠、多梦、心烦易怒，舌淡红，苔薄白，脉弦等。

(6) 小儿遗尿　用于下元虚冷证，表现有睡中遗尿，量多次频，神疲乏力，肢冷畏寒，腰酸膝软，或智力较差，舌淡苔白，脉沉细或沉迟。

(7) 顽固性失眠　用于阴盛阳虚证，表现有不易入睡，或虽能入睡，但睡间易醒，醒后不易再睡，伴心悸多梦等。

(8) 慢性宫颈炎　用于阴阳失调证，表现有带下量多，色白质稀或色黄质稠，伴阴痒或头晕、腰酸腿软等。

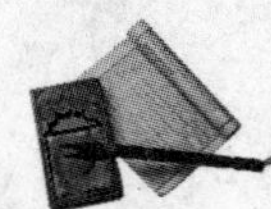

黄土汤

【方　剂】甘草9克，干地黄9克，白术9克，附子（炮）9克，阿胶9克，黄芩9克，灶心黄土30克。

【制　法】上七味，先将灶心土水煎取汤，再以水1200毫升，煮取450毫升，分温两服。

【功　效】温阳健脾，养血止血。

【主　治】血证　脾阳不足，中焦虚寒证。大便下血，或吐血、衄血，及妇人崩漏，血色暗淡，四肢不温，面色萎黄，舌淡苔白，脉沉细无力。

【临床应用】(1) 慢性溃疡性结肠炎　用于脾肾阳虚证，表现有肠鸣腹泻多在黎明前，时有便脓血、黏液，迁延日久，反复发作，伴纳呆、乏力、畏寒，舌淡、苔白，脉沉细无力。

(2) 恶性肿瘤出血　用于脾肾阳虚证，表现有尿血，便血，吐血等，伴有气短乏力，四肢不温，舌淡且胖大，脉微弱无力。

(3) 功能性子宫出血　用于脾肾阳虚证，表现有阴道流血，淋漓不尽，量少色淡，神疲乏力，四肢不温等。

(4) 食管下段静脉曲张破裂出血　用于脾肾阳虚证，表现有吐血，呕血，或黑便，伴纳呆、乏力、畏寒等。

(5) 消化道溃疡出血　用于脾肾阳虚证，表现有腹胀，上腹疼痛，食少，大便由棕色转柏油样，次数增多，伴呕血，畏寒，神疲无力，嗜睡，舌淡苔白，脉弱。

(6) 痔疮出血　用于脾气虚寒证，表现有便血，血色鲜红，量时多时少，肛门灼热疼痛，舌质淡、苔白，脉细滑。

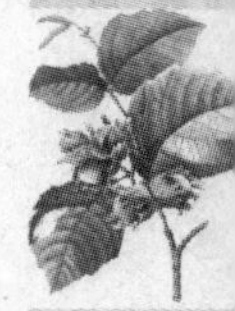

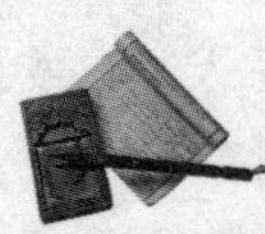

桂枝加黄芪汤

【方　　剂】桂枝9克，芍药9克，甘草6克，生姜9克，大枣12枚，黄芪6克。

【制　　法】上六味，以水1600毫升，煮取600毫升，温服200毫升，须臾饮热稀粥200毫升余，以助药力，温服取微汗；若不汗，更服。

【功　　效】调和营卫，益气扶阳。

【主　　治】黄汗病　用于黄汗病身重，汗出后减轻，但汗后肌肉跳动，胸痛，腰以上汗出，腰以下无汗，腰髋驰痛，如有物在皮中，剧者不能食，身疼重，烦躁，小便不利。

【临床应用】(1) 汗腺炎　用于湿阻阳郁证，表现为汗出色黄如柏汁，身重，汗后肌肉跳动，腰以上汗出，腰以下无汗，腰髋疼痛，如有物在皮中，剧者不能食，身疼重，烦躁，小便不利等。

(2) 冠心病心律失常　用于心气（阳）不足证，表现为心悸气短、自汗、头晕乏力，舌质淡红有瘀点，苔薄白，脉结代或沉迟等。

(3) 夏季气虚感冒　用于气虚风寒证，表现为发热有汗或无汗，发热持续或起伏，汗出热退，退而复升，或发热汗出热不退，牙龈咽喉无红肿，舌淡红或淡黯，苔薄白而润或白厚，脉浮缓或沉细无力，可伴有头痛身困，鼻塞流清涕，咳嗽，恶心，呕吐。

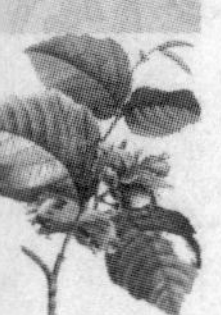

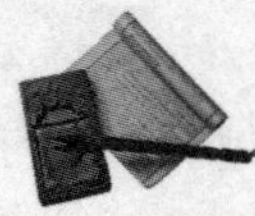

桂枝芍药知母汤

【方　　剂】桂枝12克，芍药9克，甘草6克，麻黄6克，生姜15克，白术15克，知母12克，防风12克，附子6克。

【制　　法】 上九味，以水 1400 毫升，煮取 400 毫升，温服 130 毫升，日 3 服。

【功　　效】 祛风除湿，温经散寒，滋阴清热。

【主　　治】 历节病　用于风寒湿外袭，化热伤阴证，肢节疼痛，关节肿大，身体消瘦，脚肿如脱，头眩短气，温温欲吐。

【临床应用】 (1) 痛风性关节炎　用于风湿热痹，表现有周身关节或骨痛，以下肢尤以趾及踝关节为甚，活动不利，伴有发热等。

(2) 类风湿性关节炎　用于湿热证，表现为小关节为主的多发性关节肿胀或小关节对称性肿痛，关节症状至少持续 6 周，伴晨僵等。

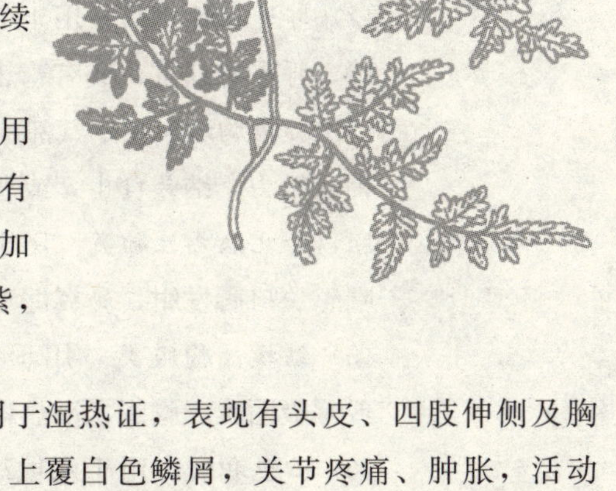

(3) 肩关节周围炎　用于痰瘀互结证，表现有肩关节疼痛，进行性加重，活动障碍，舌淡紫，苔薄白，脉沉紧。

(4) 关节型银屑病　用于湿热证，表现有头皮、四肢伸侧及胸背部起淡红色斑丘疹，上覆白色鳞屑，关节疼痛、肿胀，活动受限，口干，纳差，大便稍干，小便如常，舌红，苔薄黄微腻，脉细数。

(5) 颞下颌关节紊乱综合征　用于寒湿闭阻证，主要症状为局部疼痛，颞下颌关节活动弹响，口开阖不利或开口、咀嚼动作受限；偏寒者伴病变局部恶寒喜暖或身冷，痛重，舌质淡。苔薄白，脉细紧。

(6) 膝关节炎、膝关节积液　用于双膝肿痛，不能行走，伴发热恶寒，尿黄，口苦舌红，苔黄脉数等。

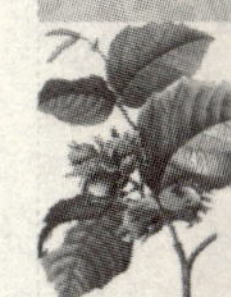

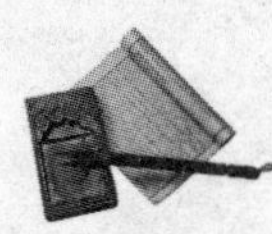

葶苈大枣泻肺汤

【方　　剂】 葶苈子（熬令色黄，捣丸如弹子大），大枣12枚。

【制　　法】 上药先以水600毫升煮枣，取400毫升，去枣，纳葶苈，煮取200毫升，顿服。

【功　　效】 泻肺行水，下气平喘。

【主　　治】 肺痈，痰涎壅盛，咳喘胸满。

【临床应用】 (1) 慢性充血性心力衰竭　用于水饮凌心证，表现有咳嗽，气急上逆，端坐位，咯大量白色细沫样痰，汗出，口唇青紫，舌苔白滑，脉弦数。

(2) 非进行性血胸　用于气滞脉阻，瘀血内停证，表现为胸痛引胁，呼吸时加重，或有寒热，舌苔白舌质或有青紫，脉细涩。

(3) 肺癌胸水　用于气滞血瘀证，表现有胸痛，呼吸困难，咳嗽，神疲乏力，纳差食少，或恶心呕吐等。

(4) 小儿病毒性肺炎　用于痰热袭肺、肺气郁闭证，表现有咳嗽、喘憋、口唇发绀，鼻翼煽动，恶寒发热等。

(5) 结核性胸膜炎　用于饮停胸胁证，表现有胸胁不适，咳嗽，或呼吸困难，胸闷，潮热盗汗，舌苔薄白，脉弦。

(6) 心包积液　用于水饮凌心证，表现为心悸，气短乏力，胸痛以心前区为主，纳差，或有畏寒发热等。

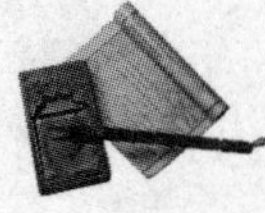

橘皮竹茹汤

【方　　剂】 橘皮12克，竹茹12克，大枣5枚，生姜9克，甘草6克，人参3克。

【制　　法】 上六味，以水1500毫升，煮取450毫升，温服1升，日3服。

【功　　效】 降逆止呃，益气清热。

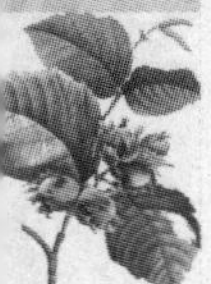

【主　　治】胃虚有热，气逆不降，呃逆或干呕。

【临床应用】(1) 顽固性呕吐　用于胃热气逆证，表现有恶心呕吐，腹胀厌食，头晕嗜睡，甚至少尿、无尿，舌红苔黄或浊腻，脉虚数。

(2) 顽固性呃逆　用于胃虚有热证，表现有呃逆连声，频急而发，或昼间频发，夜而安静，或伴有精神抑郁，食欲不振，嗳气叹息，舌苔薄黄，脉细数。

(3) 反流性食道炎　用于胃热气逆证，表现有胃脘部烧灼感，呃逆，口苦咽干，胃部胀满不适，进食后胸骨后疼痛等。

(4) 妊娠恶阻　用于胃虚气逆证，表现有恶心呕吐，纳差食少，泛吐酸水，神疲乏力等。

(5) 胆汁返流性胃炎　用于气虚胃热证，表现有胃脘胀痛，恶心纳差，嗳气口苦等。

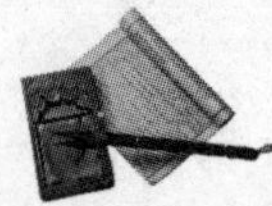

酸枣仁汤

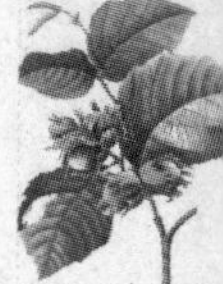

【方　　剂】酸枣仁 15～30 克，茯苓 6 克，知母 6 克，川芎 6 克，甘草 3 克。

【制　　法】加水 1200 毫升，煮取 600 毫升，分 3 次温服。

【功　　效】养血安神，清热除烦。

【主　　治】虚烦不眠证　用于失眠心悸，虚烦不安，头目眩晕，咽干口燥，舌红，脉弦细。

【临床应用】(1) 失眠　用于肝阴不足证，表现有通宵难眠，睡后多梦易醒，伴心悸盗汗，头晕目眩，神疲乏力，舌红少苔，脉弦细等。

(2) 功能性子宫出血　用于气虚不摄，血海不固证，症见形体消瘦，面色苍白，口唇、指甲色淡，舌质淡嫩尖红，脉细数等。

(3) 自主神经紊乱　用于气阴两虚证，症见患者形体消瘦，面白而透红，汗出如水不黏，舌质淡嫩尖红，舌苔薄黄，脉细数。

(4) 更年期综合征　用于心肝阴血不足证，表现有情志不遂，胸闷憋气，反复哭笑无常，喜居暗室，不思饮食，但欲饮水，不发作如常人，舌苔薄黄，脉弦有力。

(5) 难治性室性早搏　用于阴血亏虚，心血瘀阻证，表现有胸闷心悸，头晕，精神紧张，烦躁失眠，口苦，口唇紫暗，舌红、苔黄少津，脉弦迟结代。

(6) 先天性非溶血性黄疸　临床表现为心烦，失眠多梦，食欲佳，目黄，小便黄，舌质稍红，苔薄黄，脉弦细无力。

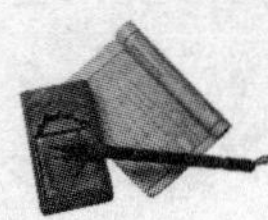

薏苡附子败酱散

【方　　剂】薏苡 30 克，附子 6 克，败酱 15 克。

【制　　法】上三味，杵末，以水两升，煎减半，顿服。

【功　　效】排脓消肿。

【主　　治】肠痈　脓已成，身无热，肌肤甲错，腹皮急，按之濡，如肿状，脉数。

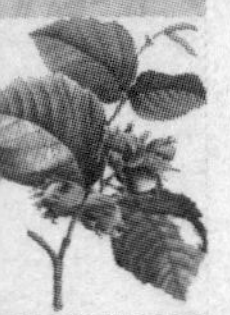

【临床应用】(1) 慢性溃疡性结肠炎　用于脾肾亏虚，湿浊下蕴证，表现有泄泻日久，反复发作，每日数次，大便溏薄夹有黏液，伴有腹中作痛，面色萎黄，形体消瘦，纳食减退，口微苦，畏寒腰酸，四肢无力，舌淡红，苔薄腻，脉沉细而弦。

(2) 慢性盆腔炎　用于脾肾阳虚、下焦湿热蕴结证，表现有反复下腹部隐痛，按之疼痛不甚，带下量多色黄，有臭味，形体消瘦，面色苍白，畏寒肢冷，神疲少气，腰酸膝软，纳食不振，舌淡红，苔白腻，脉沉细而弦。

(3) 急性细菌性肝脓肿　用于气滞血瘀、聚而化痈成脓证，表现有寒热往来，右胸胁胀痛，口苦咽干，不食便秘，舌苔黄腻，脉弦滑数。

(4) 阑尾周围脓肿　典型表现有右下腹部疼痛，腹肌紧张、包块，伴呕吐、腹泻，舌苔黄腻，脉数等。

(5) 附件炎　表现有两侧少腹疼痛，受寒或劳累后加重，反复发作，精神欠佳，四肢不温，恶寒，舌淡，苔白，脉细数无力。

(6) 细菌性痢疾　表现有精神软弱，大便日行数次，赤白脓血便，里急后重，腹痛，舌苔薄黄，脉弦滑。

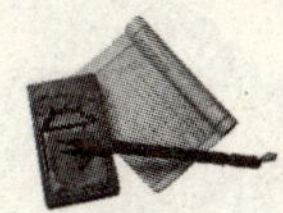

越婢加半夏汤

【方　　剂】 麻黄 18 克，石膏 18 克，生姜 9 克，大枣 15 枚，甘草 6 克，半夏 9 克。

【制　　法】 上六味，以水 1200 毫升，先煮麻黄，去上沫，纳诸药，煮取 600 毫升，分温 3 服。

【功　　效】 宣肺泻热，降逆平喘。

【主　　治】 肺胀　用于饮热郁肺证，咳嗽上气，喘急，甚至目睛胀脱，有如脱出之状，脉浮大。

【临床应用】 (1) 哮喘　用于饮热伏肺证，表现有发作性痰鸣气喘，喉中哮鸣有声，胸闷，呼吸困难，舌红苔黄腻，脉弦滑。

(2) 百日咳　用于饮热郁肺证，表现为发热，阵发性咳嗽，咳甚呕吐痰涎，面部潮红，喉中有水鸡声，脉数等。

(3) 慢性支气管炎、肺气肿、肺心病　用于饮热郁肺证，表现有咳嗽气喘，咳痰黄稠，胸闷心慌，下肢浮肿，小便量少等。

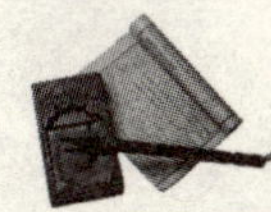

越婢加术汤

【方　　剂】 麻黄 18 克，石膏 18 克，生姜 9 克，甘草 6 克，白术 12 克，大枣 15 枚。

【制　　法】 上六味，以水 1200 毫升，先煮麻黄，去沫，纳诸药，煮取 600 毫升，分温 3 服。恶风加附子 1 枚（炮）。

【功　　效】 发越阳气，散水清热，健脾除湿。

【主　　治】 (1) 水肿　风水水湿过盛，恶风，一身悉肿，脉浮不渴，继自汗出，无大热。

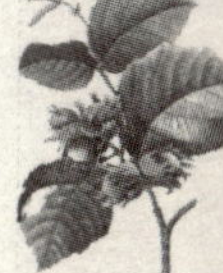

（2）肉极　热则身体津脱，腠理开，汗大泄等。

【临床应用】（1）急性肾小球肾炎，肾性水肿　用于风水相搏证，表现有全身浮肿，以颜面四肢为甚，尿量少、急、黄，或有鼻塞，咳嗽，发烧不重，恶风续汗自出，脉浮数。

（2）药物过敏后全身水肿　用于肺失通调证，表现为全身水肿，瘙痒伴腰困腿软等。

（3）风湿热痹　用于风湿热痹阻经络，表现为关节疼痛，局部灼热红肿，得冷稍舒，痛不可触，可病及一个或多个关节，伴有发热恶风，口渴，烦躁不安等。

（4）小儿急性肾炎　用于风水相搏，水湿内停证，表现为先有鼻塞，咳嗽，发热恶风，咽痛，继而全身水肿，尿少，血尿等。

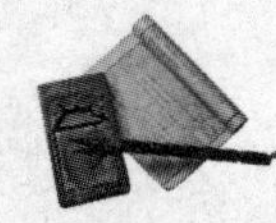

五皮饮

【方　　剂】茯苓皮、桑白皮、大腹皮、生姜皮、陈皮各等份。

【制　　法】上5味共研粗末。每次15克，水煎去滓，不计时温服。每日2～3次。

【功　　效】利湿消肿，理气健脾。

【主　　治】皮水　四肢头面悉肿，按之没指，不恶风，腹部胀满，上气喘急，小便不利，以及妊娠水肿等症。

【临床应用】（1）高血压危象　用于痰浊化热，肝风内动，上扰清窍。表现为头痛，恶心呕吐，视物模糊，肢体麻木，尿少，气短，胸痛，舌质暗红，脉弦滑。

(2) 肝腹水　用于肝郁气滞，气血瘀滞不行，症见胁下胀满时有疼痛，腹大如鼓，肝脾大，虽能食但食后胀满，口干而苦，小便短赤，舌质赤，苔黄腻，脉弦有力。

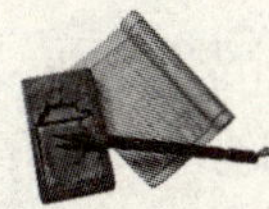

定志丸

【方　剂】菖蒲、远志各60克，茯苓、人参各90克。

【制　法】上药为末，炼蜜为丸，梧桐子大，每服7丸，日3次。

【功　效】安神定志。

【主　治】惊悸、不寐　心气不足，惊悸不寐，甚者忧愁悲伤，忽忽喜忘。

【临床应用】(1) 儿童多动症　躁动不安，惊悸不寐，舌淡脉细。

(2) 青年少近视眼　用于肝肾不足证，表现有视物模糊，眼睛干涩，气短，舌淡苔薄白，脉细等。

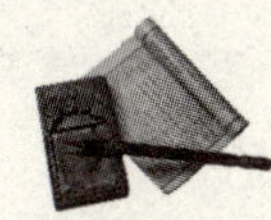

温脾汤

【方　剂】大黄12克，附子9克，干姜6克，人参9克，甘草3克。

【制　法】加水1400毫升，煮取600毫升，分3次温服。

【功　效】温补脾阳，攻下冷积。

【主　治】脾阳不足　冷积便秘，或久利赤白，腹痛，手足不温，脉沉弦。

【临床应用】(1) 慢性结肠炎　用于脾气虚弱证，表现有腹泻时作，质溏薄，伴腹部隐痛，喜温喜按，舌淡苔薄白，脉细。

(2) 习惯性便秘　表现有大便数日一行，伴腹胀纳呆，面色萎黄，头昏乏力，平素脘腹冷痛、得暖则舒，舌淡白、边有齿印，脉细滑。

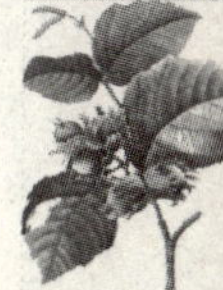

(3) 贫血　用于脾阳不足证，表现有声低气怯，神色疲惫，精神萎靡，胃纳不馨，午后潮热，入暮尤甚，头晕神疲，肢倦乏力，舌淡胖色紫，脉沉细而涩。

(4) 胆道蛔虫症　用于中虚外寒乘袭、蛔虫阻滞证，表现有右上腹部突发钻顶样绞痛，伴汗出肢冷，恶心呕吐，移时痛止，数日未大便，舌淡红，苔薄，脉细弦而紧。

(5) 胃脘痛　用于寒积证，表现有胃脘疼痛，时发时止，尤以夜间疼痛为重，胃脘部喜温喜按，伴恶心，呕吐，大便干结，舌淡苔白润，脉沉弦。

(6) 肠粘连　表现有腹部可扪及不规则肿块，压痛，舌质黯，苔薄白，脉沉细。

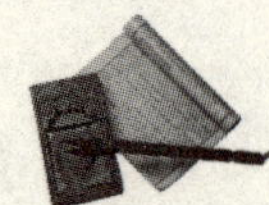

生脉散

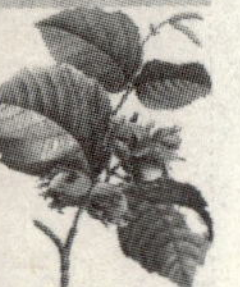

【方　　剂】人参 9 克，麦门冬 9 克，五味子 6 克。

【制　　法】长流水煎，不拘时服。

【功　　效】益气生津，敛阴止汗。

【主　　治】(1) 温热、暑热，耗气伤阴证　汗多神疲，体倦乏力，气短懒言，咽干口渴，舌干红少苔，脉虚数。

(2) 久咳肺虚，气阴两虚证　干咳少痰，短气自汗，口干舌燥，脉虚细。

【临床应用】(1) 高血压病　用于气阴两虚证。表现有头痛眩晕，心悸气短，失眠乏力，口渴烦躁，舌淡少苔，脉细无力。

(2) 考试紧张综合征　用于气阴两伤证，表现有面白，疲乏神倦，失眠多梦，头晕脯胀，记忆力明显下降，饮食明显减少，舌淡红，苔薄白，脉细弱。

(3) 化疗毒副反应　气阴两伤证，表现有面色苍白，少气懒言，恶心呕吐，厌食，眠差，舌微红，苔少，脉细弱。

(4) 尘肺　用于肺阴不足证，表现有形体消瘦，面色晦黯，咳嗽少痰，时而胸痛，气促，虚烦少寐，口干咽燥，两眼干涩，舌质红苔少乏津，脉虚数。

(5) 肺心病合并感染（重症咳喘） 用于气阴两虚、痰浊壅滞证，症见咳嗽气急，喘息不得卧，痰黄白黏稠，咳吐不爽，心悸气短，面色苍白，两目窠微肿，舌淡红，苔黄微腻，脉细数等。

(6) 小儿感冒 用于气阴两虚证，表现有咳嗽气急，痰白黏稠，咳吐不爽，形体瘦弱，食欲不振，精神不佳，面色苍白或萎黄，自汗盗汗，舌淡红，苔黄微腻，脉细数等。

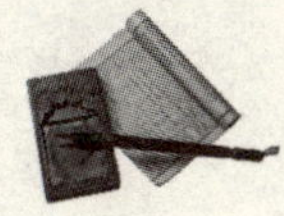

苇茎汤

【方　　剂】 苇茎 30 克，薏苡仁 30 克，冬瓜子 24 克，桃仁 9 克。

【制　　法】 水煎服。

【功　　效】 清肺化痰，逐瘀排脓。

【主　　治】 肺痈咳嗽，有微热，甚则咳吐腥臭痰，胸中隐隐作痛，肌肤甲错，舌红苔黄腻，脉滑数。

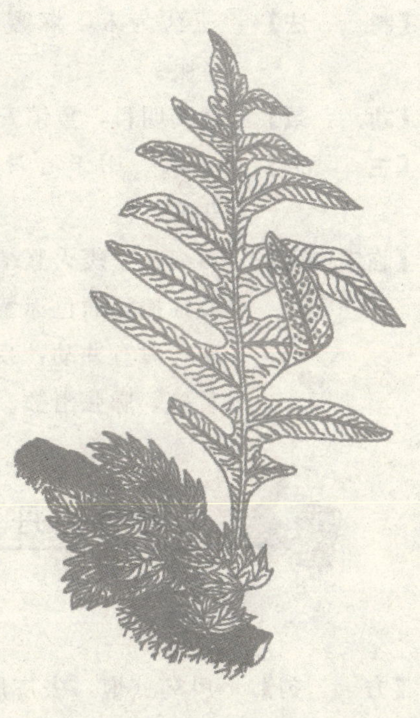

【临床应用】 (1) 肺炎喘嗽 用于痰热闭肺证，表现有咳嗽、呼吸急促、喉间痰鸣。

(2) 过敏性鼻炎 用于晨起后鼻塞流清涕，嗅觉减退，遇冷加重，头昏头痛，舌质微红，苔薄白。

(3) 慢性前列腺炎 临床主要表现为尿频尿急，尿后沥浊，尿道灼痛，会阴胀痛，腰酸困痛，性功能障碍，失眠健忘。

(4) 慢性结肠炎 用于湿热蕴结证，表现有反复腹痛、腹泻，大便夹有黏液、血丝，便后不爽，伴有口干口苦，食欲减退，乏力，小便黄，舌红、苔薄黄腻，脉滑数。

(5) 慢性盆腔炎　用于湿热蕴结、气滞血瘀证，临床表现有少腹痛下坠，腰痛时轻时重，经前下腹胀，经期腹痛尤甚，口干口苦，烦躁不安，带下黄稠有味，尿短赤，涩痛，大便干结，舌黯红、苔薄黄腻，脉弦数。

(6) 慢性阑尾炎　用于湿热瘀滞证，表现有小腹右侧疼痛难忍，身热，口渴，尿黄，舌绛，少苔，脉弦紧。

(7) 急性乳腺炎　表现有乳房红肿有压痛，身热，舌质红，苔腻，脉弦滑数。

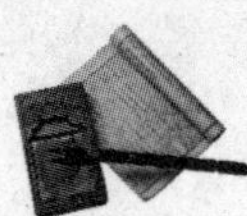

磁朱丸

【方　　剂】 磁石2两，朱砂1两，神曲4两。

【制　　法】 三药为末，炼蜜为丸，如梧桐子大，饮服3丸（2克），日3服。

【功　　效】 益阴明目，重镇安神。

【主　　治】 失眠　用于心肾不交证，症见视物昏花，耳鸣耳聋，心悸失眠。

【临床应用】 癫痫病　痰火互结证，表现为生气致僵仆直视，两目怒视，四肢抽搐，面色赤紫，口吐涎沫，躁动不安，狂呼乱叫，意识朦胧，时有冲动，妄闻妄见，小便失禁，大便干结，舌质红、苔黄腻，脉弦滑数。

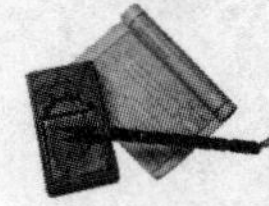

小活络丹

【方　　剂】 川乌（炮，去皮脐）、草乌（炮，去皮脐）、天南星（炮）、地龙（去土）各180克，乳香（研）、没药（研）各66克。

【制　　法】 上药粉碎成细粉，过筛，混匀，加炼蜜制成蜜丸，每丸3克，用陈酒或温开水送服，每次 1 丸，一日两次。

【功　　效】 祛风除湿，化痰通络，活血止痛。

【主　　治】 (1) 痹证　用于风寒湿痹阻经络证，症见肢体筋脉疼痛，麻木拘挛，关节屈伸不利，疼痛游走不定。

(2) 中风　用于湿痰夹瘀证，症见手足不仁，日久不愈，伴腰腿沉重，或腿臂间作痛等。

【临床应用】 (1) 腰椎病　用于寒湿凝滞，痰瘀痹阻证，症见腰腿痛明显，转侧不利，步履艰难，入夜尤甚，遇寒加剧，足微肿，舌胖大、质淡暗红，苔白腻，舌下络脉曲张，脉沉弦涩。

(2) 肩关节周围炎　用于寒湿痰阻证，症见肩部疼痛，上肢麻木，举臂则肩部牵引作痛，入夜痛甚，活动加剧，遇寒加重，舌质淡，苔白腻，脉沉弦迟。

(3) 痛风　用于寒湿痰瘀闭阻证，症见足趾关节肿痛，行走不便，局部漫肿，皮色白微温，轻触之则痛剧，畏寒肢冷，口淡不渴，舌质淡，苔白厚滑，脉沉弦。

(4) 冠心病心绞痛　用于心阳素虚，痰瘀痹阻证，症见心胸憋闷疼痛，伴心悸、气短，面色苍白，舌质紫暗，边有齿印，苔白腻。

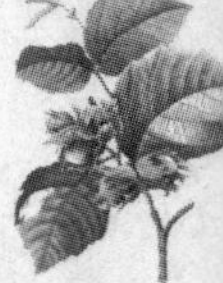

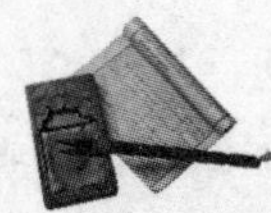

二陈汤

【方　　剂】 半夏 15 克，橘红 15 克，白茯苓 9 克，甘草 4.5 克。

【制　　法】 上药水煎，加生姜 7 片、乌梅 1 个，同煎去滓，热服，不拘时候。

【功　　效】 燥湿化痰，理气和中。

【主　　治】 湿痰证　症见痰多色白易咯，胸膈痞闷，恶心呕吐，肢体倦怠，或头眩心悸，舌苔白润，脉滑。

【临床应用】 (1) 慢性支气管炎　用于痰湿蕴肺证，症见咳喘，痰多色白易咯，胸膈痞闷，恶心呕吐，肢体倦怠，舌苔白腻，脉滑。

(2) 眩晕　用于痰浊内阻证，症见头晕，视物不清或旋转，胸闷心慌，头重如裹，舌质暗淡，舌苔白腻或薄黄腻，脉象弦滑或结代。

(3) 糖尿病　用于痰湿证，症见口干黏，纳谷不香，四肢倦怠，形体肥胖，舌体胖大，边有齿痕，舌质淡苔白腻，脉缓或沉弦。

(4) 胆汁返流性胃炎　用于痰湿中阻证，症见上腹部胀满疼痛，口苦纳差，大便不畅，面色萎黄，舌质淡、苔白腻，脉弦滑。

(5) 继发性闭经　用于痰湿阻滞证，症见月经停闭，形体肥胖，体重日增，胸胁满闷，呕恶痰多，神疲倦怠，带下色白，苔腻，脉滑。妇科检查：内外生殖器无先天畸形、盆腔内无肿瘤或炎症等。

(6) 脑震荡　用于痰蒙清窍证，症见神昏不醒，烦躁不安，头晕目眩，头痛，恶心呕吐，夜不安寐，舌苔白润，脉滑等。

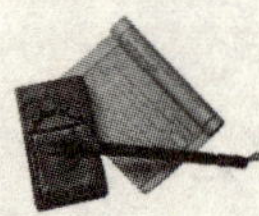

人参养荣汤

【方　剂】 白芍 90 克，当归 30 克，陈皮 30 克，黄芪 30 克，桂心 30 克，人参 30 克，白术 30 克，炙甘草 30 克，熟地黄 20 克，五味子 20 克，茯苓 20 克，远志 15 克。

【制　法】 上药加生姜 3 片，枣子两枚，水煎，每日 1 剂，分两次温服。

【功　效】 益气补血，养心安神。

【主　治】 积劳虚损　用于气血不足证，四肢沉滞，骨肉酸疼，行动喘咳，小腹拘急，腰背强痛，心虚惊悸，咽干唇燥，饮食无味，形体瘦削，舌淡苔白，脉虚细等。

【临床应用】 (1) 癌症放疗和化疗的副作用　用于气血不足证，症见食欲不振，全身倦怠，面色苍白，腹泻，恶心呕吐，舌淡苔白，脉虚等。

(2) 白细胞减少症　用于气血两虚证，症见头晕，失眠多梦，神疲乏力，动则气短，腰膝酸软，盗汗，舌淡苔白，脉虚细等。

(3) 雷诺氏综合征　用于气血亏虚证，症见手足冷感、麻木感，关节痛，倦怠，水肿，畏寒等。

(4) 椎动脉型颈椎病　用于气血亏虚证，症见头晕头痛，视物昏眩，失眠，恶心欲呕，食欲下降，四肢无力，遇劳加剧，舌淡苔薄，脉细弱无力。

(5) 胃下垂　用于脾运失健，气血亏虚证，症见上腹部饱胀沉重不适，厌食，恶心，嗳气，便秘等。

(6) 糖尿病　用于气血亏虚证，患者自觉冷感、麻木感、全身倦怠感，直立性眩晕，上下肢痛，舌淡苔白等。

(7) 带状疱疹　用于气血亏虚证，症见局部皮肤发热、疼痛、发斑、丘疹、小水泡、脓疱等。

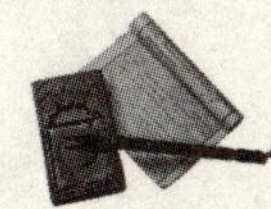

八正散

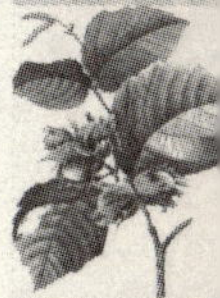

【方　剂】车前子、瞿麦、篇蓄、滑石、山栀子仁、炙甘草、木通、大黄各等份。

【制　法】为散，每服3～6克，水煎服。或按原方比例，改作汤剂，加灯心，水煎服，每日1剂，分两次服。

【功　效】清热泻火，利水通淋。

【主　治】淋证　用于湿热蕴结下焦证，尿频尿急，溺时涩痛，淋沥不畅，尿色浑赤，甚则闭而不通，小腹急满，口燥咽干，舌苔黄腻，脉滑数。

【临床应用】(1) 急性尿路感染　用于湿热蕴结下焦证，症见尿频尿急，涩痛感明显，淋沥不畅，小腹急满，苔黄腻，脉滑数等。

(2) 急性前列腺炎　用于下焦湿热证，前列腺增大，排尿困难、疼痛，会阴部胀痛，肛门下坠等。

(3) 急性盆腔炎　用于湿热下注证，症见高热寒战，下腹一侧或双侧（多为双侧）疼痛拒按，带下色黄有味，或呈脓性，大便溏或秘，尿黄频数、或短涩刺痛，口苦，舌红，苔黄腻，脉象弦数或滑数。

(4) 肛肠病术后尿潴留 用于下焦湿热证，症见排尿困难，小腹胀满，舌质红苔黄腻，脉滑数等。

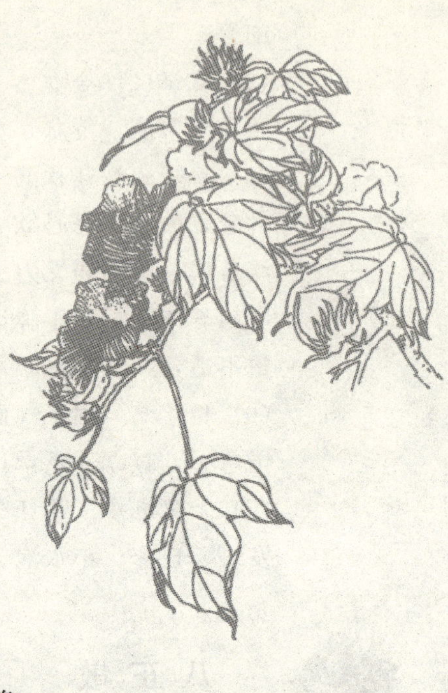

(5) 前列腺增生 用于湿热夹瘀证，症见尿频，排尿变细，排尿不畅，甚则小便淋漓不尽，尿急，尿痛等。

(6) 排卵期子宫出血 用于湿热内伏冲任证，症见月经中期阴道流血，下腹部疼痛，平素带下量多，舌苔白腻或薄黄，脉弦滑等。

(7) 小儿膀胱尿道结石 用于湿热实证，症见排尿不畅、疼痛，小便黄赤，用手拉阴茎，大声哭闹，舌红苔黄腻等。

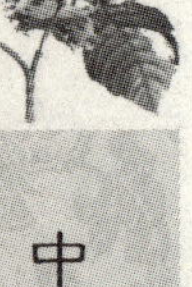

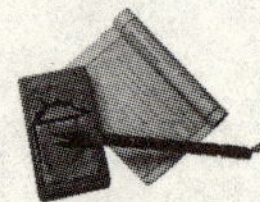

不换金正气散

【方　　剂】厚朴、藿香、甘草、半夏、苍术、陈皮（去白）各等份。

【制　　法】散剂，每次服 3～6 克，生姜、大枣煎汤送下。或水煎，每日 1 剂，两次分服。

【功　　效】行气化湿，和胃止呕。

【主　　治】(1) 瘴疟 用于瘴毒内盛，湿浊蒙蔽证，症见寒甚热微，或但寒不热，或呕吐腹泻，甚则嗜睡不语，神志昏蒙，苔白厚腻，脉弦。

(2) 霍乱吐泻 用于寒湿困遏中焦证，症见暴起呕吐，下利清稀，或如米泔水，臭秽不甚，腹痛或不痛，胸脘痞闷，苔白腻，脉濡。

【临床应用】 (1) 肠易激综合征　用于腹泻型，属脾虚湿困，肝郁气滞证，症见腹痛、腹胀或排便急迫，腹痛及腹胀等症状在排便后缓解，大便频率异常，每天排便次数大于3次，质稀烂或水样等。

(2) 慢性浅表性胃炎　用于湿困中焦证，症见上腹部不适或胀痛，有轻度压痛，恶心嗳气，纳差。身困乏力，苔厚腻，脉象濡缓。

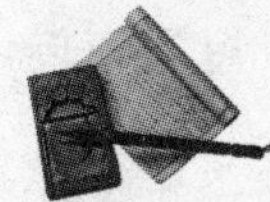

华盖散

【方　　剂】 麻黄、桑白皮、紫苏子、杏仁、赤茯苓、陈皮各9克，炙甘草6克。

【制　　法】 上药共研细末，每次服用6克，水煎服，饭后温服。

【功　　效】 宣肺解表，祛痰止咳。

【主　　治】 肺感风寒，咳嗽上气。痰气不利，呀呷有声，脉浮数。

【临床应用】 (1) 小儿急性支气管炎　用于风寒证，表现为咳嗽，鼻塞流涕，不发热或发热轻，声音轻微嘶哑，舌质淡红，苔薄白，脉浮。

(2) 小儿哮喘　用于风寒犯肺证，症见痰阻气滞证，咳嗽频作，喉中痰鸣，精神差，烦躁不安，舌苔薄白，指纹淡红达气关。

(3) 急性支气管炎　咳嗽、咯痰，或伴有气急、发热、恶寒，脉浮数。

(4) 慢性支气管炎　咳喘反复发作，常因天气骤冷感寒而加重，咯痰黏稠量多，或有面色晦暗，唇色青紫，舌苔薄白或微腻，脉浮滑数。

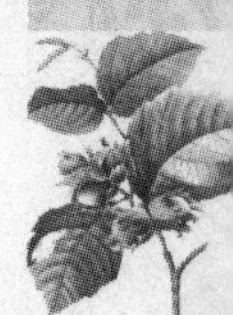

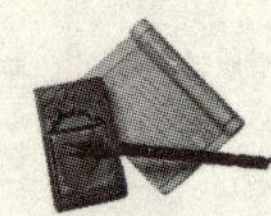

牡蛎散

【方　　剂】 黄芪30克，麻黄根30克，牡蛎30克。

【制　　法】 上药研为粗散，每次服用9克，加小麦百余粒水煎，热服。

【功　　效】 益气固表，敛阴止汗。

【主　　治】 自汗，盗汗　常自汗出，夜卧更甚，心悸惊惕，短气烦倦，舌淡红，脉细弱。

【临床应用】 (1) 盗汗证　用于阴虚证，表现为睡后出汗较多，有时床垫也被湿透，时轻时重，伴有心悸，睡眠不佳，多梦，神倦乏力，气短懒言，烦躁易怒，口渴口干，小便黄赤，舌红，苔薄黄，脉数无力。

(2) 小儿多汗症　用于气虚证，症见日夜多汗，活动与进食后加重，头发、衣服、被褥经常湿透，伴有神疲乏力，食欲减少，气短，大便溏，舌质淡，苔薄白，脉弱。

(3) 手术后汗证　气阴虚证，术后睡则汗出，醒则汗止，或时时汗出，夜间尤甚，可伴有心悸少寐，气短神疲，舌淡，苔白，脉沉细，或伴面部潮红，五心烦热，舌质偏红，苔薄，脉细。

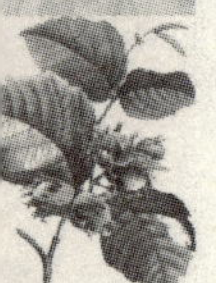

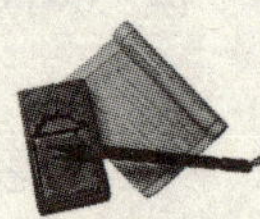

苏子降气汤

【方　　剂】 紫苏子、半夏各9克，当归、炙甘草、前胡、厚朴各6克，肉桂3克。

【制　　法】 研为细末，每次服6克，加入生姜两片，枣子1个，苏叶5片，水煎服。

【功　　效】 降气平喘，祛痰止咳。

【主　　治】 实喘　痰涎壅盛，喘咳短气，胸膈满闷，或腰疼脚软，或肢体浮肿，舌苔白滑或白腻，脉弦滑。

【临床应用】 (1) 慢性喘息型支气管炎　用于肺寒气逆证，症见喘促气短，咳嗽痰多，舌苔白滑或白腻，脉弦滑。

(2) 慢性阻塞性肺疾病　用于痰湿蕴肺证，症见喘促气短，咳嗽痰多，心悸胸闷，舌苔白滑或白腻，脉弦滑。

(3) 哮喘　用于痰湿蕴肺证，表现为发作性喉中痰声鸣响，痰多色白，呼吸急促，脸闷憋气，张口抬肩，舌苔白滑或白腻，脉弦滑。

(4) 创伤性血胸　有明确胸部外伤史，表现为胸胁部疼痛，面色苍白，呼吸困难等，伤侧呼吸运动减弱，下胸部叩浊，肋间隙变平，呼吸音减弱，X片示肋膈角消失（少量血胸），积血平肩胛角（中量血胸），积血超过肺门，甚至全血胸（大量血胸）。

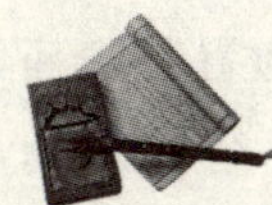

平胃散

【方　　剂】 苍术2500克，厚朴、陈皮各1562克，甘草938克。

【制　　法】 上药混合，捣为细末，每次取6克，加生姜两片，大枣两枚，水煮开，去姜枣，食前热服。

【功　　效】 燥湿运脾，行气和胃。

【主　　治】 湿滞脾胃证　症见脘腹胀满，不思饮食，呕吐恶心，嗳气吞酸，肢体沉重，怠惰嗜卧，常多自利，舌苔白腻而厚，脉缓。

【临床应用】 (1) 慢性胃炎　用于湿滞脾胃证，表现有上腹痛，或腹胀，嗳气，食少纳呆，大便异常，苔腻。

(2) 功能性消化不良　用于湿滞脾胃证，表现为食少乏味，口中黏滞，大便常自下利，或伴胃脘胀满，嗳气吞酸，苔白腻。

(3) 脂肪肝　用于痰湿阻中证，症见右胁胀痛，胸闷腹胀，恶心厌食，肝肿大，苔厚腻，脉滑。

(4) 抗生素副作用　用于中焦湿阻证，用药后出现脘腹胀满，不思饮食，恶心呕吐，头晕头痛，四肢困重，舌苔白腻，脉濡。

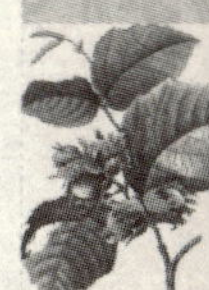

(5) 小儿功能性腹痛　用于寒湿中阻证，腹痛时作，无器质性病变。

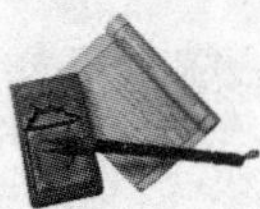

四君子汤

【方　　剂】 人参、白术、茯苓、炙甘草各等份。

【制　　法】 研为细末，每次15克，水煎服。

【功　　效】 益气健脾。

【主　　治】 脾胃气虚证　面色㿠白，语音低微，气短乏力，食少便溏，舌淡苔白，脉虚弱。

【临床应用】 (1) 功能性消化不良　用于脾气虚弱证，症见纳差，腹胀，便溏，乏力，面色萎黄，舌淡，苔薄白，脉细。

(2) 慢性浅表性胃炎　用于脾胃虚弱证，表现为胃脘隐痛，胃痛喜按喜暖，食后胀闷，痞满，纳呆少食，便溏或腹泻，乏力，四肢酸软，舌质淡红，苔薄白或有齿痕，脉沉细。

(3) 小儿厌食症　用于脾胃虚弱证，表现为厌食、拒食，强喂则恶心欲吐，面色萎黄，形体消瘦，四肢无力，大便夹不消化食物，舌质淡，苔薄白，脉细无力。

(4) 复发性口腔溃疡　用于脾气虚证，表现为多个口腔溃疡，此起彼伏，或伴不思饮食，便溏，腹痛喜按，舌苔薄白，脉缓。

(5) 化疗反应　用于脾胃气虚证，症见神疲乏力，面色苍白，形寒气短，泛吐清涎，胃纳较差，夜寐尚可，大便溏薄，舌淡苔薄白，脉细软无力。

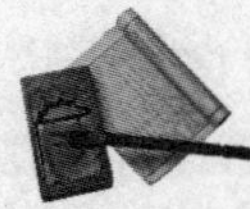

四物汤

【方　　剂】 熟地黄、当归、白芍药、川芎各等份。

【制　　法】 上为粗末，每次服15克，水煎服。

【功　　效】补血和血。

【主　　治】营血虚滞证　心悸失眠，头晕目眩，面色无华，妇人月经不调，量少或经闭不行，脐腹作痛，舌淡，脉细弦或细涩。

【临床应用】(1) 先兆流产　用于气血不足证，症见阴道流血，腰部酸痛，少腹疼痛，恶心呕吐，面色㿠白，气短懒言，舌质淡红，边有齿印，苔薄白，脉滑细。

(2) 闭经　用于血虚证，表现为应行经而月经不行，神疲乏力，面色无华，心悸，爪甲不荣，舌淡，脉细。

(3) 类风湿性关节炎　用于血虚夹瘀证，症见四肢小关节局部肿胀僵硬，皮色暗红，肌肤麻木，或伴头晕目眩，面色无华，舌淡，脉细。

(4) 血管神经性头痛　用于血虚夹瘀证，表现为头痛隐隐或刺痛，劳累时加重，或伴头晕，面色无华，妇人月经不调，量少或经闭不行，舌淡，脉细弦或细涩。

(5) 寻常型银屑病　用于血虚夹风证，症见皮肤局部脓疱、脱屑、皮疹兼见，此起彼伏，迁延日久，皮疹色暗，脓液清稀，时有搔痒，局部感觉迟钝，舌淡，脉细涩。

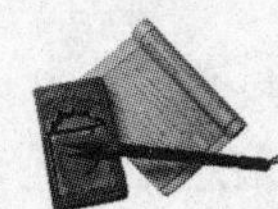

苏合香丸

【方　　剂】苏合香、冰片、乳香各30克，麝香、安息香、青木香、香附、檀香、丁香、沉香、荜拨、白术、诃子、朱砂、水牛角各60克。

【制　　法】以上诸药研为细末，混匀，用安息香膏及炼白蜜和为梧桐子大，取井水化服4丸，老人、小儿可服1丸，亦可用温酒化服，空腹服。

【功　　效】芳香开窍，行气温中。

【主　　治】(1) 寒闭证　突然昏倒，牙关紧闭，不省人事，苔白，脉迟，心腹卒痛，甚则昏厥。

(2) 中风　中气及感受时行瘴疫之气，属于寒闭证者。

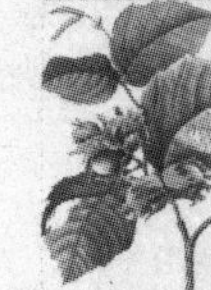

【临床应用】 (1) 胆道蛔虫症　阵发性右上腹疼痛剧烈，伴恶心呕吐，发热，甚则吐蛔，舌苔白，脉弦紧。

(2) 胆绞痛　阵发性右上腹疼痛剧烈，或伴恶心呕吐，泄泻，甚则昏厥，舌苔白，脉弦紧。

(3) 面瘫　一侧面部板滞、麻木、瘫痪、不能作蹙额、皱眉、露齿、鼓颊等动作，吃饭时颊内滞食，口角向健侧歪斜，苔白，脉细。

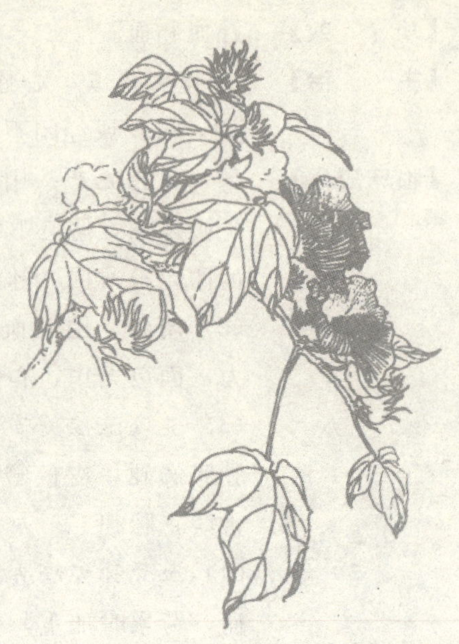

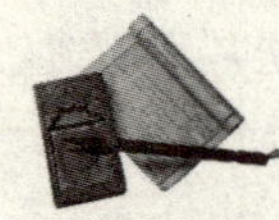

附子理中丸

【方　　剂】 人参、白术、干姜、炙甘草、黑附子各 9 克。

【用　　法】 上药共研细末，用蜂蜜糊丸，9 克糊为 10 丸。每次服 1 丸，水化开，煎煮至剩七成水，食前热服。小儿分 2～3 次服用，随情况不同加减用量。

【功　　效】 温阳祛寒，益气健脾。

【主　　治】 脾胃虚寒，风冷相乘，脘腹疼痛，霍乱吐利转筋等。

【临床应用】 (1) 溃疡性结肠炎　用于脾虚中寒证，症见腹疼，泄泻，黏液血便反复发作，伴有腹胀，肠鸣，纳差，体质消瘦，形寒畏冷，舌质淡，脉缓无力。

(2) 婴幼儿腹泻　用于脾肾阳虚证，表现为大便溏稀，色白或绿，小便清长，不思饮食，精神倦怠，面白肢冷，舌淡苔白，脉沉细者，或风关色淡。

(3) 小儿滞颐　用于脾阳不足证，症见时常有口水流出，清稀无味，衣衫湿透，颐部潮红糜烂，面色㿠白，精神萎靡，食欲不佳，小便清长，舌淡苔白，指纹色淡。

(4) 痛经　用于寒凝血滞证，表现为经前或经期小腹冷痛，甚则牵及腰背，疼痛剧烈，得热痛减，触之痛甚，有受凉病史，或平素畏寒，四肢欠温，行经量少或紫黑，伴有血块，苔白腻，舌边紫暗，脉沉紧或弦紧。

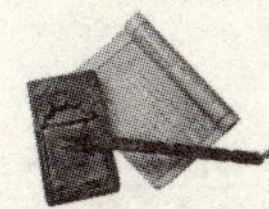

香薷散

【方　　剂】　香薷 500 克，炒白扁豆、姜制厚朴各 250 克。

【制　　法】　以上药物研为粗末，每次用 9 克，加酒少许，水煎服，水中沉冷，连吃两服。

【功　　效】　祛暑解表，化湿和中。

【主　　治】　阴暑　恶寒发热，腹痛吐泻，头重身痛，无汗，胸闷，舌苔白腻，脉浮。

【临床应用】　(1) 小儿疱疹性咽炎　用于风寒夹湿证，表现为恶寒发热，无汗，咽痛，软腭可见数个绿豆大小黄白色疱疹，周围充血，无或有鼻塞流涕，头痛身疼，舌苔薄白，脉浮。

(2) 妥泰致植物神经功能紊乱不良反应　表现为头痛、嗜睡、食欲不振、厌食、少汗、无汗、发热等。

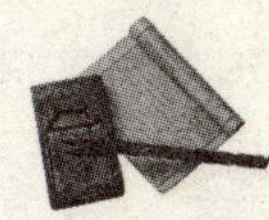

真人养脏汤

【方　　剂】　白芍 10 克，当归 10 克，党参 10 克，白术 10 克，肉桂 3 克，炙甘草 3 克，肉豆蔻 3 克，木香 3 克，诃子皮 3 克。

【制　　法】　上药放入砂锅中，加水 400 毫升，煎至 300 毫升，分早晚两次口服。

【功　　效】　温补脾阳，固肠止泻。

【主　　治】　久痢伤脾证　症见泻痢日久，大便滑脱不禁或脱肛不收，腹痛

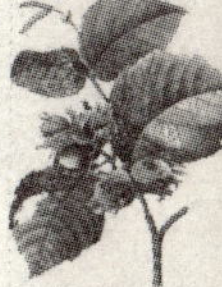

喜温喜按，神疲食少，舌质淡苔白，脉沉迟。

【临床应用】(1) 糖尿病性腹泻　用于脾肾阳虚型，症见腹泻肠鸣或五更泻，形寒肢冷，面色苍白，神疲乏力，纳呆食少，大便溏泄，完谷不化，多汗易感冒，舌淡胖苔白，脉细弱。

(2) 肛门失禁　用于中风后大便失禁，表现为大便毫无规律，大便随肠运动自由从肛门排出，咳嗽、喷嚏时大便即可流出，睡眠时大便不知不觉流出肛门外，舌淡苔薄脉细。

(3) 肠易激综合征　用于脾虚湿滞证，表现为腹痛，腹胀，肠鸣，腹泻，或便秘，食少，久泻不止，舌淡苔薄白，脉弦。

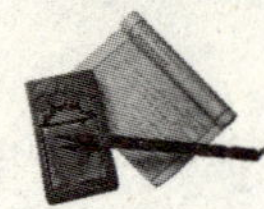

逍遥散

【方　　剂】甘草3克，当归10克，茯苓10克，芍药10克，白术10克，柴胡5克。

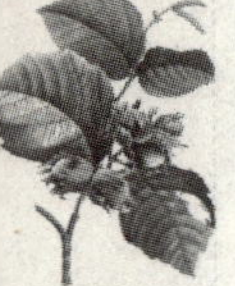

【制　　法】上为粗末，每服6克，用水一大盏，烧生姜1块切破，薄荷少许，同煎至七分，去渣热服，不拘时候。或等量水煎服。

【功　　效】疏肝解郁，养血健脾。

【主　　治】肝郁脾虚证　症见两胁作痛，头痛目眩，口燥咽干，神疲食少，或寒热往来，或月经不调，乳房作胀，舌淡红，脉弦虚者。

【临床应用】(1) 口腔溃疡　用于肝经热盛，表现为口腔溃疡，痛、热、影响进食，伴有口苦、口干、失眠多梦、纳差、五心烦热、大便干结、小便短赤、月经不调，舌红苔黄脉弦。

(2) 月经不调　用于肝气郁结证，表现为月经先后不定期，或月经量少，面部痤疮颜色潮红或暗红，中有白色小粉刺或脓点，重者脸疙瘩夹有脓头，口苦口干，大便秘结，舌质红，苔薄黄或黄腻，脉数。

(3) 混合性焦虑抑郁障碍　用于肝郁脾虚证，表现为坐立不安，心神不宁，心烦易怒，心悸失眠，神疲食少，悲忧善虑，女子月事不行，舌淡苔薄白，脉细。

(4) 功能性消化不良　用于脾胃虚弱，气机阻滞，表现为纳呆呃逆，气短乏力，口干口苦，胃脘胀满，舌质淡胖有齿痕，苔薄白，脉弦细。

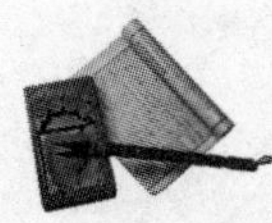

参苏饮

【方　　剂】人参、紫苏叶、葛根、半夏、前胡、茯苓各 6 克，木香、炒枳壳、桔梗、炙甘草各 4 克。

【制　　法】研粗末，每次服 12 克，加姜 7 片，枣 1 个，水煎去渣，不定时温服。

【功　　效】益气解表，理气化痰。

【主　　治】虚人外感风寒，内有痰饮证　恶寒发热，无汗，头痛，鼻塞，咳嗽痰白，胸膈满闷，倦怠无力，气短懒言，舌苔白，脉弱。

【临床应用】(1) 感冒　用于气虚外感证，表现为恶寒发热，头痛鼻塞，咳嗽痰白，遇风频作，入夜咳甚，胸膈满闷，肢倦乏力，气短懒言，舌苔白脉弱。

(2) 婴幼儿毛细支气管炎　用于正虚邪恋证，症见发热，咳嗽，咯痰，有明显呼吸困难及呼气性喘鸣，面色苍白，精神不振。

(3) 小儿反复呼吸道感染　用于肺脾气虚证，症见反复发作的咳嗽、咳痰、甚至气喘，纳食不香，舌质淡红，舌苔薄白微腻，脉滑。

(4) 慢性支气管炎急性发作　用于风寒证，表现为原有长期、反复咳嗽、咳痰史，复感风寒，咳嗽咳痰加重，舌淡，苔薄白，脉滑。

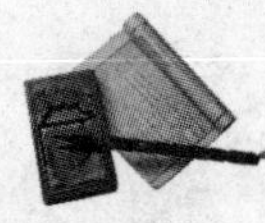

参苓白术散

【方　　剂】人参 1000 克，白术 1000 克，茯苓 1000 克，山药 1000 克，莲子肉 500 克，薏苡仁 500 克，白扁豆 750 克，缩砂仁 500 克，

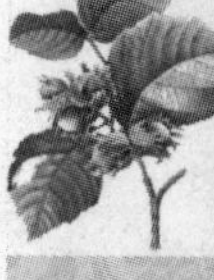

炒桔梗 500 克，炙甘草 1000 克。

【制　　法】上药捣为细末，每次服 6 克，以大枣汤调服。小儿根据岁数调节用量。

【功　　效】益气健脾，渗湿止泻。

【主　　治】脾虚夹湿证　饮食不化，胸脘痞闷，肠鸣泄泻，四肢乏力，形体消瘦，面色萎黄。舌淡苔白腻，脉虚缓。

【临床应用】(1) 肠易激综合征　用于脾虚夹湿证，症见腹痛、腹泻、便秘及黏液便单独或综合出现，四肢乏力，舌淡苔白腻，脉虚。

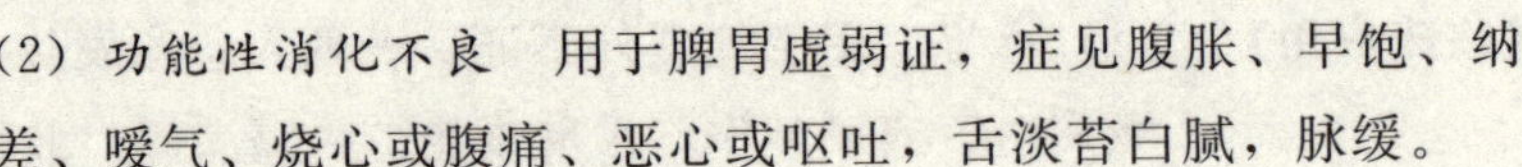

(2) 功能性消化不良　用于脾胃虚弱证，症见腹胀、早饱、纳差、嗳气、烧心或腹痛、恶心或呕吐，舌淡苔白腻，脉缓。

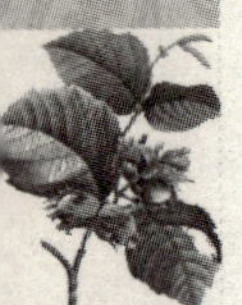

(3) 慢性肾炎　用于脾虚证，表现有面睑或双下肢浮肿反复出现，疲劳，便溏，小便黄少，纳差，舌苔白腻，脉细。

(4) 溃疡性结肠炎　用于虚实夹杂证，表现为黏冻性血便或黏液便，里急后重，脐周腹痛腹胀，肠鸣，乏力，形体消瘦，面色萎黄，舌淡，苔白，脉弦细。

(5) 腹部肿瘤放疗后副反应　用于脾胃虚弱证，症见大便稀溏或脓血便，腹胀腹痛，食欲降低，恶心呕吐，肢倦乏力，血象偏低，体重下降等。

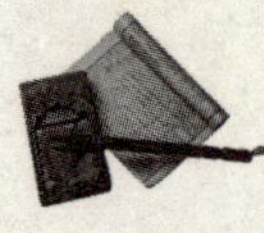

藿香正气散

【方　　剂】大腹皮 10 克，白芷 5 克，紫苏 5 克，茯苓 10 克，藿香 10 克，白术 10 克，法夏曲 10 克，陈皮 5 克，厚朴 5 克，桔梗 5 克，甘草 3 克。

【制　　法】上药为散，每服 6 克，生姜、大枣煎水调下，热服，如欲出汗，衣被盖，再煎并服。或等量入煎剂。

【功　　效】清热化湿，和气理中。

【主　　治】(1) 感冒　用于外感风寒，内伤湿滞证，恶寒发热，头痛恶心，霍乱吐泻，脘腹疼痛，舌苔白腻。

(2) 腹泻　用于湿邪内蕴，兼有表寒者，症见泄泻清稀，甚则如水样，脘闷食少，腹痛肠鸣。兼有恶寒发热头痛，肢体酸痛，舌质淡，苔白腻，脉濡缓。

【临床应用】(1) 腹泻　用于寒湿蕴结证，表现为腹痛腹泻，泄泻清稀，甚则如水样，脘闷食少，腹痛肠鸣，兼有恶寒发热头痛，肢体酸痛，舌质淡，苔白腻，脉濡缓。

(2) 发热　用于寒湿困遏肌表，表现为发热恶寒，头痛恶心，肌体酸楚，呕吐腹泻，脘腹疼痛，舌苔白腻，脉濡。

(3) 胁痛　用于湿邪阻滞，肝气失疏证，症见胁痛隐隐，神疲乏力，纳呆便溏，腹胀不舒，甚则身黄目黄，舌红苔腻，脉濡。

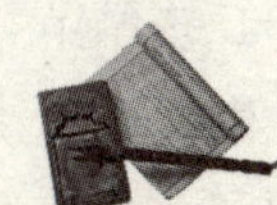

桑螵蛸散

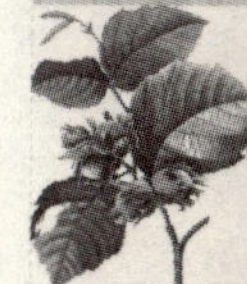

【方　　剂】桑螵蛸 10 克，远志 10 克，菖蒲 3 克，龙骨 12 克，人参 10 克，茯神 10 克，当归 10 克，龟甲 10 克。

【制　　法】上药为散，每服 6 克，用温水服下，等量入煎剂。

【功　　效】调补心肾，涩精止遗。

【主　　治】心肾两虚证　小便频数，或尿如米泔色，或遗尿遗精，心神恍惚，健忘，舌淡苔白，脉细弱。

【临床应用】(1) 尿道综合征　用于肾气不固证，表现为尿频，伴尿急和(或)尿痛，腰膝酸软，四肢乏力，纳可，大便溏薄或正常，舌淡苔薄白，脉细。

(2) 小儿遗尿症　用于肾气亏虚证，表现为夜间遗尿，夜寐不安，或兼有畏寒、乏力，舌淡苔薄白，脉细弱。

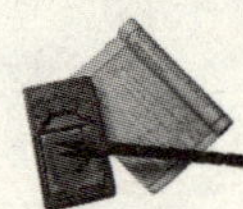

泻白散

【方　　剂】地骨皮10克，桑白皮10克，炙甘草3克，粳米10克。

【制　　法】上药放入砂锅中，加水200毫升，煎至50毫升，食前服用。

【功　　效】清泻肺热，平喘止咳。

【主　　治】肺热喘咳证　表现为咳嗽气喘，皮肤蒸热，洒淅恶寒，日晡尤甚，舌红苦黄，脉细数。

【临床应用】(1) 喉源性咳嗽　用于肺热蕴结证，表现反复感冒病史，咽喉疼痛不适和咳嗽，喉痒则咳，咳嗽不断，咳少许黏痰，舌红苔薄黄，脉细数。

(2) 肺炎　用于肺经热盛证，表现为壮热烦渴，喘促，唇红，口干，腹胀，纳呆，大便不畅，小便黄，舌质红，苔黄，脉数。

(3) 寻常性痤疮　用于肺热蕴盛证，表现为面部丘疹结节，前额、双颊及下颌处可见较密集的米粒大小丘疹和黄豆大小结节，部分丘疹上有脓头，面部皮肤油腻，伴有便秘，舌质红苔黄腻，脉弦数。

(4) 气管炎　用于热邪蕴肺证，表现为咳嗽，干咯无痰或咯吐少量血黏痰，痰不易咯出，咽痛，口干喜饮水，午后微热，大便稍干，舌质红，舌苔薄白，脉浮稍数。

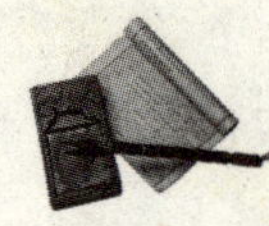

异功散

【方　　剂】人参10克，白术10克，茯苓10克，炙甘草3克，陈皮5克。

【制　　法】上述药物共同放入锅中，加水500毫升，煎至300毫升，饭前温服，每日两次，每日1剂。

【功　　效】益气健脾，行气化滞。

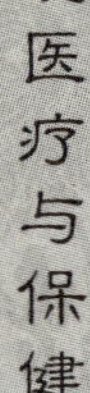

【主　　治】脾胃虚弱而兼气滞　面色㿠白，语音低微，气短乏力，不思饮食，大便溏溏，舌淡，苔薄白，脉虚弱。

【临床应用】(1) 小儿厌食症　用于脾虚气滞证，表现为面色苍白，形体消瘦，精神欠佳，无腹部膨隆，舌质淡、略胖，苔薄白，脉弦细。

(2) 慢性腹泻　用于脾气虚弱，失于运化证，表现为大便时溏时泻，迁延反复，食少，食后脘闷不舒，稍进油腻食物，则大便次数明显增加，面色萎黄，神疲倦怠，舌质淡，苔白，脉细弱。

(3) 慢性萎缩性胃炎　用于脾胃两虚证，表现为上腹饱胀疼痛，嗳气则舒，纳食不香，恶心呕吐，大便不调，舌红，苔少，脉细数。

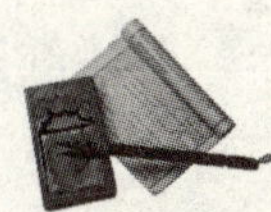

七味白术散

【方　　剂】人参10克，白术10克，茯苓10克，炙甘草3克，葛根10克，藿香5克，木香3克。

【制　　法】上药为末，每次服3克，或加水300毫升，煎至200毫升，分早晚两次口服。

【功　　效】益气补中，健脾和胃。

【主　　治】脾胃虚弱，气机郁滞证　表现为食少便溏，面色㿠白，语言低微，四肢无力，脉细弱，或沉缓。

【临床应用】(1) 小儿腹泻　用于脾虚气滞证，表现为泄泻清稀，脘闷食少，腹痛喜按，舌质淡，苔白腻，脉濡缓。

(2) 肠炎　用于湿邪内蕴证，表现为起病急，发热恶寒，咳嗽阵作，呕吐泄泻，大便次数增多，呈黄白水样或蛋花汤样，一般无脓血，无腥臭味，纳呆腹胀，舌淡苔腻，脉濡。

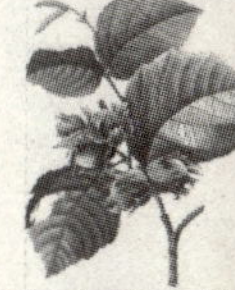

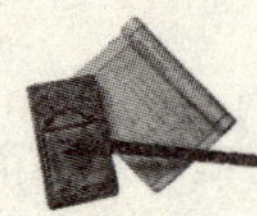

泻黄散

【方　剂】藿香10克，山栀子10克，石膏20克，甘草3克，防风10克。

【制　法】上药共同放入砂锅中，加蜜适量，加水300毫升，煎至150毫升，分早晚两次服用。

【功　效】泻脾胃伏热。

【主　治】脾胃伏火证　口疮口臭，烦渴易饥，口燥唇干，舌红脉数，以及小儿脾热弄舌等。

【临床应用】(1) 剥脱性唇炎　用于脾胃积热证，表现为双唇部分皮肤干燥，皲裂，以下唇部为重，大便秘结，小便黄赤，舌质红苔略腻，脉滑数。

(2) 口腔溃疡　用于脾胃伏热证，表现为口腔黏膜有散在或聚集性溃疡，少者2～3处，多者7～8处，小者如针尖、米粒，大者如黄豆，并波及舌面、颊黏膜、咽峡部，伴有发热烦躁，便秘溲赤，舌红苔腻，脉数。

(3) 过敏性紫癜　用于脾胃伏热证，表现为皮肤出现青紫斑点或斑块，或伴有鼻衄、齿衄、便血、尿血、发热、口渴、便秘，舌质红，苔黄，脉弦数。

(4) 粉刺　用于脾胃伏热，上薰于面部，表现为粉刺，伴有口疮、口臭、口干，大便干结或便秘，小便黄，舌红，苔黄或黄腻，脉数或滑数。

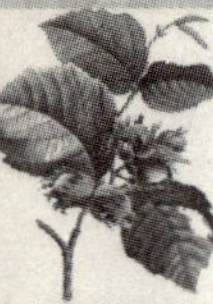

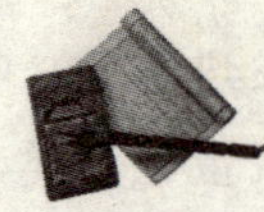

槐花散

【方　剂】槐花15克，柏叶12克，荆芥穗10克，枳壳5克。

【制　法】上为细末，用清米饮调下6克，空心食前服。或加水300毫升，煎取150毫升，分早晚两次服用。

【功　　效】 清肠凉血，疏风行气。

【主　　治】 肠风脏毒下血　便前出血，或便后出血，或粪中带血，以及痔疮出血，血色鲜红或晦暗。

【临床应用】 (1) 痔疮　用于肛门疼痛，下痢鲜血，肛门坠胀，平时喜食辛辣热性食物，舌红苔黄，脉数。

(2) 便血　大便中带有鲜血，或在便前，或在便后，可伴有肛门疼痛，纳可，大便秘结，舌红苔红，脉数。

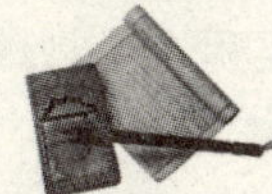

四生丸

【组　　成】 生荷叶 9 克，生艾叶 9 克，生侧柏叶 12 克，生地 15 克。

【制　　法】 上等份烂研，丸如鸡子大，每服 1 丸。现可作汤剂煎服，去滓温服；或以新鲜生药捣汁凉服或炖温服。

【功　　效】 凉血止血。

【主　　治】 血热妄行证　吐血、衄血，血色鲜红，口干咽燥，舌红或绛，脉弦数而有力。

【临床应用】 (1) 胃溃疡　用于胃热炽盛证，表现为吐血鲜红或紫黯，常夹杂食物残渣，伴胃脘不适，恶心，大便色黑，舌红或绛，脉弦数。

(2) 肺结核　用于阴虚火旺证，症见咳呛气急，时时咯血，血色鲜红，午后潮热，骨蒸，心烦失眠，舌质红绛而干，苔薄黄或剥，脉弦数。

(3) 支气管扩张　用于血热妄行证，症见咳嗽阵作，痰中带血或纯血鲜红，口干咽燥，舌红，脉弦数。

(4) 特发性血小板减少性紫癜　用于血热妄行证，表现为皮肤出现青紫斑点或斑块，或伴有鼻衄，齿衄，便血，尿血，女性月经过多，或有发热，口渴，便秘，舌红绛，苔黄，脉弦数。

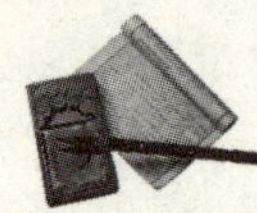

参附汤

【方　　剂】人参12克，附子（炮，去皮）9克。

【制　　法】加10片生姜，水煎，分3次温服，阳气脱陷者倍用。

【功　　效】益气回阳。

【主　　治】阳气暴脱　用于元气大亏，阳气暴脱，症见手足厥冷，头晕气短，汗出，呼吸微弱，脉微等。

【临床应用】（1）新生儿硬肿　用于阳气虚衰，寒邪凝滞，症见身冷肢厥，肌肤僵硬，肤色紫暗，气息微弱，全身冰冷，脉微欲绝。

（2）出血性休克　用于阴血暴脱，血脱亡阳，出现四肢逆冷，精神萎靡，畏寒蜷卧，脉象微细或沉迟无力。

（3）旱搏　用于心肾阳虚证，症见心悸，气短，胸闷，肢肿，畏寒，身体倦怠，四肢不温，舌质淡，舌苔薄白，脉沉迟结代。

（4）充血性心力衰竭　用于心阳虚弱或水饮凌心证，症见呼吸困难，动则气促，胸闷、胸痛，心悸怔忡，颈脉惕动，足跗浮肿，按之没指，或口唇紫绀，四末青紫，小便不利，舌淡胖，脉沉弱。

（5）崩漏　用于肾阳虚证，表现为经量或暴下如注，或漏下不止，或两者交替出现，伴头晕，面色苍白或欠华，神疲气短，少气懒言，畏寒肢冷，小便清长，大便溏或软，舌淡胖边有齿痕，脉沉无力。

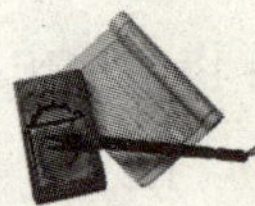

木香槟榔丸

【方　　剂】木香、槟榔、青皮、陈皮、莪术（烧）、枳壳（麸炒）、黄连、黄柏各30克，大黄15克，香附、牵牛子各60克。

【制　　法】为细末，水丸如小豆大，每服3～6克，日两次，温水送下。亦可按一般用量改为汤剂，水煎服。

【功　　效】　行气导滞，攻积泄热。

【主　　治】　(1) 痢疾　用于湿热食滞证，腹痛脘痞拒按，里急后重，痢下不爽，下痢赤白相杂，舌淡红，苔腻或黄，脉滑。

(2) 便秘　用于积滞内停证，脘腹痞满胀痛，大便秘结，或口干口臭，面红身热，小便短赤，舌红苔黄腻，脉沉实。

【临床应用】　(1) 急性痢疾　用于湿郁气滞证，腹痛脘痞拒按，里急后重，痢下不爽，下痢赤白相杂，舌淡红，苔腻或黄，脉滑。

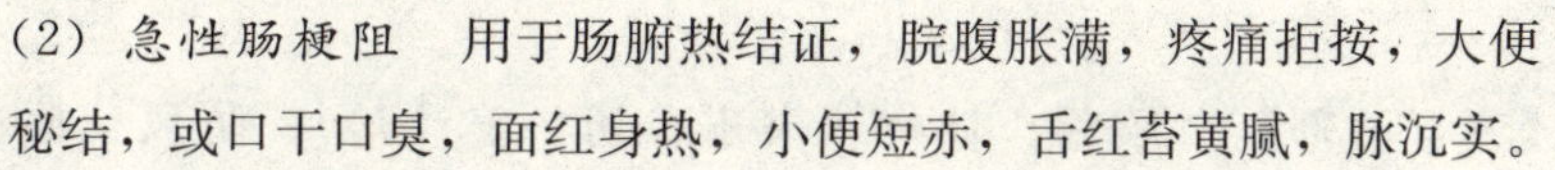

(2) 急性肠梗阻　用于肠腑热结证，脘腹胀满，疼痛拒按，大便秘结，或口干口臭，面红身热，小便短赤，舌红苔黄腻，脉沉实。

(3) 先天性巨结肠　用于腑气壅滞证，大便秘结，数日一行，脘腹痞满，欲便不得，得矢气则舒，嗳气时作，或口臭纳少，舌淡苔白腻，脉弦滑。

(4) 结肠直肠狭窄　用于腑气壅滞证，大便秘结，数日一行，脘腹痞满，时作疼痛，舌淡苔白，脉弦滑。

(5) 小儿腹痛　用于食积气滞证，腹部疼痛，恶心呕吐，食欲不振，嗳气频繁，矢气臭秽，舌苔白腻，脉滑。

(6) 肝（脾）曲综合征右或左上腹胀痛　甚或绞痛，嗳气，恶心，或有时便秘，得矢气则舒，舌淡苔白，脉弦滑。

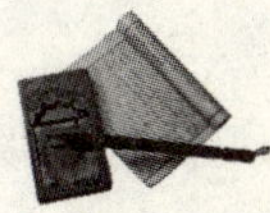

禹功散

【方　　剂】　黑牵牛（头末）120 克，茴香（炒）30 克，或加木香 30 克。

【制　　法】　上为细末，以生姜自然汁调 3～6 克，临卧服。

【功　　效】　行气消肿，逐水通便。

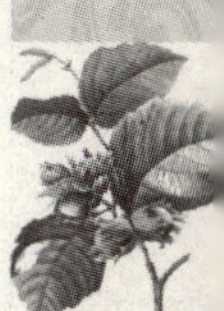

【主　　治】 (1) 阳水　用于水气内停证，全身浮肿，皮薄光亮，按之没指，身体困重，脘痞纳呆，甚或烦热口渴，小便短赤，大便干结，舌淡或红，苔白腻或微黄，脉濡缓或濡数。

(2) 鼓胀　气滞湿阻证，腹胀满闷痛，或胁下胀满，头重身困，胸脘痞闷，食欲减退，恶心呕吐，小便不利，大便溏垢，或肢肿，或面目皮肤发黄，舌苔厚腻微黄，脉弦滑或濡缓。

【临床应用】 肝硬化腹水　用于气滞湿阻证，或有化热倾向。症见腹满闷痛，胁肋不舒，头重身困，纳呆，二便不利，或身目发黄，形体较壮实，舌淡红，苔腻，脉弦。

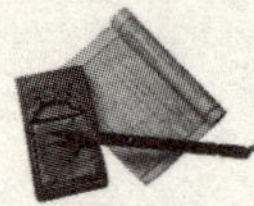

三痹汤

【方　　剂】 续断、杜仲（去皮、切、姜汁炒）、防风、桂心、华阴细辛、人参、白茯苓、当归、白芍、甘草各 30 克，秦艽、生地、川独活各 15 克，黄芪、川牛膝各 30 克。

【制　　法】 上药为末，每服 15 克，水两盏，加生姜 3 片，大枣 1 枚，煎至 1 盏，去渣热服，不拘时节，但腹稍空服之。

【功　　效】 益气活血，温经通络，祛风湿，止痹痛，补肝肾。

【主　　治】 痹证　风湿痹兼见气虚证，手足拘挛，下肢痛，伴有寒冷、沉重感觉，或足胫有轻微浮肿，或腰膝疼痛，肢节屈伸不利，或麻木不仁，畏寒，乏力气短，舌淡苔白，脉细弱。

【临床应用】 (1) 类风湿性关节炎　用于风寒湿痹兼有气虚者，表现为手足拘挛，肢节屈伸不利，或麻木不仁，晨僵，畏寒，乏力气短，舌淡苔白，脉细弱。

(2) 中风后遗症　用于正虚邪恋证，表现为中风后肢体偏瘫，活动不利，或萎软无力，语言不清或失语，小便频数，头晕目眩耳鸣，舌质淡，苔薄白，脉沉细。

(3) 产后体痛　用于气血亏虚，风寒湿痹证，表现为产褥期或产后数月至 1 年以上，出现肢体、关节、腰背酸痛麻木、重着，关节伸屈不利，无红、肿、热等，舌淡苔薄，脉细沉缓。

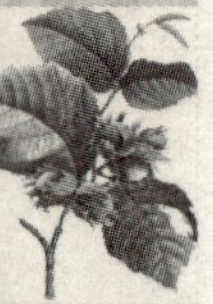

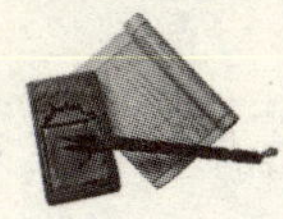

天仙藤散

【方　剂】天仙藤（洗微炒）、香附子（炒）、陈皮、甘草、乌药各9克。

【制　法】将上药切细，加入生姜3片，木瓜3片，紫苏3叶，加水煎煮，分3次口服，空腹服用，待小便通，水肿渐消时，减少用量。

【功　效】理气行滞，健脾化湿。

【主　治】子肿　用于气滞证，妊娠三四月后，先由脚肿，渐及于腿，皮色不变，随按随起，头晕胀痛，胸闷胁胀，食少，苔薄腻，脉弦滑。

【临床应用】特发性水肿　以面部、四肢明显，晨起较轻，活动后加重，按之凹陷，伴有畏寒、倦怠乏力、嗜卧、动则气短、心悸，或胸闷腹胀，或口渴、思饮善饥，或月经延期，量少色淡，行经不畅，甚至经闭，舌多嫩淡，或见齿痕，苔薄白或腻，脉沉细或弦涩。

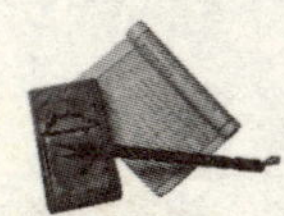

仙方活命饮

【方　剂】金银花、陈皮各10克，甘草、当归尾、赤芍药、乳香、没药、穿山甲、皂角刺、花粉、贝母、防风、白芷各3克。

【制　法】酒煎或水煎服。

【功　效】清热解毒，消肿溃坚，活血止痛。

【主　治】疮疡肿毒初起，赤肿灼痛，气滞血瘀，或身热微恶寒，苔薄白或黄，脉数有力。

【临床应用】(1) 化脓性扁桃体炎　肺胃积热，复感外邪，风热相结，痰浊凝滞，气血瘀阻，蕴结咽喉，蒸腐成肿。症见咽喉红肿疼痛，身热，舌红，脉数。

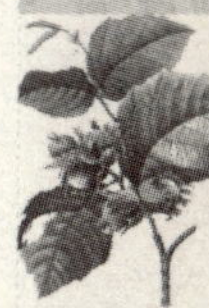

(2) 泌尿系感染　湿热互结于膀胱，尿频、尿急、尿痛，舌红，苔黄，脉滑数。

(3) 寻常痤疮　风热、血热、湿热相夹之证，症见面部炎症性丘疹、脓疱。

(4) 湿疹　湿热内蕴，外感风邪，风湿热邪相搏，浸淫肌肤而发病，症见皮肤潮红、糜烂、渗液，便秘，尿赤，舌红，苔黄腻，脉滑数。

(5) 皮肤瘙痒症　湿毒内蕴，皮肤瘙痒难忍，尿黄赤，舌红，苔黄腻，脉数。

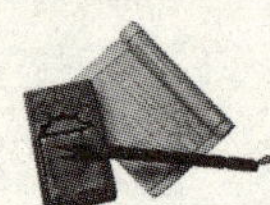

归脾汤

【方　　剂】人参15克，黄芪、白术、茯苓、炒枣仁、桂圆肉各30克，木香15克，炙甘草8克，生姜5片，大枣1枚。

【制　　法】水煎服。

【功　　效】养心健脾，益气补血。

【主　　治】劳伤心脾、气血不足之证　症见失眠，惊悸，怔忡，健忘，自汗，盗汗，体倦乏力，腹胀，纳呆，疼痛，面色萎黄，舌质淡苔薄白，脉细缓。

【临床应用】(1) 失眠　气血不足，心神失养证症见失眠，惊悸，怔忡，健忘，自汗，盗汗，体倦乏力，舌质淡苔薄白，脉细缓。

(2) 白细胞减少症　气血不足证，神疲乏力，心悸健忘，舌质淡、苔薄白，脉细缓。

(3) 紫癜　皮下紫癜时见，劳累后明显，舌淡，脉细。

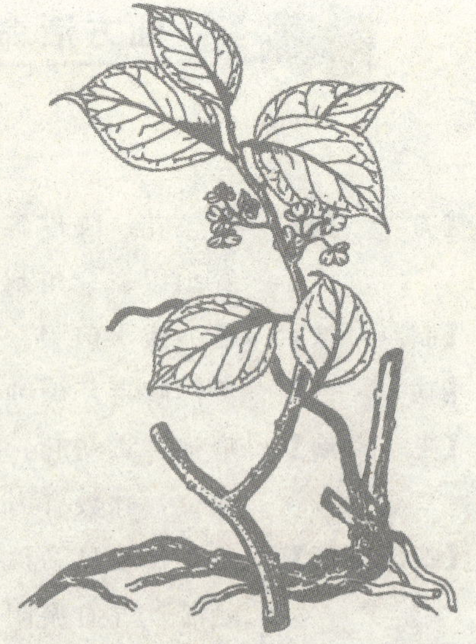

(4) 缺铁性贫血　面色萎黄，神疲乏力，心悸健忘，舌质淡、苔薄白，脉细缓。

(5) 慢性疲乏综合征　中医多属肝脾亏虚、气血不足。其机理在于：脾主肌肉四肢，能运化水谷精微，统摄血液以濡养内外。若脾气亏虚，运化失职，气血不足，四肢百骸失其所养，故可见体倦神疲等一系列“衰弱”症状。又肝藏血，主筋，为“罢极之本”。肝血旺盛，则筋脉柔和，屈伸灵便；肝血亏虚，一则不能生气，二则不能化精，达不到“精则养神，柔则养筋”的目的，因致四肢，全身筋肉失其濡养，精神失其充沛。

(6) 低血压症　主要表现为头晕眼花，或头疼，心悸气短，体倦乏力，精神不振，纳差，恶心欲呕，或恶闻油味，舌质淡、苔白，脉细或弱。

(7) 低血糖症　症见头晕，全身软弱乏力，饥饿感，四肢震颤，出汗，心悸，心烦，激动，视力障碍，甚至抽搐、昏厥。

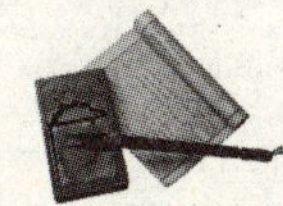

参蛤散

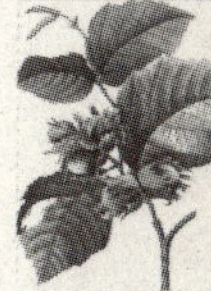

【方　　剂】人参 60 克，蛤蚧一对。

【制　　法】取干蛤蚧一对，保全尾尖，酒洗净，置火上烘脆，阴干，研为细末，人参亦研细末，共盛瓷器内，制为散剂，早晚空腹时各服 1 次，每次 6 克，开水送下。

【功　　效】纳气归肾。

【主　　治】喘证、哮证肾不纳气证　症见气不得续，动则喘甚，呼多吸少，形神衰惫，舌淡，脉沉细。

【临床应用】(1) 慢性支气管炎　用于病程较长，喘促短气，气怯声低不得续，动则喘甚，咳声低弱，吐痰稀薄，自汗畏风，肢冷，纳少，小便频数。

(2) 支气管哮喘　用于缓解期，咳嗽气喘，喉中有痰声，倦怠无力，易于外感，舌淡苔白，脉沉细。

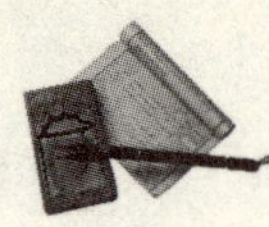

香棱丸

【方　　剂】木香（不见火）、丁香、京三棱（细锉，酒浸一宿）、枳壳（麸炒）、莪术（细锉）、青皮（去白）、川楝子（锉，炒）、茴香（炒）各等份。

【制　　法】上药等份，为细末，醋煮面糊为丸，以朱砂研极细为衣，每次10克，炒生姜盐汤送服。

【功　　效】理气导滞，活血消积。

【主　　治】治五积，破痃癖，消症块及冷热积聚。

【临床应用】（1）盆腔瘀血综合征　用于气滞血瘀证，盆腔坠痛、低位腰痛、性交痛、月经量多及白带量多，妇科检查阳性体征少。

（2）子宫内膜异位症　用于气滞血瘀证，经前后少腹、腰骶部有不适或疼痛，逐渐加剧。盆腔内有病理性包块或结节，舌质紫或有瘀斑、瘀点，脉涩或结代。

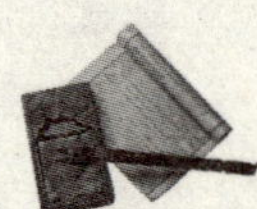

天台乌药散

【方　　剂】天台乌药12克，木香6克，小茴香6克，青皮6克，高良姜9克，槟榔9克，川楝子12克，巴豆12克。

【制　　法】以上八味药，先将巴豆稍微打破，同川楝子用麸炒黑，弃去巴豆和麸皮，将川楝子同其他药共研为末，和匀，每次服3克，温酒送下。如果作煎剂用，则将巴豆与川楝子同炒黑，去巴豆，将川楝子与其他药一起加水煎煮，服时兑入适量黄酒。

【功　　效】行气疏肝，散寒止痛。

【主　　治】小肠疝气　用于小腹或少腹疼痛，或痛引睾丸，或有睾丸肿胀，小腹作胀或酸楚不适，形寒畏冷，舌淡苔白，脉弦或细弦。

【临床应用】(1) 慢性结肠炎、肠胀气　用于下焦寒盛，肝脾不和所致的腹胀腹痛，排气不畅，纳呆。

(2) 小儿肠痉挛　用于虚寒气滞证，表现为小儿腹痛时轻时重，时痛时止，或有排虫史，舌淡，苔白，脉沉迟。

(3) 睾丸炎、附睾炎　用于睾丸疼痛或睾丸肿胀，其他兼症可有小腹作胀或酸楚不适，或形寒畏冷，舌淡苔白，脉弦或细弦。

(4) 胃及十二指肠溃疡、慢性胃炎　用于寒凝气滞证，表现为胃脘胀痛，嗳气泛酸，舌淡苔白，脉细弦而沉。

(5) 女性疝气　用于肝气郁滞证，症见小腹结滞不舒，气坠小腹攻撑作痛，或伴胸胁痛，或站立时小腹有包块出现，舌淡苔白，脉弦。

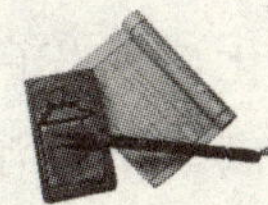

橘核丸

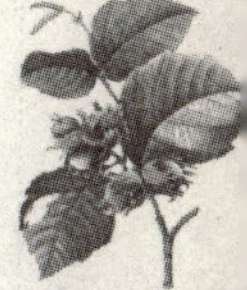

【方　剂】橘核（炒）30克，海藻（洗）30克，昆布（洗）30克，海带（洗）30克，川楝子（去肉，炒）30克，桃仁（麸炒）30克，厚朴（去皮，姜汁炒）15克，枳实（麸炒）15克，木通15克，延胡索（炒，去皮）15克，桂心（不见火）15克，木香（不见火）15克。

【制　法】上药共为细末，酒糊为小丸，每日服1～2次，每次9克，空腹，用温酒或淡盐汤送服。

【功　效】行气止痛，软坚散结。

【主　治】寒湿疝气，睾丸肿胀偏坠，或坚硬如石，或痛引脐腹。

【临床应用】(1) 前列腺综合征　用于排尿障碍，夜尿多，尿分叉，尿余沥，前阴及会阴部不适疼痛，性功能障碍，头晕乏力，焦虑失眠等。

(2) 急性附睾睾丸炎　用于肝经湿热证，睾丸附睾肿痛剧烈，拒按，精索增粗，触痛明显，伴发热、尿赤、便结，舌质红，苔黄腻，脉弦数或滑数。

(3) 慢性肥厚性咽炎　胸胁胀满，烦躁，脘痞纳呆，咽部灼热、干燥、隐痛、异物感，喜清嗓，咳嗽恶心，苔腻脉滑。

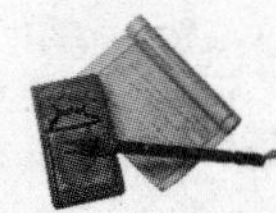

疏凿饮子

【方　　剂】泽泻、赤小豆（炒）、商陆、羌活（去芦）、大腹皮、椒目、木通、秦艽（去芦）、槟榔、茯苓皮各等份。

【制　　法】上药各等份，加生姜五片，水煎服。

【功　　效】分利湿热。

【主　　治】水气，遍身水肿，喘呼气急，烦躁多渴，大小便不利。

【临床应用】肝硬化腹水　用于气臌证，腹胀明显，按之不坚，胁下胀满或疼痛，食后作胀，嗳气不爽，腹胀随情志而变化，舌苔白腻，脉弦；水臌证，腹大如鼓，青筋暴露，按之坚满，下肢浮肿，按之凹陷，小便短少，舌质淡，边有齿龈，苔薄白，脉滑；血臌证，腹太坚满，胁腹攻痛，面色萎黄甚则黧黑，蜘蛛痣，唇紫，舌质紫，舌边有瘀斑，舌苔灰，脉涩。

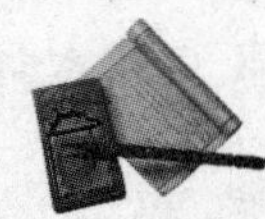

大秦艽汤

【方　　剂】秦艽 90 克，甘草 60 克，川芎 60 克，当归 60 克，白芍 60 克，细辛 15 克，羌活 30 克，防风 30 克，黄芩 30 克，石膏 60 克，白芷 30 克，白术 30 克，生地 30 克，熟地 30 克，白茯苓 30 克，独活 60 克。

【制　　法】上十六味为散，每次 30 克，水煎去滓服。或作汤剂，水煎服，用量按原方比例酌情增减。

【功　　效】祛风清热，养血活血。

【主　　治】风邪初中经络　症见半身不遂，口舌歪斜，言语蹇涩或不语，偏身麻木，头晕，舌质暗或暗红或有瘀斑，苔薄黄或黄，脉弦

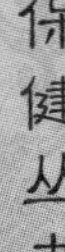

或弦细。

【临床应用】 (1) 面神经麻痹　用于风邪中络，表现为面部口眼歪斜，麻木不仁，耳后疼痛，微热恶寒，口干苦，溲黄，大便如常，舌苔薄黄，脉浮弦。

(2) 脑梗塞　用于风痰痹阻经络，表现为半身不遂，肢体麻木不仁，口眼歪斜，言语謇涩，舌苔白腻，脉浮弦。

(3) 风湿热　用于湿热壅盛，表现为四肢关节红肿热痛，呈游走性，以下肢为主，疼痛剧烈，伴发热，口干，舌苔薄黄，脉弦而数。

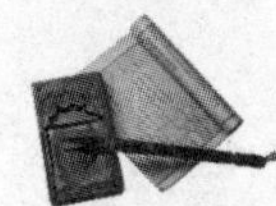

芍药汤

【方　　剂】 白芍药 18 克，黄芩、当归、槟榔各 9 克，黄连 5 克（研），大黄、木香各 6 克，肉桂、甘草各 3 克。

【制　　法】 水煎两次，分服。

【功　　效】 清肠利气，和血治痢。

【主　　治】 胃肠湿热，下痢腹痛，大便脓血，里急后重，而无表证者。

【临床应用】 (1) 过敏性紫癜　用于湿热互结，壅遏肠胃，表现为肢体散布紫癜性斑丘疹，间有红斑瘀斑，舌红，苔黄腻，脉滑。

(2) 结肠炎　用于湿热内蕴，表现腹部隐痛，里急后重，下痢脓血，腹胀纳差，口苦口臭，烦躁少寐，肛门灼热，小便黄短，舌红苔腻，脉弦滑有力。

(3) 细菌性痢疾　用于湿热壅滞，表现为腹痛，腹泻，脓血便，里急后重，伴有腹胀纳差，舌质红，苔黄腻，脉弦数。

(4) 慢性荨麻疹　用于湿热互结，内蕴肠胃，外蒸肌肤，气血失调之证，表现出躯干四肢散见淡红色风团，大小不一，舌红，苔白腻，脉滑数。

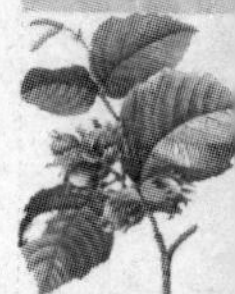

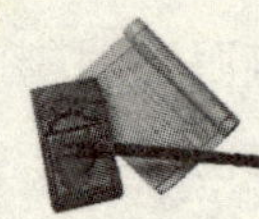

金铃子散

【方　　剂】金铃子、延胡索各30克。

【制　　法】共研细末，每服6～9克。温酒或开水调下，每日两次。作汤剂时，各9克，水煎服。

【功　　效】疏肝泄热，行气止痛。

【主　　治】肝郁气滞，兼挟肝火所致的心腹胸胁诸痛，疝气疼痛，妇女经行腹痛，舌红苔黄，脉弦或数者。

【临床应用】(1) 梅核气　用于肝气郁结，气滞痰凝，结于咽喉，表现为咽喉如物阻塞，饮食无碍，精神抑郁，痰黏不利，胸闷胁胀，诸症随情绪波动而变化，舌苔薄腻，舌质色暗红，脉弦。

(2) 干咳　用于干咳或呛咳少痰，或痰黏喉梗，咽痒干痛，且多伴有胸胁胀闷，口干舌燥，头胀头痛，胃胀纳滞，便干等症状。

(3) 慢性胃炎　用于肝郁气滞，表现胃脘痛胀，连及两胁，按之痛减，时而痛无定处，得嗳气或矢气为快，脉弦。

(4) 消化性溃疡　血瘀证，症见胃脘痛胀，以痛为主，疼痛如刺，痛处固定拒按，吐血或排黑便，舌紫暗或有瘀斑，脉弦或细涩。

(5) 痛经　用于气滞血瘀证，症见小腹胀痛，或剧痛难忍，痛时拒按，乳胁胀闷不适，经期或前或后或如期，经量或多或少，色鲜有块，舌淡苔薄白，脉细弦数。

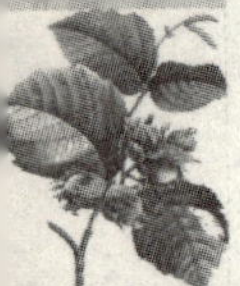

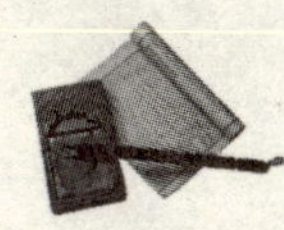

养心汤

【方　　剂】黄芪（炙）15 克，白茯苓 15 克，茯神 15 克，半夏曲 15 克，当归 15 克，川芎 15 克，远志（取肉，姜汁淹焙）1 克，肉桂 1 克，柏子仁 1 克，酸枣仁浸（去皮，隔纸炒香）1 克，北五味子 1 克，人参 1 克，甘草（炙）12 克。

【制　　法】水煎，空腹服。

【功　　效】补益气血，养心安神。

【主　　治】（1）心血虚少，惊惕不宁。

（2）劳淋，气淋虚证。

【临床应用】（1）病毒性心肌炎　用于全身乏力，心悸，气短，胸闷、胸痛，舌淡薄白，脉细数。

（2）早搏　用于心悸，胸闷气短，动则为甚，头目昏眩，心烦，夜寐欠安，纳差，精神欠佳，舌淡红，苔薄白，脉结代。

（3）冠心病心绞痛　用于胸闷，心悸，乏力，头晕，气短。

（4）化疗所致心肌损害　用于心肌病，心律失常，心功能衰竭。

（5）肺源性心脏病　用于心悸气短，咳喘白痰，动则加重，面色无华，神疲乏力，或汗出恶风，舌质淡苔白，脉细或虚弱。

（6）梦游症　用于梦游，精神不振，面色苍白，形体消瘦，舌淡，苔薄，脉沉细。

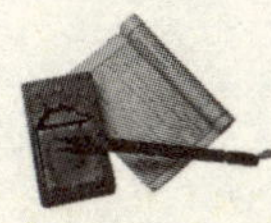

防风通圣散

【方　　剂】防风、荆芥、连翘、麻黄、薄荷、当归、川芎、炒白芍、白术、黑山栀、酒蒸大黄、芒硝各 15 克，生石膏、黄芩、桔梗各 30 克，滑石 90 克，甘草 60 克。

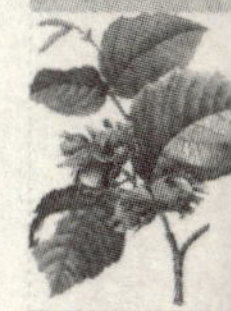

【制　　法】 共研细面，水泛为丸，绿豆大，每服6～9克，每日1～2次，或作汤剂，水煎服，用量按原方比例酌量增减。

【功　　效】 疏风解表，泻热通便。

【主　　治】 风邪壅盛，内热怫郁，表里俱实，憎寒壮热，头目昏眩，目赤肿痛，口苦口甘，咽喉不利，胸膈痞闷，咳呕喘满，便秘尿赤，以及外科肿疡初期，丹斑，瘾疹等症。

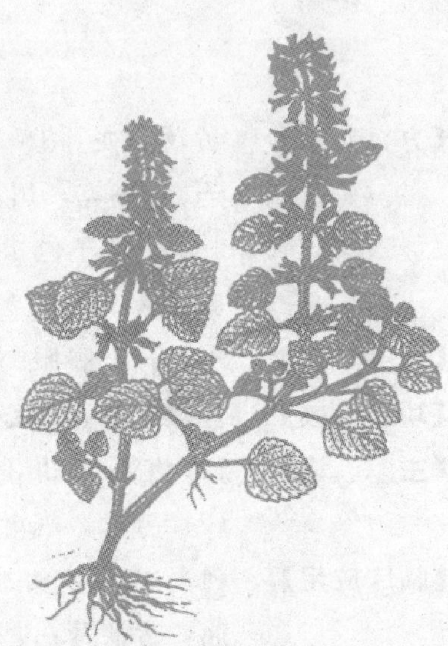

【临床应用】 (1) 急性肾小球肾炎　用于湿热内蕴，风邪外袭，症见面目浮肿，发热微恶风寒，咽红且痛，咳嗽痰黄，不欲饮食，小便黄赤，大便偏干，舌红苔黄厚腻，脉沉弦且数。

(2) 病毒性心肌炎　用于痰热痹阻、气机不畅、肺气不宣，症见面色晄白，咳嗽有痰，胸闷心悸，心烦急躁，寐不安，纳差，小便黄赤，大便偏干，舌质红，苔薄黄腻。

(3) 过敏性哮喘　用于痰湿素盛，郁久化热，症见面浮色暗，胸膈满闷，咳喘急促，痰白黏稠不爽，中脘堵满，纳食不香，心烦寐差，月经三月未至，舌质暗红苔黄腻，脉濡滑且数。

(4) 汗出过多症　用于胃热久羁，热蒸外越，大汗淋漓，动则汗出尤甚，毛巾不离手，身体壮实，面赤，心烦急躁，壮热口渴，大便干结，小便黄赤，舌红苔黄厚燥老，脉沉滑且数。

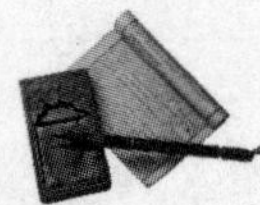

地黄饮子

【方　　剂】 熟地15～30克，肉苁蓉12克，巴戟天、山茱萸、石斛、麦冬、茯苓各9克，薄荷15克，生姜3片，大枣4枚。

【制　　法】 水煎两次，分服。

【功　　效】 滋肾阴，温肾阳，开窍化痰。

【主　　治】 中风喑痱病　肾元虚衰，语声不出，下肢痿弱或瘫痪，或手足皆不能运转，但不知痛处，脉象微弱。

【临床应用】 (1) 慢性咽喉炎　用于肾气亏虚证，症见咽喉干涩不适，舌质淡红，苔薄白，脉细弱。

(2) 不寐　用于肾水不足，心火失制，心肾不交证，症见夜难入寐，心慌，腰膝酸软，骨蒸潮热，盗汗，小便短黄，大便干结，脉沉细数，舌质红，无苔。

(3) 糖尿病　用于阴虚燥热证，表现为口干舌燥，欲饮水，夜尿频数，舌质淡红，苔薄腻干燥无津，脉细数。

(4) 眩晕　用于肝肾阴虚，肝阳上亢，表现为头晕，耳鸣时作时止，视物不清，倦怠乏力、心慌寐差，舌质红，少苔，脉细数。

(5) 震颤麻痹　用于肾元亏损，阴虚火旺，症见肢体不自主抖动，头晕，行动迟缓，神情呆痴，两颧嫩红，口干舌燥，舌质红少苔。

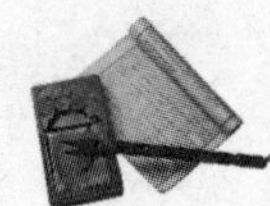

当归龙荟丸

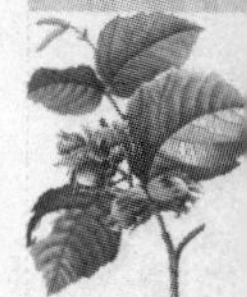

【方　　剂】 当归（酒洗）、炒栀子、黄芩、炒黄连、炒黄柏各 30 克，大黄（酒洗）、芦荟、青黛（水飞）各 15 克，木香 6 克，麝香 5 克（另研）。

【制　　法】 上药共研细末，炼蜜为丸，如小豆大。每次 4.5 克，1 日两次，生姜汤送下。或改作汤剂，水煎服，用量按原方比例酌减。

【功　　效】 清热泻火。

【主　　治】 头晕目眩，耳鸣耳聋，头胀面赤，两目红肿，口干舌燥，嗌塞不利，大便秘结，小便黄赤，脉弦数有力；胸膈痞塞，或两胁痛引少腹，或发热烦躁，神志错乱，躁扰不宁，甚或谵语发狂，惊悸抽搐，大便不畅，小便赤涩，脉实有力。

【临床应用】 (1) 精神分裂症　用于肝郁化火，痰火蒙窍，症见多疑，思想不集中，焦虑急躁，易怒妄想，整夜不能入睡，甚至弃衣狂走，大便干燥，舌红苔黄腻，脉弦滑数。

(2) 高血压病　用于肝胆火旺，头晕，头痛，目眩，心中烦躁，失眠，时有耳鸣，尿黄口苦，舌质红苔黄腻。

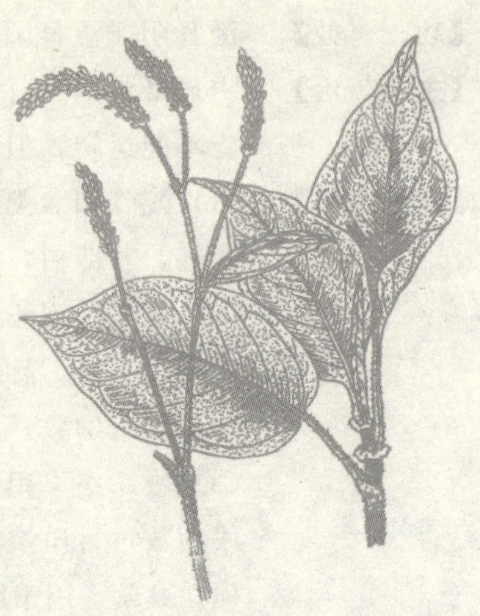

(3) 不孕症　用于肝郁气滞，表现为乳房胀痛，腰酸，少腹痛，性急易怒。舌淡紫、苔薄白，脉细弦。

(4) 无汗症　用于阴虚无汗，表现全身无汗，天气越热，则皮肤越干燥，面颊红赤，下午尤甚，口干心烦，手足心热。舌红少苔，脉细数。

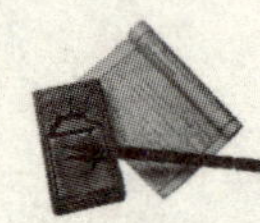

六一散

【方　　剂】滑石 60 克，生甘草 10 克。

【制　　法】分别研为细面，混合调匀。每次服 9 克，用蜂蜜少许，温开水或开水调服或布包水煎服。

【功　　效】清暑利湿。

【主　　治】感受暑热，发热汗出，心烦口渴，小便不利，或呕吐泄泻，或下痢赤白，或小便黄赤淋痛以及砂淋、石淋、癃闭等症。外敷可以治痱子。加适量白糖，冲水取清汁，可作夏季的清凉饮料。

【临床应用】(1) 慢性前列腺炎　用于湿热蕴结，表现为下腹痛，睾丸部位不适，尿频刺痛，淋漓不尽，舌红苔黄腻，脉弦数。

(2) 中暑、夏季急性肠炎　表现为烦渴多饮，尿涩，或吐泻，舌质淡，苔白，脉沉细无力。

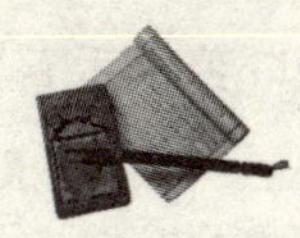

羌活胜湿汤

【方　剂】 羌活、独活、藁本各 6 克，防风、蔓荆子各 9 克，川芎 4.5 克，甘草 3 克。

【制　法】 水煎，两次分服。

【功　效】 祛风胜湿。

【主　治】 风湿在表　症见头痛，腰背重痛，或周身疼痛，恶寒，发热，舌苔白腻，脉浮。

【临床应用】 (1) 耳膜内陷耳聋　用于风寒挟湿蒙蔽清窍，表现为耳如蝉鸣，听力减退，逐渐加重，伴头昏，乏力，舌质淡红，苔薄白微腻，脉浮缓。

(2) 功能性水肿　用于风湿郁表，肺失通降，表现为体态肥胖，胸闷气短，腹胀纳减，舌质淡，苔白腻。

(3) 痛风病　用于寒湿型，表现为关节痛酸麻沉重，局部暗红，不热，屈伸不利，口淡不利，腹胀便溏，舌淡苔白腻，脉弦缓或弦紧。

(4) 过敏性紫癜　用于风扰血溢证，表现为躯体密布紫癜，高出皮肤，呈对称性，伴全身浮肿，舌质淡，苔白，脉沉。

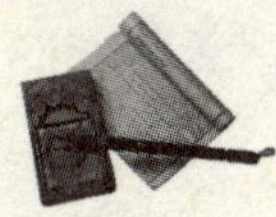

枳实导滞丸

【方　剂】 大黄 30 克，枳实、炒六曲各 15 克，茯苓、黄芩、黄连、白术各 9 克，泽泻 6 克。

【制　法】 研为细末，六曲打糊为丸，小豆大。每服 6 克，日 2～3 次，白水送下。亦可按一般用量改为汤剂，水煎服。

【功　效】 消导积滞，清利湿热。

【主　治】 食积湿热交阻胃肠　胸脘痞满，下痢后重，或泄泻腹痛，或大

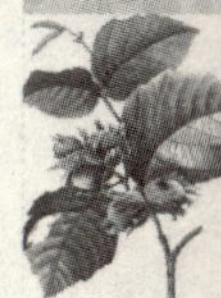

便秘结，小便黄赤，舌苔黄腻，脉沉实。

【临床应用】 (1) 慢性便秘　用于大便干，解出似羊屎状，口苦，舌苔黄，质偏红，脉细。

(2) 肠梗阻　用于积滞内阻，表现为脘腹痞满，闷乱不安，食欲不振，大便秘结。

(3) 五更泄　用于胃有宿积，脾胃受损，表现为黎明之际腹痛下坠，急欲入厕，便后腹安，泻下清稀，伴有不消化食物，舌淡红，苔薄黄，脉弦滑。

(4) 小儿积滞　用于食欲不振，腹胀腹痛（多在脐周，呈慢性反复发作，喜揉按），便秘，尿黄，舌质红，苔厚，脉有力，指纹紫滞。

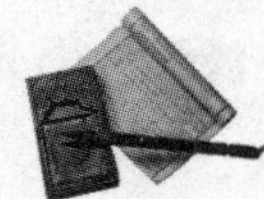

复元活血汤

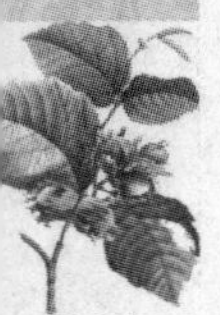

【方　　剂】 柴胡 12 克，当归、天花粉、桃仁各 9 克，红花、炮山甲、酒大黄各 6 克，甘草 3 克。

【制　　法】 加黄酒 1 匙，水煎两次分服。

【功　　效】 疏肝通络，活血祛瘀。

【主　　治】 跌打损伤，瘀血留积胁部引起的胸胁疼痛等症。

【临床应用】 (1) 原发性硬化性胆管炎　用于湿浊内阻，表现为身目尿黄，腹不适，肝区痛，口臭，便秘，身痒，舌暗红，苔黄腻。

(2) 干燥综合征　表现为口眼干燥，伴悲不能泪，双胁胀痛，苔花剥，脉细涩。

(3) 痛经　证为肝气郁结，表现为月经来潮前小腹疼痛，乳房作胀，急躁易怒，经期经少，色紫暗，舌质淡紫，舌苔薄黄，脉弦数。

(4) 老年癃闭　用于瘀热结于下焦，表现排尿困难，排出无力，腰膝酸软，下腹胀满，按之痛甚，舌紫红，苔薄黄干燥，脉沉数有力。

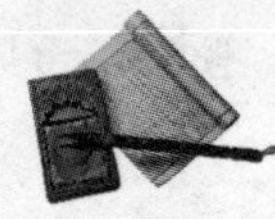

当归补血汤

【方　剂】　当归（酒洗）6克，炙黄芪30克。

【制　法】　水煎，取浓汁服。

【功　效】　补气生血，退热托疮。

【主　治】　劳倦内伤，或大失血后，气弱血虚，阳浮外越。症见肌热面赤，口渴欲饮，脉洪大而虚，重按全无以及妇女经期、产后血虚发热、头痛。或疮疡溃后，久不愈合者。

【临床应用】　（1）便秘　用于气血虚损证，表现为面色苍白，唇舌干燥，苔薄白，有裂纹，口渴欲饮，脉洪大而虚。

（2）白细胞减少症　用于气血亏虚证，表现为不同程度的头晕乏力，腰膝酸软，易感冒发热，舌质淡，苔薄白，有裂纹，脉细弱。

（3）崩漏　用于脾肾两亏、气虚血瘀证，表现月经量多有块，淋漓不断，小腹胀痛，腰膝酸软，心悸气短，舌质淡，苔薄白，脉细数无力。

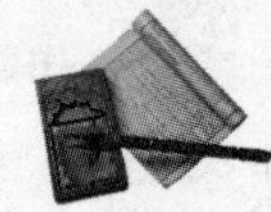

厚朴温中汤

【方　剂】　姜厚朴、陈皮各9克，茯苓12克，草豆蔻、木香、干姜、炙甘草各6克，生姜3片。

【制　法】　水煎，两次分服。

【功　效】　温中理气，燥湿除满。

【主　治】　脾胃寒湿　脘腹胀满，便溏，或胃脘时痛，泛吐清水，舌苔白滑或腻，脉濡滑。

【临床应用】　（1）痰湿潮热　用于湿热并重，表现发热、午后热甚，伴身倦乏力、多汗，舌质淡红，苔黄腻，脉细滑数。

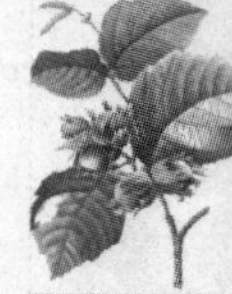

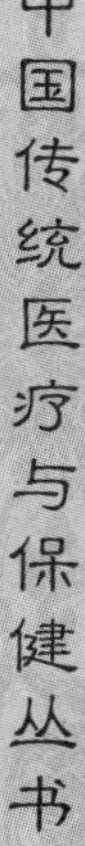

(2) 小儿肠痉挛　用于寒客中焦，寒凝气滞，表现为阵发性腹部绞痛，得温则舒，手足发凉，面色苍白，食欲不振，舌质粉红，舌苔白滑，脉象弦紧。

(3) 慢性浅表性胃炎　用于寒湿困脾、胃失和降，表现为胃脘痞闷饱胀，畏寒喜温，口和不渴，舌苔白腻，脉沉细。

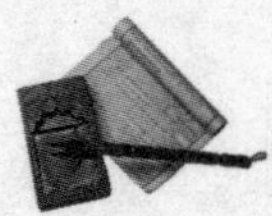

清胃散

【方　　剂】生地15克，当归6克，黄连3克，丹皮9克，升麻3克。

【制　　法】水煎服。

【功　　效】清胃凉血。

【主　　治】胃火上攻，上下牙痛，牵引头脑，面颊发热，其牙喜寒恶热，或牙宣出血，或牙龈红肿溃烂，或唇舌颊腮肿痛，口气热臭，口干舌燥，舌红苔黄，脉滑大而数者。

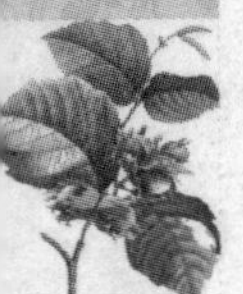

【临床应用】(1) 荨麻疹　用于胃热蕴结，血热郁于皮肤，表现为全身密布大小不一的红色疹块，瘙痒难忍，尤以夜间为甚。皮肤掀热，心烦口渴，咽喉肿痛，神疲纳呆，小便黄，大便难，舌红、苔黄，脉细数。

(2) 口腔溃疡　用于脾胃积热，表现为患处疼痛，反复发作，溃疡呈多形性、大小不等，边缘稍隆起，有出血的环状红晕，多伴有口臭，口干喜冷饮，唇红舌燥，舌质红、苔黄，脉滑或数。

(3) 急性牙周炎　用于胃火炽盛，表现为牙龈红肿疼痛，唇腮颊肿痛，伴发热，口渴喜饮，口气热臭，小便短黄，舌质红，苔黄厚，脉滑大而数。

(4) 糜烂性胃炎　用于胃火炽盛，表现为胃脘热痛，烦躁不安，嘈杂吞酸，口臭口干，渴喜冷饮，大便秘结，小便黄浊，或伴牙龈肿痛，面颊发热，口舌溃烂，舌红苔黄，脉滑而数。

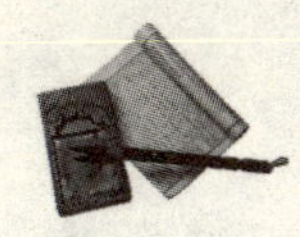

补中益气汤

【方　　剂】黄芪15克，党参、白术各12克，当归9克，陈皮、炙甘草各6克，柴胡、升麻各3克。

【制　　法】水煎，两次分服。如为蜜丸，每次9克，每日2～3次，温开水送服。

【功　　效】调补脾胃，升阳益气。

【主　　治】(1) 气虚发热，症见身热自汗，渴喜热饮，头痛恶寒，少气懒言，脉虽洪大，按之虚软。

(2) 气虚下陷引起的胃下垂，子宫脱垂，脱肛，久泻等一切阳虚下陷之症。

【临床应用】(1) 低血压　用于中气不足，清阳不升所致，表现为头晕，劳累后更甚，伴神疲乏力，脸色苍白，纳呆，食后腹胀，苔薄白，脉细弱。

(2) 类风湿性关节炎　用于脾胃气虚，表现为指节疼痛，僵硬，肿大畸形，头昏、肢倦乏力，自汗，纳差，舌淡、苔薄白，脉虚弱。

(3) 牙痛　用于脾虚气陷，阴火上攻，表现为牙痛隐隐，夜间尤甚，形体消瘦，神疲乏力，自汗出，口渴喜热饮，大便溏泻，舌质淡红，苔薄白，脉沉而无力。

(4) 荨麻疹　用于中气不振，卫表不固，表现为面色萎黄，形神疲倦，语言低微，全身皮肤散在红色皮疹，有抓搔痕迹，舌质淡，苔薄白，脉沉而无力。

(5) 胃下垂　用于脾胃虚弱，中气下陷，表现为慢性腹痛与不适感，腹胀，恶心呕吐，嗳气，便秘，舌质淡，苔薄白，脉细弱无力。

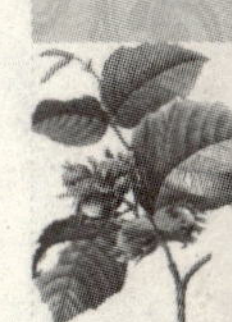

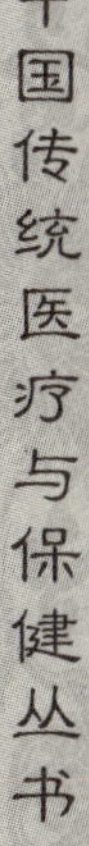

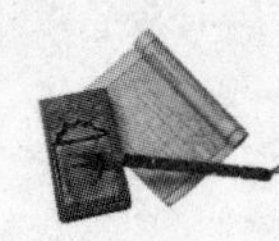

清骨散

【方　剂】银柴胡 5 克，胡黄连 3 克，秦艽 3 克，炙鳖甲 3 克，地骨皮 3 克，青蒿 3 克，知母 3 克，甘草 2 克。

【制　法】上药用量较小，临床具体应用时可适当增加。方中炙鳖甲一味可采用先煎，以使有效成分得以充分析出。

【功　效】清虚热，退骨蒸。

【主　治】阴虚发热　症见骨蒸劳热，潮热多汗，两颧潮红，心烦口渴，神差形瘦，舌质红、苔少，脉虚细数。

【临床应用】(1) 不明原因发热　用于骨蒸劳热，潮热多汗，两颧潮红，心烦口渴，神差形瘦，舌质红、苔薄，脉虚细数。

(2) 肺结核发热　用于发热盗汗，干咳，气促，身体极度消瘦呈恶液质状，舌质红、少苔，脉细微弱。

(3) 药物热　发热，午后更甚，用多种抗生素治疗无效，加用激素则体温略有下降，停用体温又升高，神疲倦怠，声低息微，皮肤潮湿，舌体干瘦鲜红、苔薄黄干裂，脉虚数。

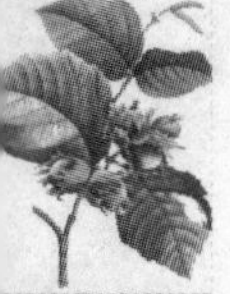

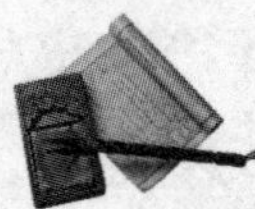

中满分消丸

【方　剂】黄芩 10 克，黄连 6 克，知母 10 克，厚朴 12 克，枳壳 15 克，半夏 10 克，陈皮 6 克，茯苓 15 克，猪苓 15 克，泽泻 10 克，桑白皮 9 克，葶苈子 15 克，半边莲 15 克，生姜 6 克，人参 9 克，白术 12 克，炙甘草 10 克。

【制　法】水煎，分两次服，每日 1 剂。

【功　效】健脾行气，清热利湿。

【主　治】用于脾虚气滞、湿热郁积之脘腹胀满、呕恶不食，尿赤短，五心烦热，口苦咽干，舌红苔黄腻，脉数。

【临床应用】 各型腹水　用于湿热蕴结型，表现为腹大坚满，脘腹撑急，烦热口苦，渴不欲饮，小便赤涩，舌边尖红、苔黄腻，脉弦数等。

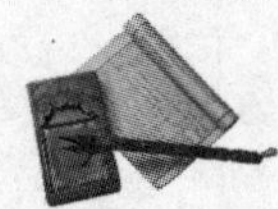

圣愈汤

【方　　剂】 生地黄 10 克，熟地黄 15 克，川芎 6 克，人参 10 克，当归 10 克，黄芪 15 克。

【制　　法】 上方为粗末，水煎，不拘时服。

【功　　效】 益气补血，摄血。

【主　　治】 一切失血过多或气血俱虚，烦渴躁热，睡卧不宁，贫血，月经色淡血少等症。

【临床应用】 (1) 功能性子宫出血　用于气血亏虚，冲任不固致崩漏（月经过多），表现为月经先后无定期多，突然而至，量多，色鲜红，夹小血块；或色黯红，质清稀，经期延长，淋漓不止，甚则经行月余。倦怠喜卧，面目无华，肢软无力，少气、纳少，食后不化，口不干，舌淡苔薄白，脉沉弱无力。

(2) 胎位不正　用于气血亏虚胎失所养，表现为孕妇胎位不正，时感神疲乏力，站立稍久则腰酸，口唇淡，舌淡、苔薄白，脉细滑。

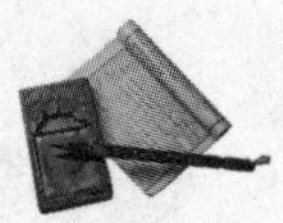

枳实消痞丸

【方　　剂】 干生姜 3 克，炙甘草 6 克，麦芽 6 克，茯苓 6 克，白术 6 克，半夏曲 9 克，人参 9 克，厚朴 12 克，枳实 15 克，黄连 15 克。（原方中干生姜经考证当为生姜）。

【制　　法】 上方为细末，汤浸蒸饼为丸，梧桐子大。每服 50～70 丸，食远服。或改为汤方，水煎分两次服，每日 1 剂。

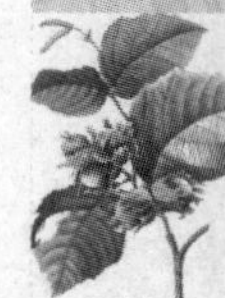

【功　　效】健脾和胃行滞，散湿厚肠。

【主　　治】脾胃虚弱，寒热互结，心下痞满，不欲饮食，体弱倦怠，或胸腹痞胀，食少不化，大便不畅。

【临床应用】（1）慢性胃炎　用于脾胃虚弱，湿热互结，表现为胃脘部隐痛不适，得按则舒，腹胀嗳气，倦怠乏力，口淡不渴，大便不爽，舌质淡、苔黄腻，脉濡缓。

（2）胃下垂　用于脾虚湿滞，气机紊乱致痞，表现为胃脘部隐痛不适，腹胀嗳气，精神不振，倦怠乏力，面色不华，口淡不渴，大便不爽，舌质淡、苔黄腻，脉濡缓。

（3）慢性结肠炎　用于脾虚湿滞，热壅肠道表现为脐腹部间歇性隐痛，胀气，肠鸣，大便不规则，日三、四行，或两三日一行，大便不爽快，时下黏冻，里急后重，历时多年，舌质淡、苔厚腻黄，脉弦缓。

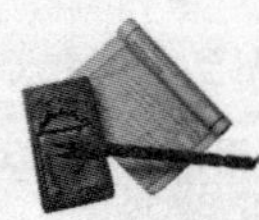

当归拈痛汤

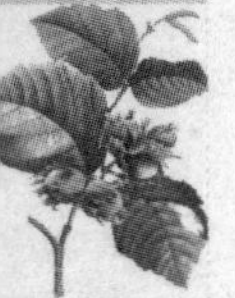

【方　　剂】当归 9 克，羌活 15 克，防风 9 克，茵陈 15 克，升麻 6 克，葛根 6 克，苍术 6 克，白术 6 克，黄芩 6 克，知母 6 克，苦参 6 克，猪苓 9 克，泽泻 9 克，人参 6 克，炙甘草 15 克。

【制　　法】将诸药捣为粗末，每次取 30 克，水煮去渣后服用；现代则多作为汤剂，水煎分两次服，每日 1 剂。

【功　　效】祛风通络，清热利湿。

【主　　治】湿热相搏，肢节烦痛，肩胛沉重，或偏身疼痛，或脚气肿痛，脚膝生疮，脓水不绝，脉滑数。

【临床应用】（1）风湿热、类风湿性关节炎、痛风性关节炎　用于风湿热夹杂之痹证，表现为关节局部红肿灼热疼痛，同时伴口干、口苦、口臭、小便短赤、大便干结或秽臭不爽，舌质红或暗红、苔白厚腻或黄腻，脉弦滑数而有力。

（2）湿疹　用于湿热浸淫湿疹者，表现为起病急，病程短，皮损湿红灼热，疹痒无休，伴心烦口渴，便干，尿短赤，舌红、苔薄黄，脉弦数。

(3) 脚湿气　用于湿热下注，水液浸渍者，表现为趾间瘙痒明显，搓破后糜烂肿痛，脓水较多，并可引起踝肿腿肿。

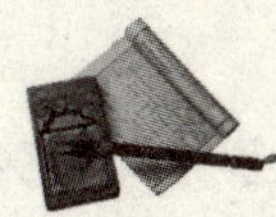

秦艽鳖甲散

【方　　剂】地骨皮9克，柴胡9克，鳖甲9克，秦艽5克，知母5克，当归5克。

【制　　法】上药为粗末，每服15克，水1盏，青蒿5叶，乌梅1个，煎至7分，去滓温服，空心临卧各1服。

【功　　效】滋阴养血，清热除蒸。

【主　　治】风劳病　骨蒸盗汗，肌肉消瘦，唇红颊赤，午后潮热，咳嗽困倦，脉微数。

【临床应用】(1) 术后非感染性发热（排除创伤性感染）　用于气阴两亏，表现为术后或午后低热，乏力，咽干口燥，舌红少津，气短乏力，脉细数。

(2) 间质性肺炎　用于热邪灼烁津液，耗伤肺金元气致咳喘，表现为低热，咳嗽，痰黄白，气促低热咳喘，舌质红，苔少，脉细数。

(3) 淋巴结炎　用于阴虚内热，痰火亢盛致淋巴结肿大，表现为浅表淋巴结数枚肿大热痛，低热，消瘦，四肢倦怠，颧红面赤，舌淡红，脉细数。

(4) 风湿性关节炎　用于阴虚内热，风湿之邪交困肢体，表现为低热，消瘦，两颧潮红，四肢关节肿痛，入夜尤甚，舌淡红，脉细数。

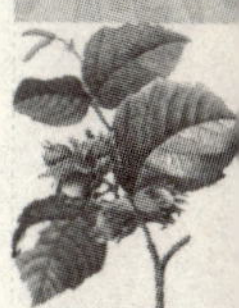

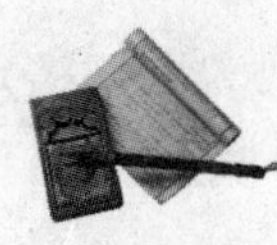

黄芪鳖甲散

【方　　剂】人参10克，肉桂2克，桔梗6克，半夏6克，紫菀10克，知母6克，赤芍10克，黄芪30克，甘草6克，桑白皮10克，天冬10克，炙鳖甲15克（先煎），秦艽10克，茯苓10克，地骨皮15克，干地黄10克，柴胡10克。

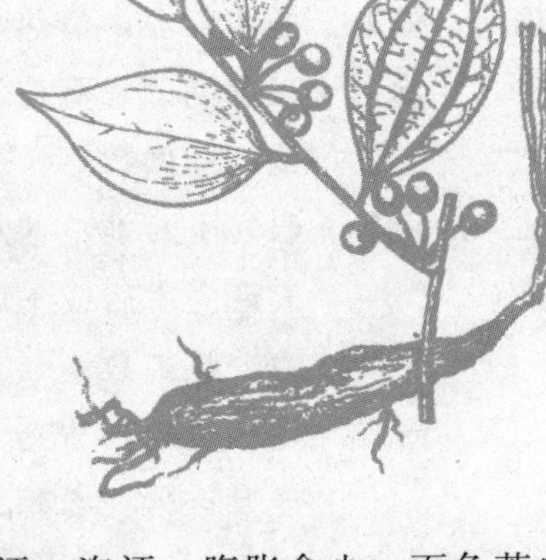

【制　　法】水煎，分两次服，每日1剂。

【功　　效】益气养阴化痰，退热除蒸。

【主　　治】气阴两虚咳嗽，潮热骨蒸。咳嗽气短，痰稀白或夹有血丝，骨蒸劳热，畏风，自汗、盗汗，腹胀食少，面色苍白或浮肿，舌质光剥少津，脉虚或虚数。

【临床应用】肺结核　用于肺痨气阴两虚，表现为咳嗽气短，痰稀白或夹有血丝，骨蒸劳热，畏风，自汗、盗汗，腹胀食少，面色苍白或浮肿，舌质光剥少津，脉虚或虚数。

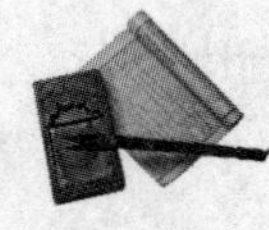

朱砂安神丸

【方　　剂】朱砂5克，黄连6克，生地黄（1）5克，当归25克，炙甘草25克。

【制　　法】研末，酒浸润蒸饼为丸，如黍米大，朱砂为衣。每服15丸，津唾送下。小儿酌减。

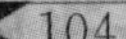

【功　　效】 镇惊安神，清心养血。

【主　　治】 用于虚火上炎、灼伤阴血所致的心神不安、怔忡、胸中烦热、失眠多梦等症，舌红，脉细数。

【临床应用】 (1) 神经衰弱　用于虚火上炎，表现为心神不安，怔忡，胸中烦热，失眠多梦等症，舌红，脉细数。

(2) 精神抑郁　用于虚火妄动，表现为郁闷不安，心悸，胸中烦热，不思饮食，失眠多梦，舌质红，苔薄少，脉细数。

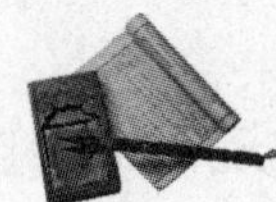

九味羌活汤

【方　　剂】 羌活、防风、苍术各 3 克，细辛 (1) 5 克，白芍、白芷、黄芩、生地黄、甘草各 3 克。

【制　　法】 加生姜 3 片，葱白 3 茎，水煎，分两次服，每日 1 剂。

【功　　效】 解散三阳经（太阳、阳明、少阳）外感风寒。

【主　　治】 四时感冒　憎寒壮热，头痛身痛，项痛脊强，呕吐，口渴，无汗，苔薄，脉浮数。

【临床应用】 (1) 风疹、湿疹　用于皮肤瘙痒，湿疹突起，并伴有身热，肢体疼痛不适，舌质红，苔薄白，脉数。

(2) 偏头痛　用于汗出时感受风邪，继则头痛，并伴有眩晕，汗出恶风寒，舌质淡，苔薄白，脉浮紧。

(3) 类风湿性关节炎　用于感受寒湿之邪两腿疼痛，尤以关节为重，四肢厥冷，遇寒则重，舌淡，苔薄白，脉沉细。

(4) 肋间神经痛　用于胸肋刺痛时作，走窜，汗出，不恶寒，口干苦，尿黄，舌红，脉弦紧。

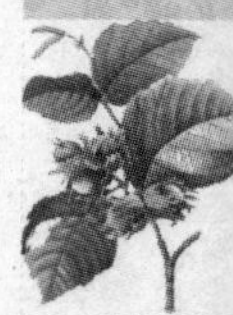

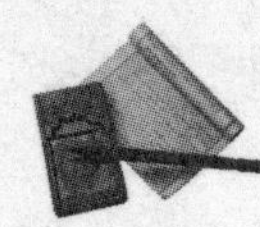

二妙散

【方　　剂】黄柏末、苍术米泔浸炒各等份（或各15克）。

【制　　法】上二味为散剂，各等份，每服3～5克；或为丸剂，亦或作汤剂，水煎，分两次服，每日1剂。

【功　　效】清热燥湿。

【主　　治】湿热走注，筋骨疼痛，或湿热下注，两足痿软无力，或足膝红肿热痛，或湿热带下，或下部湿热疮毒，小便短赤，舌质红，苔黄腻，脉弦滑数。

【临床应用】（1）肾盂肾炎　用于湿热之邪下迫膀胱证，表现为发热，腰腿酸重，小便急迫、疼痛，尿中有血，口苦恶心，舌尖红，苔黄厚，脉弦细而数。

（2）腓肠肌痉挛　用于湿热下注，侵入筋脉证，表现为腰腿酸重，步履蹒跚，久行走则抽筋甚至摔倒，小便色黄，带下多而黏稠，舌苔黄厚而腻，脉沉数。

（3）坐骨神经痛　用于湿郁化火，气血瘀滞证，表现为腰腿疼痛，活动受限，小便时黄，大便如常，口苦，舌苔黄腻，脉弦紧。

（4）痛风性关节炎　湿浊瘀阻，留滞关节经络，气血不畅证，素体肥胖，关节急性红肿剧痛，小便黄，舌质红，苔黄腻，脉沉滑。

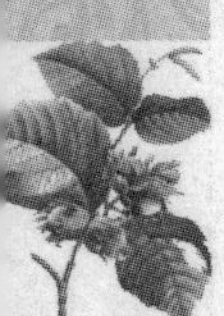

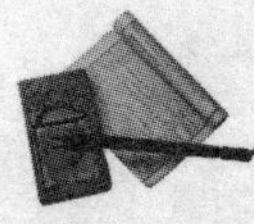

虎潜丸

【方　　剂】黄柏（酒炒）30克，龟板（酒炒）24克，知母（酒炒）12克，熟地黄12克，陈皮12克，白芍12克，锁阳8克，虎骨6克（炙），干姜3克。

【制　　法】 水煎服；或上药为末，酒糊丸或粥丸或炼蜜丸，每丸重9克，每次1丸，日服两次，空腹，温淡盐汤或白水送下。

【功　　效】 滋阴降火，强筋壮骨。

【主　　治】 痿证肝肾阴虚者，症见筋骨软弱，腰膝酸软，行走无力，舌红苔少，脉细弱。

【临床应用】 (1) 老年性骨质疏松症　脾肾两虚者，症见腰背、四肢疼痛酸软，脊柱畸形，舌红苔少，脉细弱等。

(2) 糖尿病性骨质疏松症　肝肾阴虚者，症见消渴，并出现骨痛、腰背痛，下肢痿软无力，驼背，易骨折，舌红、苔少，脉细弱等。

(3) 骨性关节炎　肝肾不足脾肾两虚者，症见腰腿酸软，关节酸痛，步履艰难，午后症情常有加重，可伴有头晕，心烦，脉细者。

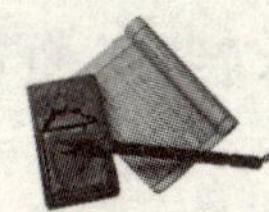

保和丸

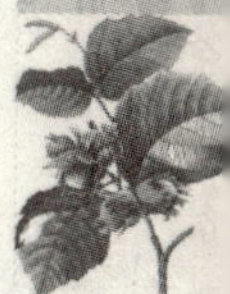

【方　　剂】 山楂180克，神曲60克，半夏90克，茯苓90克，陈皮30克，连翘30克，萝卜子30克。

【制　　法】 上药共研细末，炊饼丸，如梧桐子大。每服70～80丸，空腹时用白汤送下；或水泛为丸，每服3～9克，日两次，食后温开水送下；亦可水煎服，用量按原方比例酌减。

【功　　效】 消食和胃。

【主　　治】 食积　食积停滞，胸脘痞满，嗳腐吞酸，腹胀时痛，恶食，可有呕吐、泄泻，脉滑，舌苔厚腻或黄。

【临床应用】 (1) 脂肪肝　食积停滞所致者，症见胸脘痞满，舌苔厚腻等。

(2) 小儿腹泻　乳食内伤者，症见胸脘痞满，腹胀时病，大便泄泻，哭闹难止，舌苔厚腻，脉滑等。

(3) 小儿慢性胆囊炎　食积停滞，症见右上腹痛，伴呃逆嗳气，纳差，乏力，舌苔厚腻。

(4) 小儿消化不良　食积停滞，脾胃不和。症见以咳嗽为主，五更咳甚，可呕吐乳食，手足心热，不思饮食，大便酸臭，舌苔薄白或薄黄，舌中心厚腻等。

(5) 老年性便秘　食积停滞者，胸脘胀满纳呆，口臭嗳气，厌食恶呕，大便秘结等。

(6) 小儿便秘　食积停滞者，腹胀满纳呆，伴嗳气、纳差，大便秘结，舌苔厚腻等。

(7) 胃石症　症见胸脘痞满，嗳腐吞酸，腹胀时痛，恶食，舌苔厚腻或黄等。

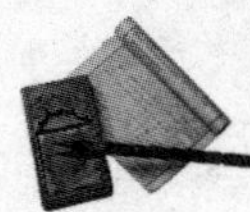

左金丸

【方　　剂】黄连 180 克，吴茱萸 30 克或 15 克。

【制　　法】两药研为末，水泛为丸，每次 2～3 克，温开水吞服；也可水煎服，用量按原方比例酌减。

【功　　效】清肝泻火，降逆止呕。

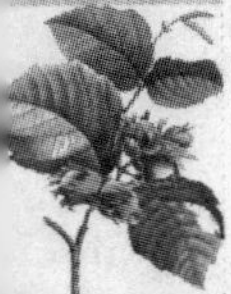

【主　　治】(1) 胃痛　用于肝火犯胃证，胁肋及脘腹胀痛，吞酸嘈杂，呕吐口苦，嗳气，口干，舌红苔黄，脉弦数。

(2) 呕吐　用于湿热内停证，胃脘胀痛，泛酸嘈杂，恶心呕吐，口苦口干，舌红苔黄，脉弦数。

【临床应用】(1) 胃炎　用于多种胃炎，随证加减，主要用于有胁肋及脘腹胀痛，吞酸嘈杂，舌红苔黄，脉弦数。

(2) 胃溃疡　用于肝火犯胃证，症见呕吐吞酸，胁痛口苦，舌红、苔黄，脉弦数等。其他证型可随证加减。

(3) 急慢性胆囊炎　用于肝胆湿热、肝气犯胃者，症见腹痛腹胀，嗳气口苦，恶心呕吐，发热，黄疸等。

(4) 幽门螺杆菌感染　用于肝胃郁热证，可见胃脘灼痛，吞酸嘈杂，烦躁易怒，口苦口干，舌红苔黄，脉弦数。

(5) 尿毒症呕吐　用于湿热浊毒内停，表现为恶心呕吐，胃纳欠佳，吞酸嘈杂，口有尿味，口苦口干，舌红、苔根腻，脉细弦。

(6) 结肠炎　用于湿热壅滞大肠和寒湿凝滞脾失健运者，表现为腹痛、腹泻、大便溏稀带黏液，偶见脓血，泻后痛减，大便不爽；湿热偏盛伴嗳腐吞酸，泻下色黄臭秽难闻，苔黄腻、脉濡；寒湿偏盛伴倦怠，乏力，喜温喜按，泻下黏液色白，苔白腻，脉弦。

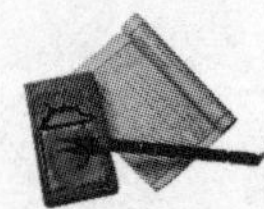

固经丸

【方　　剂】黄芩（炒）30克，白芍（炒）30克，龟板（炙）30克，黄柏（炒）9克，椿树根皮23克，香附子7.5克。

【制　　法】共研细末，酒糊为丸，如梧桐子大，每服50丸（6克），空心温酒或白汤下；或炼蜜为丸，每服9克，每日2～3次；或可适当减量作汤剂，日1剂，分两次服用。

【功　　效】滋阴清热，固经止血。

【主　　治】崩漏　用于阴虚内热证，可见崩中漏下，经水过期不止，或下血量过多，或月经先期，血色深红或紫黑稠黏，手足心热，腰膝酸软，舌红，脉弦。

【临床应用】月经过多　用于阴虚火旺，经行不止者，症见血色深红甚或紫黑稠黏，舌红，脉弦数。

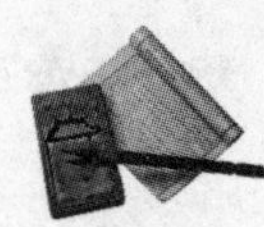

咳血方

【方　　剂】青黛、瓜蒌仁、诃子肉、海浮石、山栀子各等份。

【制　　法】共为末，用蜜同姜汁为丸。每次1丸，噙化；或上药各9克，日1剂，分两次，水煎服。

【功　　效】清热化痰，清肝宁肺，凉血止血。

【主　　治】咯血　肝火灼肺证，咳嗽痰稠带血，咯吐不爽，心烦易怒，胸胁作痛，咽干苦，面赤，便秘，舌红苔黄，脉弦数。

【功　　效】(1) 肺结核咯血　肝火灼肺证，症见咳痰带血，胸胁作痛，舌红苔黄，脉弦数等。

(2) 支气管扩张咯血　辨证加减，可见咳嗽痰稠带血，咯吐不爽，胸胁作痛等。

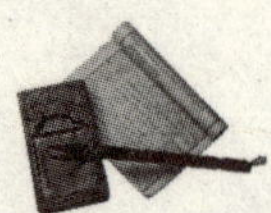

痛泻要方

【方　　剂】 炒白术12克，炒白芍12克，炒陈皮6克，防风6克。

【制　　法】 水煎服，每日1剂，分两次服。

【功　　效】 疏肝健脾，止痛止泻。

【主　　治】 泄泻　肝郁脾虚证，肠鸣腹痛，大便泄泻，泻必腹痛，舌苔薄白，脉两关不调，弦而缓。

【临床应用】 (1) 肠易激综合征　肝旺脾虚者，表现为肠鸣腹痛，大便泄泻，泻必腹痛，舌苔薄白，脉两关不调，弦而缓。

(2) 溃疡性结肠炎　肝郁脾虚证，症见肠鸣腹痛，大便泄泻，泻必腹痛，舌苔薄白，脉两关不调，弦而缓，可随证加减。

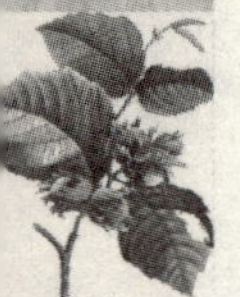

(3) 慢性结肠炎　肝脾不和，症见肠鸣腹痛，大便泄泻，泻必腹痛，舌苔薄白，脉两关不调，左弦而缓。

(4) 慢性腹泻　肝郁脾虚证，表现为大便泄泻，肠鸣腹痛，泻必腹痛，脉两关不调，弦而缓，可随证加减。

(5) 婴幼儿惊泻　脾虚胆怯者，症见肠鸣腹痛，大便泄泻，可伴两胁胀痛，食少神疲等。

(6) 慢性胆囊炎　肝脾不和，症见胁痛，伴呃逆、嗳气，纳差，呕吐，泄泻，乏力。

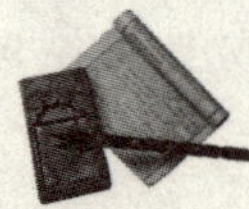

十灰散

【方　　剂】 大蓟、小蓟、柏叶、荷叶、茅根、茜根、大黄、山栀、牡丹皮、棕榈皮各等份。

【制　　法】 各药烧灰存性，研极细，用纸包之，以碗盖地上一夕，出火毒。用时将白藕掏破绞汁，或萝卜汁磨京墨适量，调服9克，日服两次。

【功　　效】 凉血止血，清热泻火。

【主　　治】 各种血证　血热妄行所致呕血、吐血、咯血、嗽血，血色鲜红，来势暴急，舌红，脉数。

【临床应用】 （1）更年期功能性子宫出血　冲任虚损，月经周期紊乱，颜面烘热，汗多口干，烦躁易怒，心悸失眠等更年期症状。

（2）上消化道出血　胃热内盛所致上腹部疼痛或不适，可伴头昏，心悸，纳呆，解黑便甚或呕血、吐血等。

（3）支气管扩张咯血　肺热阴虚，症见咳嗽，反复咯血，吐大量脓痰，腥臭难闻，可见面色苍白，神疲气短，舌淡苔白，脉细数等。

（4）挫伤性前房出血　血灌瞳仁，症见外伤所致前房出血。

（5）鼻出血　主要适用于肝肾阴虚，或肺有蕴热，为肺阴虚，虚火上炎所致，临床主要以鼻衄，血色鲜红，伴有咽燥口干，手足心热，心烦易怒，或潮热盗汗，咳嗽少痰，舌质红、苔薄，脉细数等。

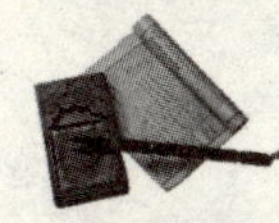

保真汤

【方　　剂】 当归、人参、生地黄、熟地黄、白术、黄芪各9克，赤茯苓、白茯苓各4.5克，天门冬、麦门冬、赤芍药、白芍药、知母、黄柏、五味子、柴胡、地骨皮各6克，甘草、陈皮、厚朴各4.5克。

【制　　法】 上二十味，研成粗末。每服用水300毫升，加生姜3片，大枣5个，煎至150毫升左右内服。

【功　　效】 益气养阴，兼清虚热。

【主　　治】 各种劳证骨蒸体虚。

【临床应用】 （1）减轻抗结核治疗时毒副反应　气阴两虚者，症见上腹部不适，食欲减退，恶心呕吐甚或有上腹痛，身目黄染等。

(2) 肾病综合征　证属水肿病范畴。症见浮肿，乏力，面色苍白，舌质淡微胖、苔薄腻，脉濡细。

(3) 肺间质纤维化　气阴两伤者，主要表现为咳嗽无力，气短声低，痰中夹血，血色淡红，伴午后潮热，热势不猛，盗汗，舌质嫩红或偏暗，边有齿印，苔薄或无苔，脉细弱而数。

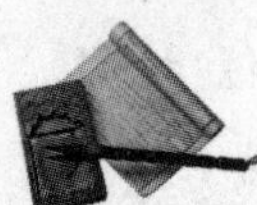

萆薢分清饮

【方　　剂】益智仁、川萆薢、石菖蒲、乌药各 9 克。

【制　　法】上锉，共为粗末，每服 15 克，水煎，入盐一捻（0.5 克），食前服。

【功　　效】温暖下元，利湿化浊。

【主　　治】膏淋、白浊　症见小便频数，白如米泔，凝如膏糊，舌淡苔白，脉沉。

【临床应用】(1) 乳糜尿　小便混浊，白如泔浆，舌淡苔白，脉沉细。

(2) 慢性前列腺炎　小便频数，时有白浊，舌淡，脉细。

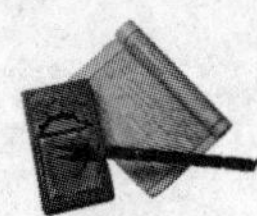

五仁丸

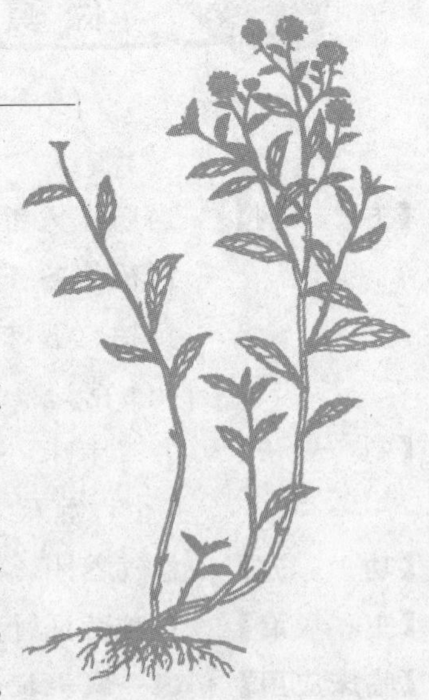

【方　　剂】桃仁 15 克，杏仁 30 克（麸炒，去皮）、柏子仁 15 克，松子仁 15 克，郁李仁 3 克（麸炒），陈皮 120 克（另研末）。

【制　　法】先将五仁研为膏，合陈皮末同研匀，炼蜜为丸，如梧桐子大。每服 30～50 丸，食前米饮下；或五仁研为膏，陈皮为末，炼蜜为丸。每服 9 克，每日1～2次，温开水送服。

【功　　效】润肠通便。

【主　　治】便秘　用于年老体虚，或产后津枯肠燥、血虚便秘，或习惯性便秘，舌燥少津，脉细涩。

【临床应用】（1）便秘　气滞血瘀或肠道津亏者，主要表现为大便艰难，舌燥少津，脉细涩等。

（2）幽门梗阻　气逆津亏者，脘腹胀满，恶心呕吐，大便艰难，舌燥少津，脉细涩等。

（3）蝴蝶斑　气虚血瘀证，主要表现为面色少华，面部色素沉着，唇紫舌瘀等。

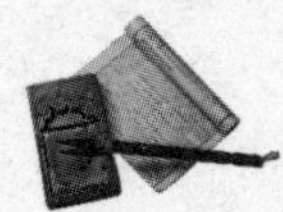

石斛夜光丸

【方　　剂】天门冬（焙）、人参、茯苓各60克，五味子（炒）15克，干菊花20克，麦门冬、熟地黄各30克，菟丝子（酒浸）、干山药、枸杞各20克，牛膝（浸）、杏仁（去皮尖）各22克，生地黄30克，蒺藜、石斛、肉苁蓉、川芎、炙甘草、枳壳、炒青葙子、防风、黄连各15克，草决明24克，乌犀（镑）、羚羊角（镑）各15克为细末。

【制　　法】上药为末，炼蜜丸，梧桐子大，每服30～50丸，温酒盐汤送下。

【功　　效】滋阴补肾、清肝明目。

【主　　治】肝肾不足，阴虚火旺所致的内障目疾，视物昏花，瞳仁散大，或变色羞明、怕光等症。

【临床应用】（1）神经性头痛　证属肝肾阴虚，水亏火旺，表现为头部阵发性头痛，发作时面色苍白，发作后面部充血，恶心呕吐，舌红，脉细。

（2）耳鸣耳聋　证属肝脾不足，精气不能上充于清窍，表现为耳鸣蝉叫，鸣声低微，渐渐而起，经久不已，按之可减，听觉不清，且有头晕脑胀，舌质红，脉弦细。

（3）高血压病　证属风阳上扰，兼之肝肾阴亏，水不涵木，表

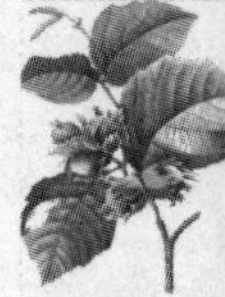

现为头晕胀痛，耳鸣目眩，睡眠不安，如活动或情绪波动则易面红心烦口干，舌质红，脉细弦而数。

(4) 更年期综合征　证属肝肾阴亏，阴虚火旺，表现为头晕头痛，面部潮红，心烦易怒，腰酸，月经量少，色红或紫，舌质红少苔，脉细弦稍数。

(5) 眩晕　证属肝肾两亏，阴虚火旺，表现为头晕目涩，失眠多梦，心烦易怒，口干口苦，双肋作胀，便秘溲赤，舌质红苔少，脉数而沉。

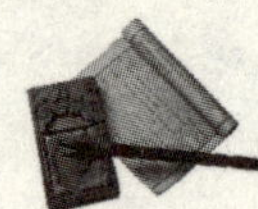

除风益损汤

【方　　剂】当归 15 克，生地 20 克，白芍 20 克，川芎 10 克，藁本 15 克，前胡 15 克，防风 9 克。

【用　　法】每日 1 剂，分上午、下午两次水煎服。

【功　　效】养血活血，祛散风邪，养阴柔肝。

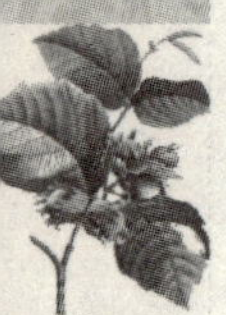

【主　　治】眼挫伤　为气血逆乱，风邪侵入，血不循经，逆于络外，滞为瘀血之证。

【临床应用】(1) 外伤性前房积血　证属气血逆乱。表现为眼流泪，视物不清，疼痛，舌质红，脉弦细。

(2) 外伤性眼外直肌麻痹　证属气血逆乱。表现为觉视一为二，伴头晕恶心，向一侧注视时明显，舌暗红，脉弦细。

(3) 外伤性瞳孔散大　证属血络受伤，瘀血阻络。表现为眼眶皮下瘀血，球结膜充血。舌质红，苔薄白，脉细略弦。

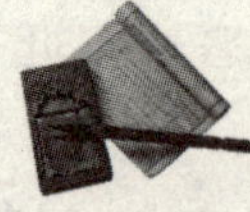

六君子汤

【方　　剂】党参 12 克，白术 10 克，茯苓 15 克，法半夏 10 克，陈皮 8 克，炙甘草 6 克。

【制　　法】　每日1剂，分上午、下午两次水煎服。

【功　　效】　健脾益气，燥湿化痰，和胃消痞，降逆止呕。

【主　　治】　恶阻，脾胃虚弱，胃失和降。

【临床应用】　(1) 慢性气管炎　证属肺脾气虚，痰湿上犯，每遇寒而咳嗽气急喘促，胸闷，痰多色白如泡，气短，胃纳差，舌苔白腻，脉弦滑。

(2) 内耳眩晕　证属肝风挟痰浊上扰清空，表现为反复头晕欲倒，伴呕吐，头重如冒，难于起立，身躺卧于床，犹如舟荡，目闭眼暗，视物旋转，耳鸣不聪，时吐痰液，舌苔白腻，脉象弦滑。

(3) 经漏　证属脾虚痰滞，经量多，且经水潮期不退，伴有头晕心悸，气短咳嗽，精神萎靡，饮食少思，面色晄白，舌淡、苔薄白，脉沉细无力。

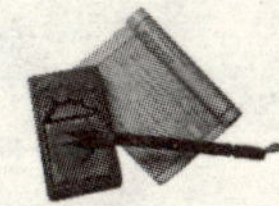

三子养亲汤

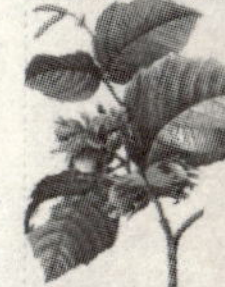

【方　　剂】　白芥子15克，苏子、莱菔子各12克。

【制　　法】　每日1剂，分上午、下午两次水煎服。

【功　　效】　降气快膈、化痰消食。

【主　　治】　气实痰盛，痰壅气滞之咳喘。

【临床应用】　(1) 慢性气管炎　证属痰壅喘逆之证。咳喘有年，遇寒辄发。咳嗽痰白而黏，咯而不畅，喉鸣气促，夜不平卧，胸痞而满，胃纳不振，神倦乏力。舌质淡红，苔白腻，脉细滑。

(2) 血胸　证属气滞血瘀。表现为胸膜腔内积血，胸闷、气急、呛咳等症状。

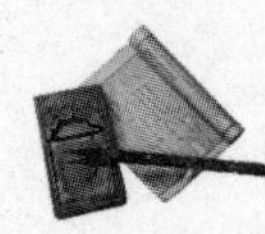

交泰丸

【方　　剂】生川连五钱，肉桂心一分。

【制　　法】煎百沸，入蜜，空心服。

【功　　效】交通心肾。

【主　　治】心肾不交所致不寐；气血失调，寒热错杂之行经腹痛。

【临床应用】(1) 慢性肠炎　证属脾肾阳虚，中虚湿滞。大便稀溏，腹痛，周身乏力，头目眩晕，纳差。舌质淡红、苔白厚，脉沉弦。

(2) 失眠症　证属肝肾阴虚，心肾不交。排除各种器质性病变引起的失眠症。主要临床表现以失眠或不易入睡，或睡中多梦，易醒，醒后再难以入睡为主。多伴有头痛头晕，神疲乏力，心悸心烦，舌红少苔，脉弦细。

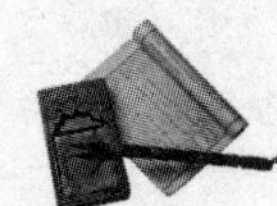

再造散

【方　　剂】生芪30克，人参5克，桂枝10克，熟附子6克，细辛3克，羌活10克，防风10克，川芎10克，煨生姜3克，赤芍12克，炙甘草6克。

【制　　法】每日1剂，水煎服，分早晚两次服用，30天为1个疗程。

【功　　效】助阳益气，解表散寒。

【主　　治】阳气虚弱，外感风寒　症见恶寒发热，寒重热轻，无汗，肢体发冷，疲倦乏力，嗜睡，面色苍白，舌淡、苔白，脉浮大无力。

【临床应用】(1) 心律失常　证属心阳不足，心气虚损。多出现于老年人冠心病后，与老人形体虚弱，元阳不足，瘀血阻滞关系密切。表现为不同程度心慌胸闷，倦怠乏力，头晕目眩，气短乏力，脉沉迟或细弱。

(2) 过敏性鼻炎　证属卫阳失固，风寒外袭，邪留鼻窍之证。表现反复喷嚏频作，鼻痒鼻塞，清涕如水涌，遇冷、换衣或起床揭被，俄倾发作。面色苍白，畏寒肢冷，短气乏力，倦怠嗜卧，厌食便溏，夜溺增多。

(3) 剥脱性皮炎　证属脾肾阳虚，致使阴寒内生。表现为全身皮肤脱屑，干燥，呈糠麸状，瘙痒，肤色暗红，头发稀疏，无汗，周身皮肤拘紧不适，畏寒肢冷，舌质淡紫，脉虚略数。

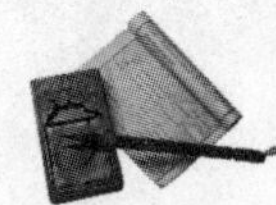

黄龙汤

【方　　剂】 大黄 6 克，芒硝 9 克，厚朴 9 克，党参 15 克，当归 9 克，桔梗 6 克，生姜 6 克，大枣 5 枚，甘草 3 克。

【制　　法】 每日 1 剂，分上午、下午两次水煎服。

【功　　效】 泻热通便，补气益血。

【主　　治】 主治里热实证，伴见气血虚弱。

【临床应用】 (1) 幽门梗阻　证属阳明腑实兼气血虚弱。表现为脘腹胀满，呕吐，呕吐物为未消化食物，味酸腐，神疲少气，脘腹胀满，痛处拒按，口干舌燥，舌苔焦黄，脉弦而数。

(2) 胆囊结石合并胆囊炎　证属里热内结，腑气不通。胆囊结石、胆囊炎病史反复发作，发作时腹痛呻吟不已，痛处拒按，四肢厥逆，双手紧握，神疲乏力，二便不通，舌红苔薄黄，脉弦紧。

(3) 便秘　证属里实积结而正气内虚。症见面色无华，言语无力，腹部膨隆，按之不坚，腹胀难忍，舌淡苔薄，脉细数。

(4) 支气管扩张症　证属阳明燥热上冲于肺，迫血妄行。表现为咳血盈口，色鲜红挟有少量泡沫状痰，面红目赤头晕，心悸气短，口干唇燥，大便秘结，舌红苔黄，脉滑而数。

(5) 肠梗阻　证属气血亏虚型肠梗阻。体质消瘦，四肢发冷，腹胀而软，舌淡、苔白，脉细弱。

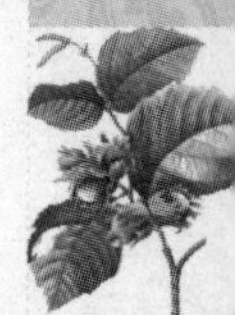

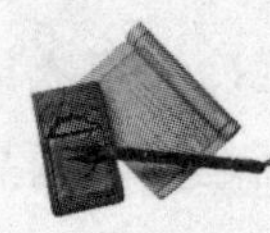

柴葛解肌汤

【方　　剂】 柴胡、葛根、羌活、芍药、白芷、桔梗、黄芩各12克，石膏15克，生姜3克，大枣3枚。

【制　　法】 每日1剂，分上午、下午两次水煎服。

【功　　效】 辛凉解肌，兼清里热之功效。

【主　　治】 阳明胃经受邪，目疼，鼻干，不得眠，头疼，眼眶痛。

【临床应用】 (1) 流行性感冒　证属三阳合病（阳明偏重性）。鼻塞，流黄涕，发烧，微恶风，面颊潮红，全身肌肉重痛，舌质红苔黄，脉微洪。

(2) 病毒性上呼吸道感染　证属外感风寒，郁而化热，热邪闭郁三阳经。表现为身热日轻夜重，热前略有形寒，手足微凉，无汗，哭闹不休，烦躁口渴，频频欲饮，舌质微红、苔薄白，脉滑数。

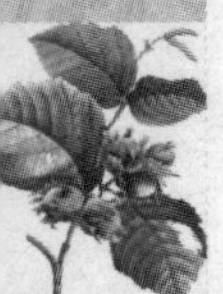

(3) 带状疱疹后遗神经痛　证属邪遏经络，气郁化热。表现为头左侧前额部疼痛，四肢倦怠，汗出不爽，大便干结，舌红、苔薄黄，脉浮滑。

(4) 荨麻疹　证属风邪束表，邪郁化热。表现为躯干及四肢红色风疹团，瘙痒，全身燥热，心烦不眠，汗出不爽。舌红、苔薄黄，脉弦。

(5) 外感发热　证属风热犯肺，热甚伤津。症见发热头痛，口干口渴，有汗怕风，唇红，舌红、苔薄白，脉浮数。

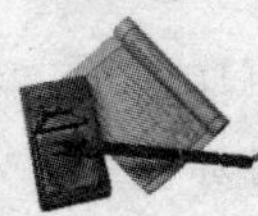

保元汤

【方　　剂】 黄芪30克，人参10克，甘草10克，肉桂5克。

【制　　法】 每日1剂，水煎分上、下午服。

【功　　效】 温阳补气，引火归元。

【主　　治】　虚损劳怯、元气不足、小儿痘疹。

【临床应用】　(1) 小儿尿道综合征　证属元气虚弱，下元不固，表现为小便频数，不伴发热恶寒，无明显尿痛，面色浮白，少气懒言，纳差，大便稍溏，小腹坠胀不适，舌质淡，苔薄白，脉细弱。

(2) 心悸　证属心阳亏虚，鼓动无力之心悸，患者一般有心脏病史多年，胸闷心悸，气短无力，形寒肢冷，舌淡，脉沉迟。

(3) 胃脘痛　证属中焦元气不足，虚火上炎，表现为胃脘隐痛，胃中灼热，口苦口干（不欲饮或喜热饮），素体畏寒易感冒，头昏气短，神疲乏力，纳呆，纳后脘胀，便溏，舌胖色淡、有齿痕，脉沉细或迟。

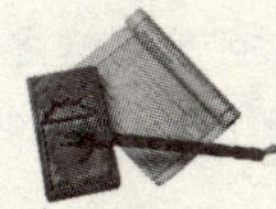

四神丸

【方　　剂】　肉豆蔻 60 克，补骨脂 120 克，五味子 60 克，吴茱萸 30 克。

【制　　法】　上药为末，生姜 8 两，红枣 100 枚煮熟取枣肉为末，丸如梧桐子大，每服 50～70 丸，空心或饭前，白汤送下。

【功　　效】　温肾暖脾止泻。

【主　　治】　命门火衰，脾肾虚寒，五更泄泻或便溏腹痛。

【临床应用】　(1) 尿频　证属脾肾阳虚，命门火衰，失其固摄。症见夜间小便频数，少腹胀满，睡眠差，稍响即惊，伴精神疲乏，急躁易怒，腰腿酸困，舌质淡，苔薄白，脉弦细。

(2) 盗汗　证属阳虚漏汗，表现为周身烘热，大汗淋漓，头发如洗，衣衫尽湿，醒后汗止，伴乏力，畏寒肢冷，纳差，心烦抑郁，舌体胖大，舌质淡红，苔薄微黄，脉沉。

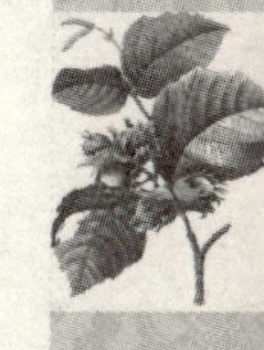

(3) 胃脘痛　证属脾肾阳虚，脘腹胀满疼痛，纳呆，神疲乏力，四肢不温，舌淡苔薄白，脉沉。

(4) 周身痛　证属命门火衰，脾失温煦，周身疼痛，以腰部及上肢疼痛为甚，后半夜痛不可忍。症见面色萎黄，畏寒，自汗，四肢乏力，活动受限，语声低怯，舌体胖大，舌质淡白，苔白微腻，脉沉弱。

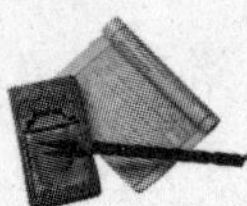

定喘汤

【方　　剂】白果（去壳）9克，麻黄9克，苏子6克，甘草3克，款冬花9克，杏仁9克，桑白皮6克，黄芩6克，法半夏9克。

【制　　法】水煎服，每日1剂。

【功　　效】宣肺平喘，清热化痰。

【主　　治】风寒外束，痰热内蕴　咳嗽喘急，胸满气逆，喉中涎声，坐卧不安，饮食不下，或有恶寒发热等表证。

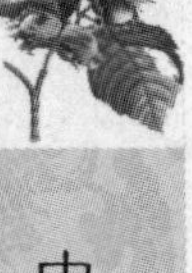

【临床应用】(1) 慢性支气管炎　风寒内热或痰热内蕴之证，症见咳嗽喘急，恶寒发热，口渴，苔薄黄。

(2) 支气管哮喘　急性发作期表现为热证者，症见气喘痰鸣，痰黄稠。

(3) 急性毛细支气管炎　痰热壅肺型或风寒闭肺化热型，咳嗽喘急，恶寒发热，口渴，苔薄黄。

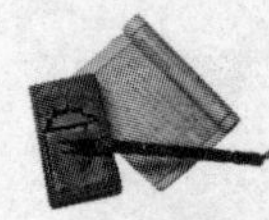

八珍汤

【方　　剂】人参、白术、茯苓、当归、川芎、白芍、熟地黄各3克，炙甘草（1）5克。

【制　　法】每天1剂，分两次水煎服。

【功　　效】气血双补。

【主　　治】 气血两虚，头晕目眩，心悸，面色苍白，食欲不振，全身乏力，妇女月经不调，舌淡，脉细。

【临床应用】 (1) 白细胞减少症　气血不足证，头晕目眩，心悸，面色苍白，食欲不振，全身乏力。

(2) 贫血　面色萎黄，头晕目眩，心悸，食欲不振，全身乏力，舌淡，脉细。

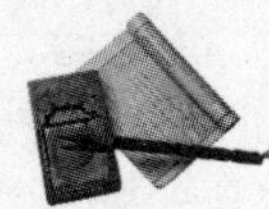

益气聪明汤

【方　　剂】 党参15克，黄芪15克，升麻10克，葛根10克，白芍10克，蔓荆子10克，黄柏6克，炙甘草10克，升麻10克，远志肉15克。

【制　　法】 水煎服，每日两次，7剂为1个疗程，共1～2个疗程。

【功　　效】 补中气，升清阳，散风热。

【主　　治】 中气不足，清阳不升，风热上扰，头痛眩晕，或内障初起，视物不清，或耳鸣耳聋，或齿痛等症。

【临床应用】 (1) 低血压　辨证属心脾阳气虚损之证，症见眩晕，神疲，乏力等。

(2) 颈椎病　头晕目眩，头痛耳鸣，恶心呕吐，肢体麻木，颈项牵痛。

(3) 脑外伤综合征　头晕头痛，胸闷恶心，记忆力减退，甚至视物不清。

(4) 血管性痴呆　年老体弱，脏腑功能日趋疲惫，精气不足，髓海空虚，神情呆滞。

(5) 中耳炎　耳鸣、耳聋，耳内渗液。

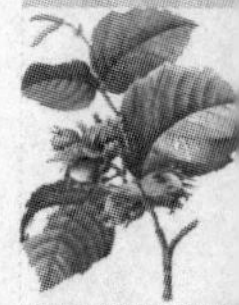

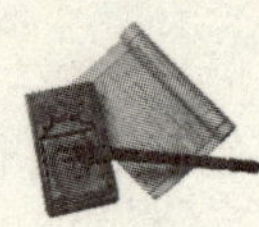

丹栀逍遥散

【方　剂】丹皮15克，栀子10克，当归15克，白芍12克，白术15克，茯苓12克，柴胡10克，炙甘草6克。

【制　法】每日1剂，水煎分上、下午服。

【功　效】解郁散火。

【主　治】肝郁血热，心烦易怒，口干唇燥，乳房胀痛，脉弦数。

【临床应用】(1) 倒经　证属肝经郁火，肝火上逆，阴血失藏而致逆经，表现有行经时腹痛，鼻衄，经量甚少，口苦咽干，头晕且胀，腰酸困，烦躁，面红，舌红、苔黄，脉弦细数。

(2) 黄褐斑　证属肝郁血虚，气郁化热，表现有眉额间、两颊部褐斑，两肋胀痛，口苦便干，月经量少，舌质红、苔薄黄。

(3) 经前紧张综合征　证属肝气郁结，积郁化火，表现有每于经前1周出现情绪焦躁，易怒不能自制，同时伴有咽喉红肿疼痛，两肋及小腹胀痛，大便干结，经净后症状渐消失。舌边尖红，苔薄黄，脉弦细数。

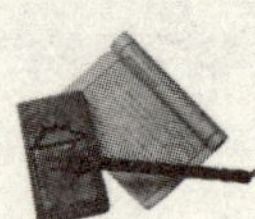

五子衍宗丸

【方　剂】枸杞子250克，菟丝子250克，覆盆子125克，五味子30克，车前子60克。

【制　法】蜜丸，每服10克，每日两次。开水或淡盐水送服。

【功　效】填精补髓，疏利肾气，种嗣衍宗。

【主　治】肾虚遗精，阳痿早泄，小便后余沥不尽，久不生育，须发早白。

【临床应用】(1) 男性不育症　肾气虚弱，精血不足，弱精少精，久不生育。

(2) 女性不孕症　肾精不足，月经量小，日久不孕。

(3) 女性性欲低下　肾精亏损，肾阳不足，肾之功能失常，性欲低下。

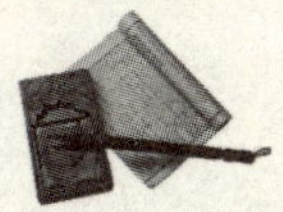

健脾丸

【方　　剂】党参10克，白术6克，枳实4克，陈皮4克，神曲10克，麦芽10克，山楂10克。

【制　　法】蜜丸，每服10克，每日两次。

【功　　效】健脾益气，理气助运，消食和胃。

【主　　治】脾失健运，胃不思纳，脾胃不和。

【临床应用】(1) 小儿厌食症　脾失健运，胃不思纳，脾胃不和而出现厌食症。

(2) 小儿反复呼吸道感染　肺脾两虚，卫外不固所致的小儿反复呼吸道感染。

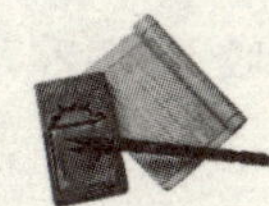

清凉膏

【方　　剂】生石灰500克，清水1000毫升，香油60毫升。

【制　　法】将水与生石灰混匀后澄清，取清汁125毫升，加香油，搅打如糊，外涂于患处。

【功　　效】清热祛湿，收敛止痛。

【主　　治】水火烫伤　用于火热伤津证。患处红斑或小疱，剧痛，基底潮红，患处肿胀。口渴，唇红而干，发热，便秘，溲赤，舌质红而干，苔黄或黄燥，脉弦细数。

【临床应用】烧伤　Ⅰ°或深、浅Ⅱ°烧伤，用于火热伤津证。表现为患处红斑或水疱，疼痛较重，感觉过敏，基底潮红，患处肿胀。可伴有发热，舌质红而干，苔黄或黄燥，脉弦细数。

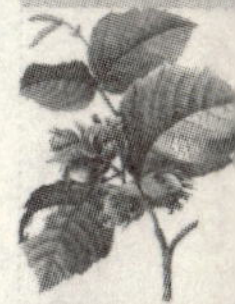

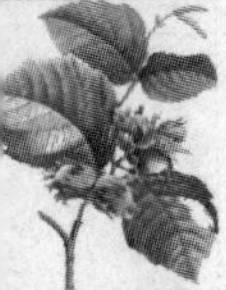

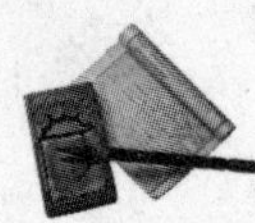

玉真散

【方　　剂】生白附360克（漂净），防风30克，白芷30克，生南星30克（漂净，姜汁炒），天麻30克，羌活30克。

【制　　法】研细粉过筛，外用冷开水调敷患处。内服0.9～5克，每日两次，热酒1盅调服。

【功　　效】祛风镇痉，止血止痛。

【主　　治】（1）破伤风、疯犬咬伤　症见风毒之邪从创口而入，著于肌表，传播经络，攻入脏腑。牙关紧闭，颈颈强直，四肢抽搐，角弓反张，伴高热，大汗出，大便秘结，小便自利，舌苔微黄，脉弦紧。

（2）外敷可治跌打损伤，金疮出血。

【临床应用】（1）破伤风或疯犬咬伤　用于风邪入络、风痰阻窍证。表现为抽搐，牙关紧闭，吞咽困难，角弓反张，甚则咬牙缩舌，高热，面色青紫，呼吸急促，大汗，便秘，少尿，舌质红绛，苔黄燥，脉弦数无力。

（2）外伤　用于瘀血内停证。患处外伤后肿胀，疼痛，创口出血，肢体活动不利，舌紫暗有瘀斑，脉细涩。

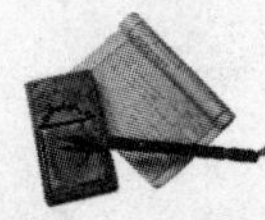

栀子清肝汤

【方　　剂】牛蒡子（1）5克，柴胡（1）5克，川芎（1）5克，白芍（1）5克，石膏（1）5克，当归（1）5克，山栀（1）5克，丹皮（1）5克，黄芩（1）5克，黄连（1）5克，甘草（1）5克。

【制　　法】水煎服。

【功　　效】清肝泻火，解毒散结。

【主　　治】腋痈或鬓疽　用于少阳经虚、肝火风热上攻证，痛连颈项、胸乳、太阳等处，胸胁苦满，口苦舌干，大便秘结，小便短赤，舌红苔薄黄脉弦数。

【临床应用】（1）腋窝淋巴结炎　症见肝郁化火挟痰凝结者。表现为腋下初起暴肿，皮色不变，灼热疼痛，上肢活动不利，伴有发热等明显的全身症状，舌红、苔黄，脉弦数。

（2）头面部蜂窝组织炎　症见肝火上炎肾阴亏虚者。表现为患处肿胀、疼痛、皮色红，头痛头晕，口燥舌干，发热，舌红、苔黄，脉弦数。

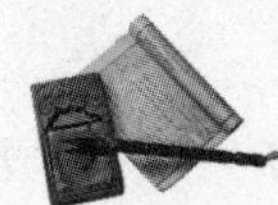

二阴煎

【方　　剂】生地6克，麦冬6克，酸枣仁6克，生甘草3克，玄参4克，黄连3克，茯苓4克，木通4克。

【制　　法】加灯心草20根或竹叶少许，水煎服。

【功　　效】清心泻火，养阴安神。

【主　　治】（1）失眠　见于肾阴不足、心火亢盛证，虚烦失眠，心悸健忘，自汗盗汗，口苦咽干，梦遗早泄，甚则惊狂失志，多言多笑，喜怒无常，舌淡苔少而干，脉细数。

（2）疽毒内陷　见于阴液不足、热入营血证，局部疮顶不高，根盘散漫，疮色紫滞，疮口干枯无脓，灼热剧痛，心烦失眠，身热夜甚，口渴，斑疹隐隐，甚则出血，舌红绛，苔少，脉细涩。

【临床应用】（1）全身化脓性感染　见于阴液不足、热入营血证，原发感染灶不溃脓，边界不清，疼痛加剧，全身壮热，口渴，尿少，甚至神志改变或机体出血。舌红绛，苔少，脉细涩。

（2）高血压病　见于肾阴不足、心火亢盛证，易烦躁，失眠，心慌，健忘，遗精或早泄，记忆力减退，舌淡苔少而干，脉细数。

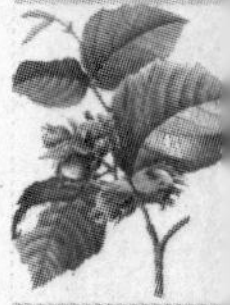

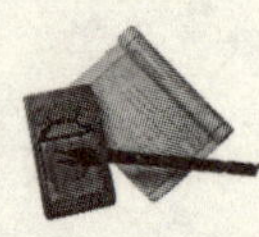

如意金黄散

【方　　剂】 生大黄（2）5千克，黄柏（2）5千克，姜黄（2）5千克，白芷（2）5千克，天南星1千克，陈皮1千克，苍术1千克，厚朴1千克，甘草1千克，天花粉5千克。

【制　　法】 研极细末，茶、酒、醋、麻油、蜂蜜等调用，外敷患处。

【功　　效】 清热解毒，除湿化痰，散瘀消肿。

【主　　治】 痈疽发背，诸疮疔肿，跌仆损伤，湿痰流毒，大头时肿，漆疮火丹，风热天疱，肌肤赤肿，干湿脚气，妇女乳痈，小儿丹毒等，见于热毒血瘀证，患处高肿红活，疼痛剧烈，甚则痛如鸡啄，发热恶寒，口渴引饮，烦躁，便秘，溲赤，舌红苔黄脉数。

【临床应用】 （1）体表感染及脓肿　见于湿热火毒蕴结证。患处皮色红、皮温高、肿胀高突，边界不清，伴有发热、头身疼痛等明显的全身症状，血常规检查见白细胞和中性粒细胞显著升高。舌红苔黄脉数。

（2）跌打损伤　见于瘀血阻络证，患处外伤后肿胀、皮肤青紫或皮下硬结、疼痛、肿胀范围边界不清，肢体活动不利。舌质紫暗脉细涩。

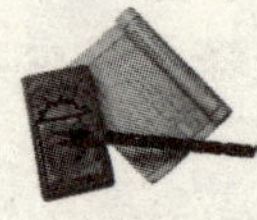

透脓散

【方　　剂】 当归6克，生黄芪12克，炒山甲3克，川芎9克，皂角刺5克。

【制　　法】 水煎服。

【功　　效】 透脓托毒。

【主　　治】 肿疡后期　用于正盛邪实证，痈疽诸毒内脓已成、不易外溃，患处肿胀、疼痛、色红、灼热，伴身热，头身痛，烦躁，口

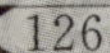

渴，大便秘结，小便黄赤，舌红、苔黄，脉滑数。

【临床应用】 体表脓肿　见于正盛邪实证，患处局限性肿胀，跳痛，边界不清，皮色红，皮温高，有波动感，伴发热，头身疼痛，血常规检查见白细胞和中性粒细胞显著升高，舌红、苔黄，脉数。

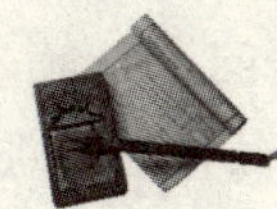

脏连丸

【方　　剂】 黄连240克，公猪大肠（肥者一段）40厘米，酒1250毫升。

【制　　法】 黄连塞入猪肠，扎两头，入酒煮，研细为丸。每服3～9克，空腹温开水送下。

【功　　效】 清化大肠湿热。

【主　　治】 痔疮　用于大肠湿热证，痔疮无论新久，便血作痛，肛门重坠，里急后重，大便不爽，腹胀腹坠，小便短赤，苔黄腻，脉滑数。

【临床应用】 (1) 内痔　用于大肠湿热证，痔核脱出肛管外，色紫赤，自觉肛门坠胀疼痛，里急后重，或有出血，苔黄腻，脉滑数。

(2) 外痔　用于大肠湿热证，肛门坠胀肿痛，自觉有异物感，便秘或泄泻，痔核处潮红，苔黄腻脉滑数。

(3) 直肠息肉　用于大肠湿热证，腹胀，大便粘滞，里急后重，便血或黏液，舌红苔黄腻，脉滑数。

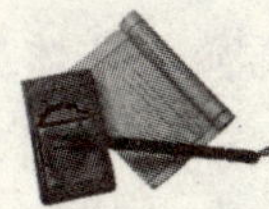

七福饮

【方　　剂】 人参6克，熟地9克，当归9克，炒白术5克，炙甘草3克，酸枣仁9克，制远志5克。

【制　　法】 水煎服。

【功　　效】 补益气血，健脾安神。

【主　　治】 (1) 失眠　用于心脾气血两虚证。失眠，夜梦多，易受惊吓，

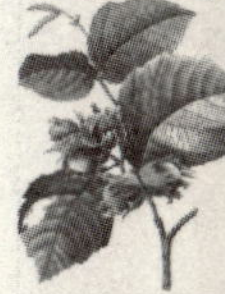

心悸心慌，纳少乏力，头痛头晕，少气懒言，四肢倦怠，舌淡苔薄白，脉濡细。

（2）心悸　用于心脾气血两虚证。胸闷，心悸，气短，自汗，神疲乏力，失眠，腹胀，小便不利，颜面或下肢水肿，舌淡苔薄白，脉沉细弱或结代。

【临床应用】（1）冠心病、心衰　用于心脾气血两虚证。胸闷，心慌，气短，自汗出，神疲乏力，失眠，腹胀，少尿，颜面或下肢水肿，舌淡苔薄白，脉沉细弱或结代。

（2）神经衰弱症　用于心脾气血两虚证。睡眠时间短或夜梦多，易受惊吓，心慌胸闷，气短乏力，食欲差，烦躁，舌淡苔薄白，脉濡细。

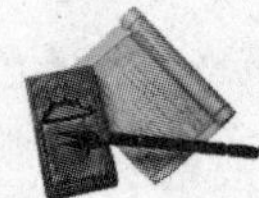

牛黄清心丸

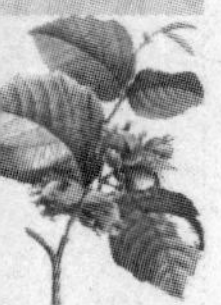

【方　　剂】黄连 15 克，黄芩 9 克，山栀仁 9 克，郁金 6 克，辰砂 4.5 克，牛黄 0.75 克。

【制　　法】研末，调面糊丸，如黍米大。每服 7～8 丸。

【功　　效】清热解毒，开窍安神。

【主　　治】（1）走黄　见于热入营血证，患处忽然疮顶陷黑无脓，肿势软漫，迅速向周围扩散，皮色暗红，伴有寒战高热，头痛，烦躁不安，甚则神昏谵语，苔多黄燥，舌质红绛，脉多洪数。

（2）中风　见于痰热内闭证，头痛头晕，神昏语謇，肢体麻木或活动不利，痰涎壅盛，呼吸急促，大便溏泻，小便不利，舌苔黄腻，脉滑数。

（3）小儿惊风　见于痰热阻闭心窍证，发热抽搐，口干咽燥，口渴，便秘，溲赤，痰涎壅盛，面红气粗，舌质红、苔黄，脉滑数。

【临床应用】（1）全身化脓性感染　用于气营两燔或毒入营血证。表现为寒战高热，头痛烦躁，汗出口渴，恶心呕逆，肢体麻木，舌质鲜红，苔黄糙，脉弦数而大。

（2）颅脑病变　用于痰热闭阻心窍证。表现为昏迷、谵语、抽搐、痉厥，或皮肤发斑，舌质红绛，苔黄腻，脉滑数。

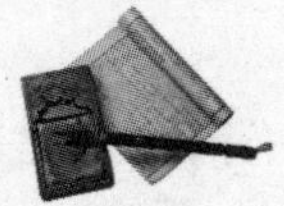

左归丸

【方　　剂】大怀熟240克，炒山药120克，枸杞120克，山萸肉120克，川牛膝90克，制菟丝子120克，鹿角胶120克，龟胶120克。

【制　　法】先将熟地蒸烂，杵膏，加炼蜜丸，梧桐子大，每食前用滚汤或淡盐汤送下百余丸。

【功　　效】滋阴补肾，添精益髓。

【主　　治】治肾阴不足证　真阴肾水不足，不能滋养营卫，渐至衰弱，或寒热往来，自汗盗汗，或神不守舍，血不归原，或虚损伤阴，或遗淋不禁，或气虚昏晕，或眼花耳聋，或口燥舌干，或腰酸腿软，凡精髓内亏，津液枯涸等证，俱速宜壮水之主，以培左肾之元阴，而精血自充矣，宜此方主之。

【临床应用】（1）白细胞减少症　用于因放射职业、苯等药物、慢性肝炎、放射治疗等导致的白细胞减少症。

（2）功能性子宫出血　少女功能性子宫出血排除器质性病变。

（3）足跟痛　包括跟骨骨刺、足跟脂肪纤维垫炎、跟腱膜炎、跟骨骨骺炎引起的足跟痛。

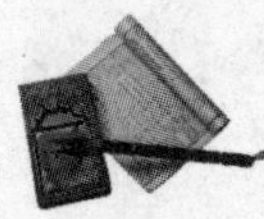

玉女煎

【方　　剂】生石膏15～30克，熟地9～30克，麦冬6克，知母、牛膝各5克。

【制　　法】水1盅半，煎七分。温服或冷服。

【功　　效】清胃热，滋肾阴。

【主　　治】胃热阴虚证　头痛、齿松牙衄、牙痛、烦热干渴，舌红苔黄而干。亦可用于治疗消渴之症。

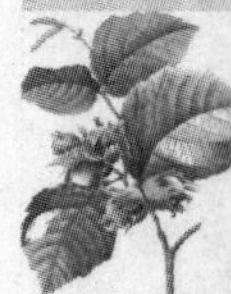

【临床应用】 (1) 复发性口疮　用于胃火炽盛，肾阴亏虚证。临床症状有口腔黏膜或唇、舌、腭等不同部位有大小及深浅不一的溃疡，呈圆形或椭圆形，周围红润，表面有灰白色假膜覆盖，进食时疼痛尤甚。舌质红、苔黄、脉滑数。

(2) 鼻衄　用于胃热炽盛证，鼻衄时作，烦热干渴，舌红苔黄而干。

(3) 非胰岛素依赖型糖尿病　症见口渴多饮，善饥多食、多尿等。其发病为长期过食肥甘、醇酒厚味，致脾胃运化失职，积热内蕴，化燥伤津，发为消渴。

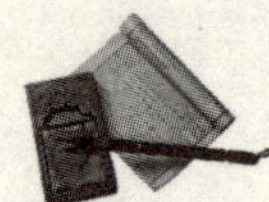

金水六君煎

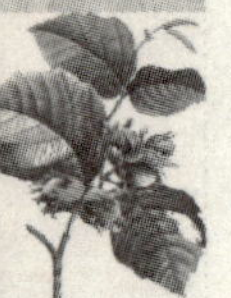

【方　　剂】 当归6克，茯苓6克，半夏6克，熟地15克，陈皮15克，炙甘草3克。

【制　　法】 水煎服，每日1剂，服2次。(水两盅，生姜3～5片，煎至七八分，食后温服。)

【功　　效】 滋补肺肾，益气养阴化痰。

【主　　治】 肺肾阴血不足，外感风寒，水泛为痰，痰浊内盛证。症见咳嗽、喘急、呕恶多痰等症。

【临床应用】 (1) 过敏性鼻炎　又称变应性鼻炎，是一种常见的变态反应性疾病，临床以鼻塞、流涕、喷嚏、鼻痒、头晕为主要症状。由于其病程较长，易反复，对患者的正常工作、学习、生活有很大的影响，在儿童中尤易并发咳嗽及支气管哮喘，因而日益受到人们的关注。

(2) 慢性支气管炎临床缓解期　临床主要表现为咳嗽咯痰，或伴有喘息，反复发作，病情呈缓慢发展，常有多种并发症，如肺气肿、肺原性心脏病等。

(3) 慢性支气管炎急性发作　用于慢支患者，其临床主要表现为咳嗽咯痰，或伴有喘息等为主。病程长，复又急性发作，辨证属痰热壅肺、脾肾两虚型者。

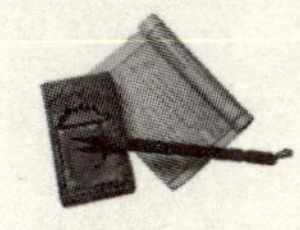

大补元煎

【方　　剂】人参3～15克，山药6克，熟地15克，杜仲6克，当归6～10克，山萸肉3克，枸杞6～9克，炙甘草3～6克。

【制　　法】水煎服，每日1剂，服两次。

【功　　效】补益气血，救本培元。

【主　　治】气血大亏，神精失守之危重病症。

【临床应用】(1) 失眠　用于肾阴虚型，表现有睡眠不足4个小时者，或入睡难，或早醒，或早醒不易复睡，或惊悸不寐，兼见多梦，头晕耳鸣，健忘，腰膝酸软，心悸，咽干夜甚，潮热盗汗，五心烦热，男子遗精，女子经少，舌红少津，脉象沉细或细数等。

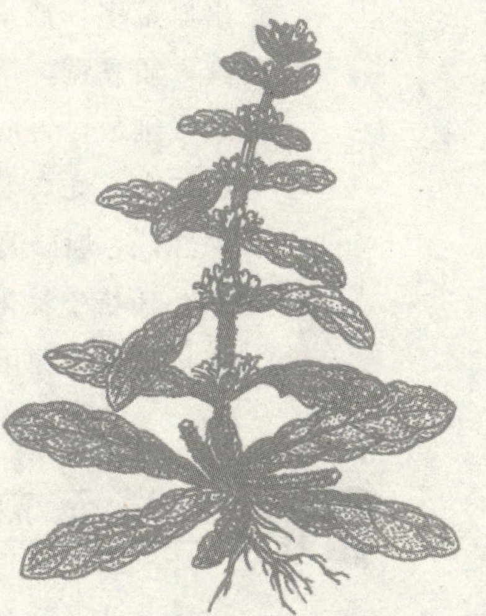

(2) 产后子宫复旧不良　用于气虚型，表现有恶露淋漓不尽，量多色淡、质稀无臭味，产妇神疲乏力，面色苍白，少气懒言，自汗，食欲不振，少腹有空坠感觉，舌质淡，舌有齿痕，脉弱无力等。

(3) 椎基底动脉供血不足致眩晕　表现为头晕耳鸣，视物旋转，智力减退，反应迟钝，腰腿酸软，小便次数增多，舌淡、脉沉细等。

(4) 排卵障碍性不孕　症见阴虚者，月经后期，经量偏少，色红，口干，手足心热，腰酸腿困，舌质偏红，苔少，脉细弦等。或阳虚者，见月经后期，量少色淡，性欲淡漠，乏力怕冷，腰酸腿软，舌质淡，边有齿印，脉沉细等。

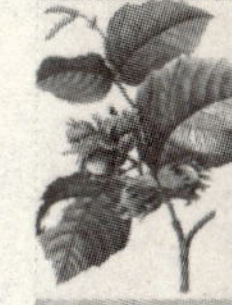

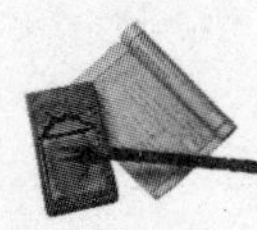

保阴煎

【方　　剂】炒白芍9克，淮山药9克，续断9克，生熟地各9克，黄芩6克，黄柏6克，生甘草3克。

【制　　法】煎服，每日1剂，服两次。

【功　　效】养阴清热，补益肝肾。

【主　　治】治阴虚劳损，相火炽盛，津枯烦渴，咳嗽吐衄多热等证　如阴虚内热，以致尿血、便血，或月经先期，经量过多，赤白带下；或内热口干，舌红脉细数等，亦可用于胎热不安或产后血淋。

【临床应用】(1) 产后子宫复旧不良　临床主要症状为产后或流产后，阴道出血量多，或淋漓不净，时间超过3周以上。血色鲜红或深红，质黏稠，口干喜饮，心胸烦躁，大便干结，小便短黄，脉细或细数，舌质红，苔薄黄。

(2) 先兆流产　临床症见孕早期或晚期阴道少量流血，色鲜红或深红，心烦口渴，小便短黄，大便秘结，舌红，苔黄，脉滑数。

(3) 抗精子抗体所致免疫性不孕　符合不孕症诊断，经系统检查排除其他原因及男方因素，抗精子抗体检查阳性。

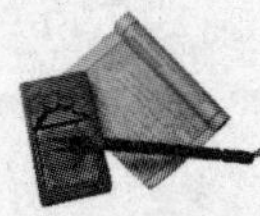

举元煎

【方　　剂】人参9～15克，炙黄芪9～15克，炙甘草3～6克，炒升麻2克，炒白术3～6克。

【制　　法】水煎服，每日1剂，服两次。

【功　　效】益气举陷，补气升阳。

【主　　治】气虚下陷，血崩血脱，亡阳垂危等证。

【临床应用】(1) 功能失调性月经紊乱　用于脾虚型，临床表现有月经周期不规则，伴神疲气短，面色苍白，面浮肢肿，或手足不温，纳呆或便溏，舌质淡胖，舌边齿痕，舌苔薄白或苔白稍厚，脉弱或沉弱无力。

(2) 先兆流产　临床症见在怀孕早期或晚期阴道少量流血，色鲜红或深红，少腹疼痛或坠胀，或腰骶酸胀等。

(3) 儿童锌缺乏症　临床有厌食症状明显（须排除胃肠道器质性疾患），反复呼吸道感染，身长体重低于正常。苔薄白，舌质淡红或红，脉弱。

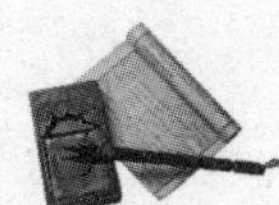

柴胡疏肝散

【方　　剂】柴胡6克，香附5克，枳壳5克，陈皮6克，川芎5克，白芍5克，甘草3克。

【制　　法】水煎服，日1剂，分两次早晚服。

【功　　效】疏肝理气活血。

【主　　治】肝气郁结，腹部胀痛，攻窜不定，或见胁下疼痛，胸闷嗳气，舌淡苔薄，脉象弦细。常因情志不畅或受精神刺激而发作。

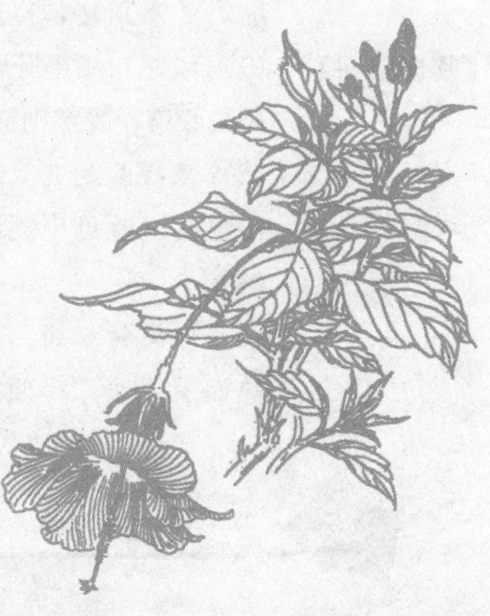

【临床应用】(1) 肠粘连　腹部胀痛，攻窜不定，按之不减，矢气稍缓；或见胁下疼痛，胸闷嗳气，舌淡、苔薄，脉象弦细。常因情志不畅或受精神刺激而发作。

(2) 肠易激综合征　腹痛、腹泻、腹胀、肠鸣、里急后重反复发作，水样大便或黏液稀便、腹泻与便秘交替，苔白或腻，脉沉弦或沉细；每因情志变化或饮食不慎而发作加重，或黎明时肠鸣腹痛，泻后即安等。

(3) 更年期综合征　绝经前后，阵发性忽冷、忽热，面部潮红，出汗，失眠，头晕，目眩，紧张，抑郁，易怒，健忘，疲劳或恶心，呕吐，头痛，腰腿痛，心悸等，同时月经不规则，经量增多，经期延长，月经间隔逐步延长，最后绝经。

(4) 神经衰弱　失眠多梦，头昏脑胀，记忆力减退，注意力不集中，急躁易怒，怕声怕光，以及耳鸣眼花，精神萎靡等，也可有植物神经功能紊乱表现，月经失调，尿频，焦虑，疑病。

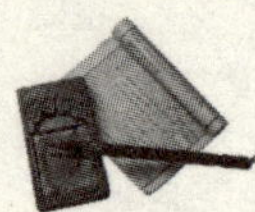

暖肝煎

【方　　剂】当归 6～9 克，枸杞 9 克，小茴香 6 克，肉桂 3～6 克，乌药 6 克，沉香（或木香亦可）3 克，茯苓 6 克。

【制　　法】加生姜 3～5 片，水煎服。

【功　　效】暖肝温肾，行气止痛。

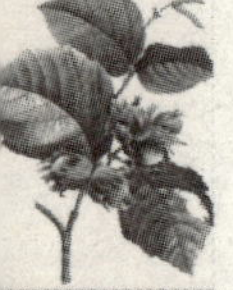

【主　　治】阴缩　肝肾阴寒、寒滞肝脉证，少腹胀痛，睾丸坠胀或阴囊收缩，受寒则甚，得热而缓；舌润滑苔白，脉沉弦或迟。

【临床应用】(1) 疝气　用于肝肾阴寒、寒滞肝脉证，少腹胀痛，睾丸坠胀或阴囊收缩，受寒则甚，得热而缓；舌润滑，苔白，脉沉弦或迟。

(2) 慢性阑尾炎　用于肝肾阴寒证，少腹疼痛，得温痛减，遇冷更甚；兼见小便清利，大便自可或溏薄；舌润滑，苔白，脉沉弦。

(3) 肋间神经痛　用于寒滞肝脉证，两胁疼痛，受寒则甚，得热而缓；兼见小便清利；舌润滑，苔白，脉沉弦。

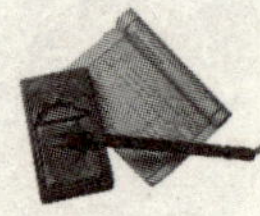

通瘀煎

【方　　剂】归尾 12 克，山楂、香附、红花各 6 克，乌药 3 克，青皮、泽泻各 5 克，木香 2 克。

【制　　法】水煎，食前服。

【功　　效】活血化瘀，理气止痛。

【主　　治】（1）血厥　突然昏倒，不省人事，牙关紧闭，面赤唇紫，舌红，脉多沉弦。

（2）妇人血滞血积　经脉不利，痛极拒按及产后瘀血实痛。

【临床应用】（1）冠状动脉粥样硬化性心脏病（心绞痛、心肌梗死）　用于心血瘀阻证，突然昏倒，不省人事，牙关紧闭，兼见胸部闷痛，固定不移，面赤唇紫，舌红，脉多沉弦。

（2）痛经　用于气滞血瘀证，每于经前一两天或月经期小腹胀痛，拒按，或伴胸胁乳房作胀，或经量少，或经行不畅，经色紫黯有块，血块排出后痛减，经净疼痛消失，舌紫黯或有瘀点，脉弦或弦滑。

（3）闭经　用于气滞血瘀证，月经数月不行，精神抑郁，烦躁易怒，胸胁胀满，少腹胀痛或拒按，舌边紫黯，或有瘀点，脉沉弦或沉涩。

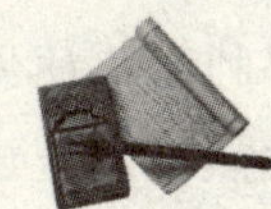

济川煎

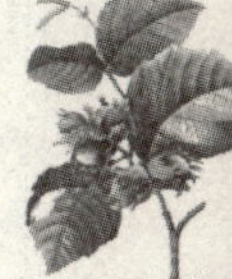

【方　　剂】当归15克，牛膝6克，肉苁蓉9克，泽泻5克，升麻3克，枳壳3克。

【制　　法】水煎服，每日1剂，服两次。

【功　　效】补肾养血，润肠通便。

【主　　治】老年者肾虚血少，大便秘结　症见大便秘结，小便清长，腰膝酸软，舌淡苔薄白，脉弱。

【临床应用】（1）功能性便秘　用于脾肾阳虚型。临床表现为排便时间延长，3天以上1次，粪便干燥坚硬；重者大便艰难，干燥如栗，可伴少腹胀，神倦乏力，胃纳减退等症；体倦乏力，脘腹胀满，腰膝酸软，形寒肢冷，舌质淡胖，苔薄白，脉细弱。排除直肠肿瘤、痔疮等器质性因素，内分泌及代谢性疾病、药物等因素所致的便秘。

(2) 老年性便秘（包括老年习惯性便秘、老年性Ⅱ型糖尿病便秘、老年顽固性便秘等） 患者年高，或有心脑血管、内分泌等其他系统疾病，排除直肠肿瘤、痔疮等器质性因素。

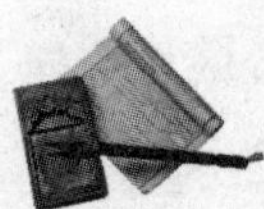

桑白皮汤

【方　　剂】 炙桑白皮 30 克，半夏、黄芩、黄连、栀子各 10 克，苏子 9 克，杏仁、川贝母各 12 克。

【制　　法】 水煎服，每日 1 剂，服两次。

【功　　效】 清火涤痰，止咳平喘。

【主　　治】 痰热壅肺所致诸症 症见咳痰黄稠，烦热，苔黄腻，脉滑数。

【临床应用】 (1) 老年性慢性支气管炎 用于痰热郁肺型，咳逆喘息气粗，烦躁胸满，痰黄或白，黏稠难咯，口干咽燥，或身热恶寒，小便黄溲，舌苔黄腻，脉滑数等。

(2) 慢性肺源性心脏病急性发作期 用于痰热郁肺型，症见咳逆喘息，气粗，烦躁，胸满，痰黄黏稠难咯，发热口渴，溲黄便干，舌质红，苔黄或黄腻，脉滑数。

(3) 急性病毒性结膜炎角膜并发症 有典型的急性病毒性结膜炎病史，治疗后症状有所好转，但仍自觉眼痛、干涩不舒，裂隙灯检查可见结膜充血，角膜细点状上皮脱落。

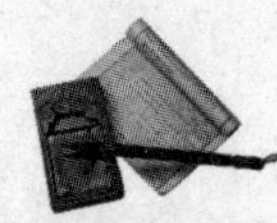

毓麟珠

【方　　剂】 鹿角霜、白芍、白术、茯苓、人参、杜仲、当归各 10 克，菟丝子、熟地各 20 克，川芎、川椒、甘草各 5 克。

【制　　法】 水煎服。

【功　　效】 温肾助阳，补血养气，调补冲任。

【主　　治】 不孕症 肾虚不孕，偏阳虚证，婚久不孕，月经后期，量少色淡，或闭经；面色晦黯，腰酸腿软，性欲淡漠，小便清长，大便不实；舌淡苔白，脉沉细或沉迟。

【临床应用】 不孕（原发性不孕，继发性不孕）用于肾虚不孕，婚久不孕，月经后期，量少色淡，质稀，或闭经；腰酸腿软，怕冷，小便清长，舌淡苔白，脉沉细。

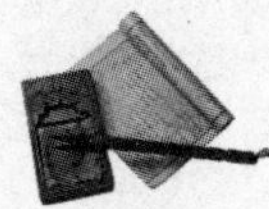

龟鹿二仙胶

【方　　剂】 鹿角 5 千克，龟板（2）5 千克，枸杞子（1）5 千克，人参 500 克。

【制　　法】 先将鹿角、龟板锯截，刮净，水浸，桑柴火熬炼成胶，再将人参，枸杞熬膏和入。每晨酒调服 9 克。现代用法：每晨取 3 克，清酒调化，淡盐开水送服。

【功　　效】 填阴补精，益气壮阳。

【主　　治】 阳痿　肾中阴阳两虚，任督精血不足证，阳痿遗精，全身瘦弱，两目昏花，腰膝酸软。

【临床应用】 性功能障碍　用于真元虚损，精血不足之证。表现为阳痿遗精，久不孕育，全身瘦削，两目昏花，腰膝酸软。

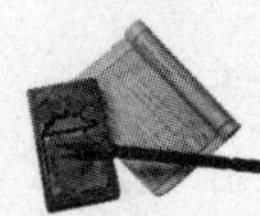

驱风散热饮子

【方　　剂】 连翘、牛蒡子（炒研）、羌活、苏薄荷、大黄（酒浸）、赤芍药、防风、当归尾、山栀仁、川芎各等份，甘草少许

【制　　法】 水煎，温热服。

【功　　效】 祛风清热，退赤止痛。

【主　　治】（1）漏睛疮　用于风热上攻证，大眦部红肿疼痛高起，泪多头痛，恶寒发热，苔薄黄，脉浮数。

（2）天行赤眼　用于初感疠气证，眼病初起，突发白睛红赤，

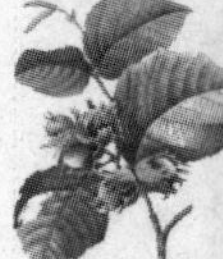

干涩刺痛，畏光流泪，泪多清稀；全身症状不明显，或伴畏寒发热、鼻塞流涕，苔薄黄，脉浮数。

(3) 风牵偏视　用于邪伏络滞证，小儿热病之后，目珠偏斜，舌尖红，苔薄黄，脉浮数。

(4) 胞轮振跳　用于风热外袭证，胞轮振跳频频，可兼有头痛眼胀，鼻塞涕多，苔白，脉浮。

【临床应用】(1) 急性泪囊炎　用于风热上攻证，泪囊处红肿疼痛高起，恶寒发热，苔薄黄，脉浮数。

(2) 病毒性结膜炎　用于初感疠气证，结膜充血，干涩刺痛，畏光流泪，泪多清稀，或伴畏寒发热，鼻塞流涕，苔薄白或薄黄，脉浮数。

(3) 麻痹性斜视　用于邪伏络滞证，小儿热病之后，突然目珠偏斜，舌尖红，苔薄黄，脉浮数。

(4) 电光性眼炎　白睛红赤，黑睛星翳，疼痛剧烈者。

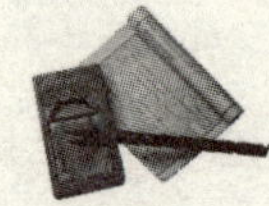

驱风一字散

【方　剂】炮川乌、川芎、荆芥各 15 克，羌活、防风各 75 克。

【制　法】为细末，每服 6 克，食后，薄荷汤调下。

【功　效】祛风止痒。

【主　治】时复目痒　用于风邪外袭证，眼部奇痒，睑内不红或微红，少许红色颗粒；舌苔薄白，脉浮。

【临床应用】(1) 春季卡他性结膜炎　用于风邪侵袭证，眼部时时作痒，睑内不红或微红，少许红色颗粒，舌苔薄白，脉浮。

(2) 沙眼　用于风热客睑证，眼部微痒不适，干涩眵少，羞明流泪，睑内微红，有少量红赤颗粒，舌苔薄，脉浮。

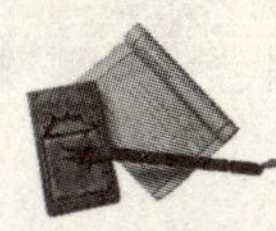

明目地黄丸

【方　　剂】 熟地黄120克，生地黄、山药、泽泻、山茱萸、丹皮、柴胡、茯神、当归、五味子60克。

【制　　法】 为细末，炼蜜为丸。每服9克，空心淡盐汤下。

【功　　效】 滋养肝肾，益精明目。

【主　　治】 (1) *高风内障* 用于肝肾阴虚证，夜盲，视野缩窄，眼干涩，视乳头呈蜡黄色，血管变细，网膜污秽，周围有骨细胞样色素沉着，全身伴有头晕耳鸣，失眠梦扰，口干，腰膝酸软，舌红少苔，脉细数。

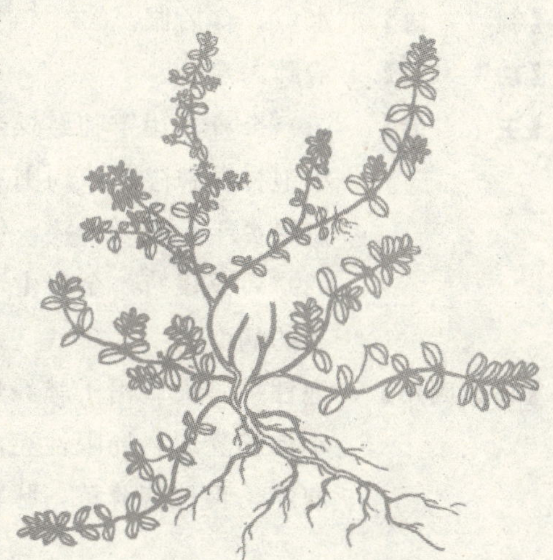

(2) *云雾移睛* 用于肝肾不足证，眼前似有飞蚊，逐渐增多，可见神膏内有点状、条状或块状混浊物漂浮，或大量雪花样白色点状漂浮物，或闪辉样漂浮物；可伴有视物昏朦，眼干涩，易疲劳，舌红，苔薄，脉细。

(3) *青盲* 用于肝肾亏虚证，视物模糊，眼底视乳头色淡或蜡黄，网膜污秽；全身可见腰膝软酸，失眠多梦，头昏耳鸣，舌淡，苔薄白，脉沉细。

(4) *视瞻昏渺* 用于肝肾亏虚证，视物模糊，中心暗影，双目干涩，眼底有渗出、或色素斑块；可伴有失眠口干，头晕耳鸣，五心烦热；苔薄白或黄，脉细数。

【临床应用】 (1) *原发性视网膜色素变性* 用于肝肾阴虚证，夜盲，视野缩小，眼干涩；头晕耳鸣，失眠梦扰，口干，腰膝酸软，舌红少苔，脉细数。

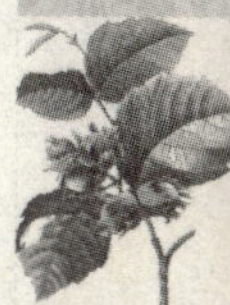

(2) 急性视网膜坏死　用于肝肾两亏证，眼前部症状较轻，但玻璃体混浊加重，视网膜动脉变细，网膜有大片萎缩灶，视神经乳。

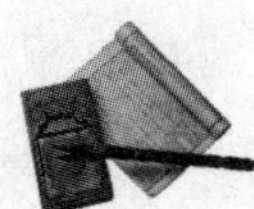

泻肺汤

【方　　剂】桑白皮、黄芩、地骨皮、知母、麦门冬、桔梗各等份。

【制　　法】水煎，食后服。

【功　　效】清肺泻热。

【主　　治】(1) 金疳　用于肺经燥热证，涩痛畏光，流泪眵多，白睛表面小泡样颗粒隆起，周围赤丝环绕、赤脉粗大、色鲜红；可兼见口渴鼻干，咳嗽少痰，便秘溲赤。

(2) 白膜侵睛　金疳生于黑睛边际，致使黑睛边缘有似白膜侵入的病变。

【临床应用】泡性结膜炎　用于肺经燥热证，涩痛畏光，流泪眵多，球结膜小泡样隆起，局限性充血；可兼见口渴鼻干，咳嗽少痰，便秘溲赤，舌红苔薄黄，脉数。

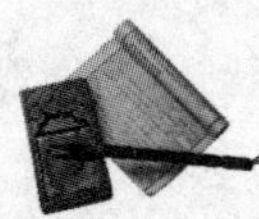

丁香柿蒂汤

【方　　剂】丁香 6 克，柿蒂 9 克，人参 3 克，生姜 6 克。

【制　　法】水煎服。

【功　　效】温中益气，降逆止呃。

【主　　治】呃逆　用于胃气虚寒证，呃逆不已，胸痞，脉迟者。

【临床应用】(1) 膈肌痉挛　用于胃气虚寒证，呃逆不已，呃声沉缓有力，膈间及胃脘不舒，胸痞，得热则减，得寒愈甚，食欲减少，口中和而不渴，舌苔白润，脉迟。

(2) 返流性食管炎　用于胃气虚寒证，吞咽困难，伴吞咽疼痛，膈间及胃脘不舒，烧心和反酸，得热则减，得寒愈甚，食欲减少，口中和而不渴，舌苔白润，脉迟。

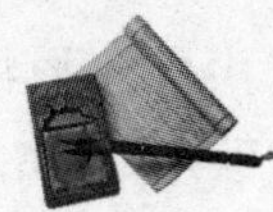

四顺清凉饮子

【方　　剂】当归、龙胆草、黄芩、桑白皮、车前子、生地、赤芍、枳壳各3克，炙甘草1克，熟大黄、防风、川芎、黄连、木贼草、柴胡、羌活各2克。

【制　　法】水煎服。

【功　　效】清热解毒泻火。

【主　　治】凝脂翳　用于里热炽盛证，黑睛溃陷大而深，凝脂大片，黄液上冲，瞳神紧小，胞睑红肿，白睛混赤，头目疼痛剧烈，羞明难睁，热泪如汤，眵多色黄或黄绿；可兼有发热口渴，便秘溲赤；舌红苔黄厚，脉数。

【临床应用】（1）细菌性角膜炎　用于热毒炽盛证，角膜大片溃疡，状如凝脂，前房积脓，混合充血，眼睑红肿，头目痛甚，舌红苔黄，脉数。

（2）毕夏氏综合征　用于热毒炽盛证，眼部充血，前房积脓或出血，瞳孔区有渗出斑；全身可有口腔及外生殖器黏膜有溃疡，溲赤便秘，舌质红，舌苔黄厚，脉弦数。

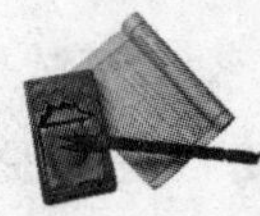

归芍红花散

【方　　剂】当归、大黄、山栀、黄芩、红花、赤芍、甘草、白芷、生地、连翘、防风各等份。

【制　　法】为细末，每服9克，水煎服。

【功　　效】凉血散瘀，清热解毒。

【主　　治】椒疮　用于血热壅滞证，胞睑肥厚，眼睑重坠难开，眼内灼热刺痛，沙涩羞明，眵多流泪，睑内颗粒累累，黑睛赤膜下垂。

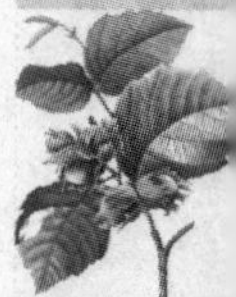

【临床应用】(1) 沙眼　用于血热壅滞证，眼睑肿硬，眼睑重坠难开，眼内灼热刺痛，沙涩羞明，眵多流泪，睑结膜有许多乳头、滤泡增生，角膜新生血管翳；舌红苔黄，脉数。

(2) 眼眶炎性假瘤　用于痰湿内聚证，眼球突出眶，运动受限，结膜肿胀，可伴头目胀痛，眩晕胸闷，舌质淡、苔白腻，脉滑数。

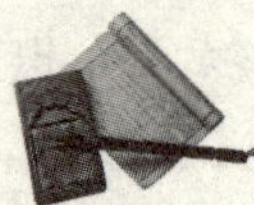

除湿汤

【方　剂】连翘、滑石、车前子、黄芩、白茯苓、防风、荆芥各10克，川连、木通、陈皮各5克，枳壳6克，甘草3克。

【制　法】水煎服。

【功　效】清热除湿。

【主　治】(1) 睑弦赤烂　用于湿热证，睑弦红赤溃烂，黄水溢出或脓血交加，痂块堆积，睫毛成束或乱生或脱落，眵泪胶黏，痒痛并作。

(2) 时复目痒　用于湿热夹风证，眼内奇痒难忍，眵多胶黏，胞睑肥厚，白睛黄浊，黑睛边缘增厚如胶样。

(3) 风赤疮痍　用于风热湿毒证，胞睑红赤肿痛，水疱簇出，甚至溃破糜烂，渗出黏液。

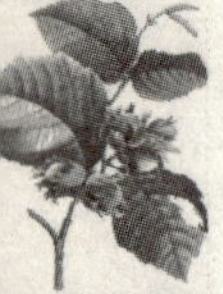

【临床应用】(1) 睑缘炎　用于湿热证，睑缘红赤溃烂、黄水溢出或脓血交加、痂块堆积，眵泪胶黏，痒痛并作，或见倒睫，睫毛脱落，舌质红，苔黄腻，脉濡数。

(2) 眼睑湿疹　用于脾胃湿热证，眼睑皮肤红赤作痒，水疱或脓疱丛生，甚则溃破糜烂，渗出黏液，灼热疼痛，舌质红，苔黄腻，脉滑数。

(3) 春季卡他性结膜炎　用于湿热夹风证，眼奇痒难忍，眵多胶黏，眼睑厚重，结膜黄浊，角膜边缘增厚如厚胶，舌红、苔黄腻，脉滑。

(4) 带状疱疹性角膜炎　用于脾胃湿热证，一侧眼睑面颊骤生疱疹，累累如串珠，结膜充血，角膜点状混浊，疼痛剧烈，舌质红，苔黄腻，脉数。

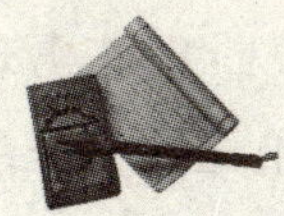

新制柴连汤

【方　　剂】 柴胡、黄芩、蔓荆子、山栀、龙胆草、荆芥、木通各 10 克，黄连 6 克，赤芍、防风各 15 克，甘草 5 克。

【制　　法】 水煎，食后服。

【功　　效】 祛风清热。

【主　　治】 (1) 聚星障　用于风热犯目证，病初起，黑睛出现点状或树枝状混浊，甚至出现圆盘状混浊，色灰白，抱轮红赤，羞明流泪，隐涩不舒，可伴有头痛鼻塞，苔薄黄，脉浮数。

(2) 凝脂翳　用于风热壅盛证，病初起，黑睛生翳，溃陷小而浅，其上覆盖薄脂，抱轮红赤，羞明流泪，眼痛头痛，舌苔薄黄，脉浮数。

(3) 混睛障　用于肝经风热证，病初起，黑睛深层混浊，抱轮红赤，畏光流泪，头目疼痛，舌红，苔薄黄，脉浮数。

(4) 瞳神紧小　用于肝经风热证，起病较急，眼珠坠痛，视物模糊，羞明流泪，抱轮红赤，神水混浊，黄仁晦暗，纹理不清，瞳神紧小，兼见头痛发热，口干，舌红，舌苔薄黄，脉弦数。

【临床应用】 (1) 单纯疱疹病毒性角膜炎　用于风热犯目证，病初起，角膜出现点状或树枝状混浊，甚至出现圆盘状混浊，色灰白，睫状充血，羞明流泪，隐涩不舒；头痛鼻塞，苔薄黄，脉浮数。

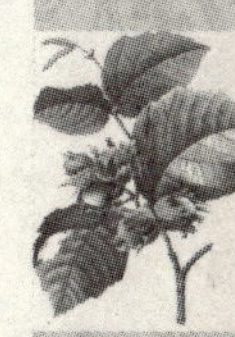

(2) 细菌性角膜炎　用于风热壅盛证，角膜出现混浊、边缘不清、表面污浊，睫状充血，畏光流泪，目痛头痛，视力下降；舌红，苔薄黄，脉浮数。

(3) 带状疱疹性角膜炎　用于肝胆风热证，眼睑皮肤出现疱疹，角膜出现点状、树枝状混浊，灼热疼痛，怕光流泪，结膜充血或混合充血；溲黄短赤，舌苔薄黄，脉浮数。

(4) 急性虹膜睫状体炎　用于肝经风热证，起病较急，眼珠坠痛，视物模糊，羞明流泪，睫状充血，房水混浊，虹膜纹理不清，瞳孔缩小；兼见头痛发热，口干，舌红，舌苔薄黄，脉弦数。

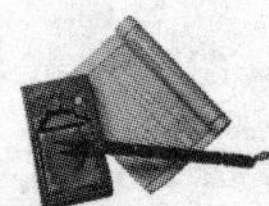

生蒲黄汤

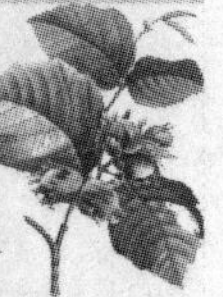

【方　　剂】生蒲黄、旱莲草、丹参、荆芥炭、生地各15克，郁金、川芎、丹皮各10克。

【制　　法】水煎服。

【功　　效】滋阴凉血，化瘀止血。

【主　　治】(1) 云雾移睛　用于虚火伤络证，自觉眼前黑花飞舞，视力缓降或急降，神膏点状、絮状或团块状混浊，眼底可见出血，灌于神膏，若量多时则眼底不能窥及；全身常见头晕耳鸣，心烦少寐，口燥咽干，舌红少苔，脉弦细数。

(2) 暴盲　用于虚火伤络证，病情迁延，眼底反复出血，伴五心烦热，口干唇燥，舌质红，少苔，脉细数。

【临床应用】(1) 周边色素膜炎　用于虚火伤络证，自觉眼前黑花飞舞，视力缓降或急降。玻璃体点状、絮状或团块状混浊，房角有灰黄色渗出物或有出血，眼底周边部除有渗出物外，可见片状出血，甚则向后极部蔓延，灌于玻璃体，若量多时则眼底不能窥及；全身常见头晕耳鸣，心烦少寐，口燥咽干，舌红少苔，脉弦细数。

(2) 视网膜中央静脉阻塞　用于气滞血瘀证，视物模物，视网膜中央静脉粗大迂曲，视网膜放射状出血，玻璃体混浊；或伴心烦失眠，胸胁胀闷，舌质淡，边有瘀点，苔薄白。

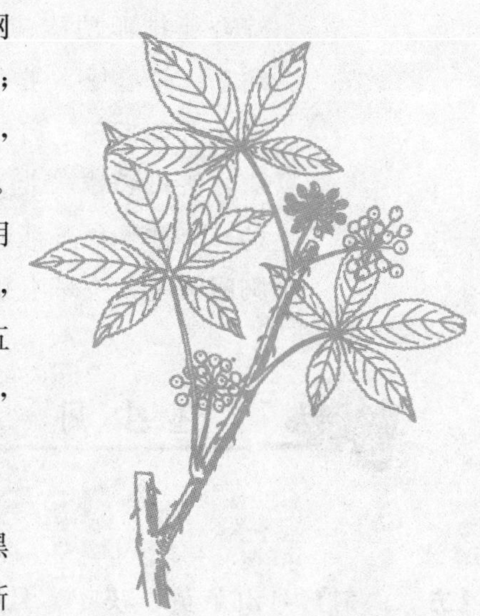

(3) 视网膜静脉周围炎　用于虚火伤络证，病情迁延，玻璃体积血反复发作，伴五心烦热，口干唇燥，舌质红，少苔，脉细数。

(4) 糖尿病性视网膜病变　用于瘀血内阻证，眼前有黑影飘动，眼底可见视网膜新生血管，反复发生大片出血，兼见胸闷、头昏目眩，舌紫有瘀斑，脉弦涩。

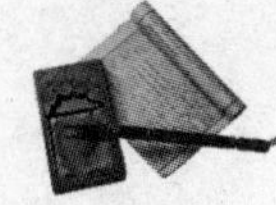

启宫丸

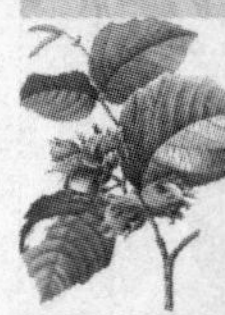

【方　　剂】白术、半夏曲、香附、川芎各30克，神曲、茯苓各15克，橘红、甘草各3克。

【制　　法】以上主要研成细末，用粥制成药丸，用白开水送服。每次10克，每日两次。

【功　　效】燥湿化痰，启宫助孕。

【主　　治】(1) 不孕症　用于痰湿阻滞型，妇人体肥痰盛，子宫脂满，不能孕育者。症见婚后久不受孕，形体肥胖，经行延后，甚则闭经，带下量多，质黏稠，面色㿠白，头晕心悸，胸闷泛恶，舌黯红、苔白腻，脉滑。

(2) 月经不调、闭经　痰湿型，月经后期或月经先后不定，经量偏少，形体肥胖，纳差神疲，口腻多痰，或带下量多质黏腻，舌黯红、苔白腻，脉滑。

【临床应用】(1) 不孕症　用于痰湿证，表现为各种原因（主要为多囊卵巢综合征排卵功能障碍）导致的月经不调，形体肥胖，胸闷脘痞，头晕心悸，带下量多，舌黯红，苔白腻，脉滑。

（2）月经不调、闭经　痰湿证，月经不调，形体肥胖，胸闷脘痞，头晕心悸，带下量多，舌苔白腻，脉滑。

（3）肥胖　痰湿证，表现为形体肥胖，懒于运动，神疲乏力，胸闷纳差，头晕呕恶，舌苔白腻，脉滑。

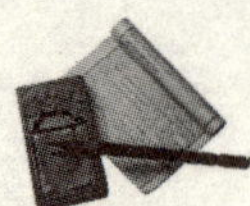

还少丹

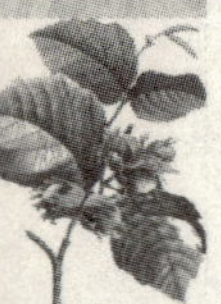

【方　　剂】山茱萸、茯苓、杜仲（姜汁炒）、肉苁蓉（酒浸）、楮实（酒蒸）、小茴、巴戟天（酒浸）、远志、五味子各30克，山药、牛膝（酒浸）、枸杞子各45克，石菖蒲15克，熟地60克。

【制　　法】加枣肉，炼蜜为丸，如梧桐子大，每次10克，淡盐汤下，每日两次。

【功　　效】温补下元，养心安神。

【主　　治】（1）阳痿　用于心肾不足证，神疲无力，腰膝酸软，阳事不举，或举而不坚，舌质淡，脉沉迟。

（2）虚劳　用于脾肾虚寒证，身体瘦弱，腰膝酸软，神疲无力，饮食无味，健忘怔忡或遗精白浊，须发早白。

（3）痴呆　用于脾肾亏损证，老年表情呆板，行动迟缓，甚而终日寡言少动，傻哭傻笑，兼见头晕眼花，气短心悸，舌质暗淡，苔薄白，脉细弱或细滑。

【临床应用】（1）肠癌　用于脾肾阳虚证，表现为腹痛喜按，肢冷便溏，气短乏力，或见五更泄泻，舌淡有齿痕，脉沉迟。

（2）性功能障碍　用于心肾不足证，表现为身体瘦弱，心神不宁，形体消瘦，失眠多梦，发脱齿摇，夜尿频多，腰膝酸软，头昏耳鸣，阳事不举，或举而不坚，遗精尿浊及须发早白，舌质淡，脉沉迟。

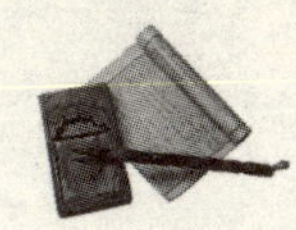

金锁固精丸

【方　　剂】沙苑蒺藜（炒）、芡实（蒸）、莲须各60克，龙骨（酥炙）、牡蛎（盐水煮1日1夜煅粉）各30克。

【制　　法】莲子粉糊为丸，每服9克，每日2～3次，空腹淡盐汤送下。

【功　　效】补肾涩精。

【主　　治】(1) 遗精　用于肾虚不固证，遗精滑泄，神疲乏力，腰痛耳鸣，舌淡苔白，脉细弱。

(2) 带下病　用于肾虚滑脱证，白带量多，清冷，质稀薄，终日淋漓不断，小腹冷感，小便频数清长，夜间尤甚，大便溏薄，舌质淡，苔薄白，脉沉迟。

(3) 膏淋　用于下元不固证，小便混浊不清，呈乳糜色，淋出如脂，伴形瘦乏力，腰膝酸软，舌淡苔白，脉沉。

【临床应用】(1) 遗精　用于肾虚不固证，表现为遗精滑泄，神疲乏力，腰痛耳鸣，舌淡苔白，脉细弱。

(2) 白带　用于肾虚滑脱证，表现为白带量多，清冷，质稀薄，终日淋漓不断，小腹冷感，小便频数清长，夜间尤甚，舌质淡，苔薄白，脉沉迟。

(3) 乳糜尿　用于下元不固证，表现为小便混浊不清，呈乳糜色，置之沉淀如絮状，上有浮油如脂，或夹凝块，伴腰膝酸软，舌淡苔白，脉沉。

(4) 神经衰弱　用于肾虚不固证，表现为梦遗，滑精，遗尿，失眠等。

(5) 遗尿　用于肾气不足证，表现为睡中小便自遗，醒后方觉，小便量多色清，神疲乏力，畏寒肢冷，舌质淡，苔薄白，脉沉细弱。

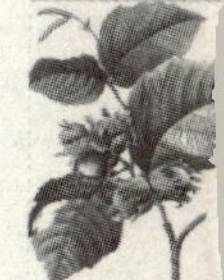

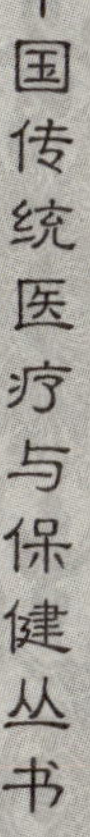

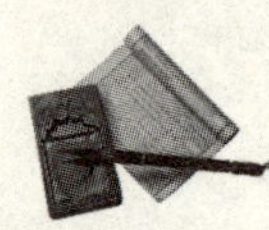

加减葳蕤汤

【方　　剂】生葳蕤9克，生葱白6克，桔梗4.5克，东白薇3克，淡豆豉12克，苏薄荷4.5克，炙甘草（1）5克，红枣2枚。

【制　　法】水煎，分温再服。

【功　　效】滋阴清热，发汗解表。

【主　　治】感冒　用于素体阴虚，外感风热证，头痛身热，烦渴，微恶风寒，无汗或有汗不多，咳嗽咽干，舌赤脉数。

【临床应用】（1）上呼吸道感染　用于阴虚感冒证，表现为头痛身热，烦渴，微恶风寒，无汗或有汗不多，咳嗽咽干，舌红脉数。

（2）急性咽炎　阴虚兼外感风热证，表现为咽干咽痛，声音嘶哑，口干频饮，心烦，身热，微恶风寒，舌质红，脉数。

（3）口腔溃疡　阴虚反复发作者，表现为口疮反复发作，局部灼痛，咽干便秘，舌红，无津少苔，脉细滑迟沉。

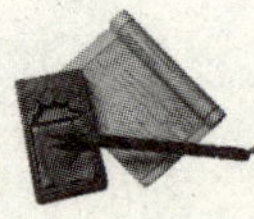

香砂六君子汤

【方　　剂】人参、白术、茯苓各9克，陈皮、木香、砂仁、炙甘草各6克，半夏9克。

【制　　法】水煎服。

【功　　效】健脾和胃，理气止痛。

【主　　治】（1）痞证　脾胃气虚，寒湿滞中证，脘腹胀满或疼痛，嗳气纳呆，呕吐泄泻，神疲少气，舌淡苔白腻，脉濡。

（2）痢疾　用于噤口痢虚证，下痢兼有呕恶不食，或食入即吐，肌肉消瘦，口淡不渴，舌淡，脉细弱。

（3）吐酸　用于寒证，吐酸时作时止，胸脘胀闷，喜唾涎沫，饮食喜热，四肢不温，疲倦乏力，大便溏薄，舌淡苔薄，脉沉迟。

(4) 胃痛　用于脾胃虚寒证，胃脘隐隐作痛，绵绵不断，喜暖喜按，得食则减，时吐清水，纳少，乏力神疲，手足欠温，大便溏薄，舌质淡，脉细弱。

(5) 多寐　用于脾气不足证，精神倦怠，嗜睡，饭后尤甚，肢怠乏力，面色萎黄，纳少便溏，脉虚弱，苔薄白。

【临床应用】 (1) 慢性萎缩性胃炎　用于脾胃虚弱证，表现为胃脘痞闷，隐隐作痛，食欲不振，食后饱胀，嗳气频作，泛吐清水，疲乏无力，大便溏软，舌淡苔薄，脉沉细。

(2) 胃溃疡　用于脾胃气虚，寒湿滞中证，表现为腹痛时作时止，痛时喜热喜按，吐酸，舌苔薄白，脉沉细。

(3) 慢性胃炎　用于脾胃气虚，寒湿滞中证，表现为脘腹胀满或疼痛，嗳气纳呆，呕吐泄泻，神疲少气，舌淡苔白腻，脉濡。

(4) 放、化疗及肿瘤手术后恢复期　用于脾胃气虚证，表现为肿瘤手术或放疗后，食欲减少，语言低微，面色无华，时有恶心呕吐等。

(5) 妊娠恶阻　用于脾胃虚弱证，表现为妊娠后恶心呕吐频繁、不能进食，严重影响孕妇身心健康及胎儿发育。

(6) 肠易激综合征　用于脾虚湿盛证，表现为嗳气纳呆，呕吐泄泻，脘腹胀满或疼痛，神疲乏力，舌淡苔白腻，脉濡。

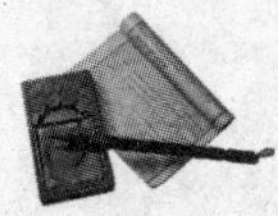

五磨饮子

【方　　剂】 木香、乌角沉香、槟榔、枳实、台乌药各等份。

【制　　法】 五药等份，以白酒磨服。

【功　　效】 行气降逆。

【主　　治】 (1) 厥证　用于气厥证，胸膈痞满，暴怒猝死，闭厥等。

(2) 心腹胀痛，或走注攻痛，情志失调所致肝气上逆。

(3) 伤乳　婴儿过伤乳滞，腹胀满，啼哭不止，或伤乳吐泻。

【临床应用】(1) 厥证（气厥时发的实证） 症见平素性情善郁，因精神刺激而卒然晕厥，呼吸气粗或气憋如塞，意识模糊，但知觉存在，醒后或悲或泣，胸闷不适，或伴四肢颤抖抽搐，似痫非痫之状，舌苔薄白，脉弦或伏。

(2) 腹痛 气机郁滞证，表现为腹痛兼胀闷不舒，攻窜不定，痛引少腹，嗳气则舒，情绪急躁加剧，脉弦。

(3) 腹胀 气滞湿阻中焦证，表现为婴儿伤于乳食所致的腹胀满，或呕吐泄泻，或便秘腹胀，舌苔厚腻者。

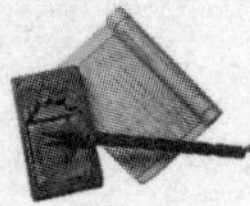

百合固金丸

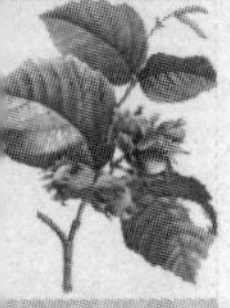

【方　剂】生地 12 克，玄参、当归、芍药、熟地各 9 克，百合 15 克，麦冬、川贝母、桔梗各 6 克，生甘草 3 克。

【制　法】蜂蜜作丸，如梧桐子大（9 克），每服 1 丸，每日两次。

【功　效】养阴清热，润肺化痰。

【主　治】(1) 咳嗽 用于肺肾阴虚，虚火上炎证，咽喉燥痛，咳嗽气喘，痰中带血，手足烦热，舌红少苔，脉细数。

(2) 肺胀 用于肺肾阴虚证，表现为咳嗽痰少，胸满烦躁，手足心热，动则气促，口干喜饮，舌红苔少，脉沉细。

(3) 肺痿 用于虚热兼肾阴亏损证，咳吐浊唾涎沫，质黏稠，不易咯出，胶粘长丝不断，或痰中带有血丝，或咳甚而咯血，其色鲜红，咽干而燥，渴喜凉饮，形体消瘦，潮热盗汗，手足心热，腰膝酸软，遗精尿频，舌红质干，脉虚数。

(4) 肺痨 用于肺肾阴虚证，骨蒸潮热，盗汗更甚，头晕耳鸣，心烦失眠，五心烦热，男子遗精，女子经闭，呛咳痰少，咯血色鲜，舌质红，苔少或光剥，脉细数无力。

(5) 失音　用于肺肾阴虚证，声音嘶哑逐渐加重，日久不愈，兼见干咳少痰，甚则潮热，盗汗，耳鸣，目眩，舌红少苔，脉细数。

(6) 咯血　用于阴虚火旺证，干咳痰少，口干咽燥，痰中带血或反复咳血，午后潮热，盗汗，或兼见耳鸣，腰膝酸软，舌质红少苔，脉细数。

【临床应用】(1) 肺结核　用于肺肾阴虚证，表现有病程较久，骨蒸潮热，盗汗更为明显，或见头晕耳鸣，男子遗精，女子经闭，呛咳痰少，咯血色鲜，舌质红，苔少或光剥，脉细数无力等。

(2) 慢性支气管炎　用于肾阴虚证，咳嗽痰少，胸满烦躁，手足心热，活动后气促，口干喜饮，舌红苔少，脉沉细。

(3) 支气管扩张咯血　用于阴虚火旺证，表现为干咳痰少，口干咽燥，痰中带血或反复咯血，伴有午后潮热，盗汗，舌质红少苔，脉细数。

(4) 失音　用于肺肾阴虚证，表现为病程较久，声音嘶哑渐见加重，兼见干咳少痰，甚则潮热，盗汗，舌红少苔，脉细数。

(5) 肺源性心脏病　用于肾阴虚证，表现为咳嗽痰少，不易咯出，动则气促，胸满烦躁，手足心热，口干喜饮，舌红苔少，脉沉细。

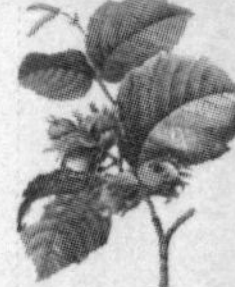

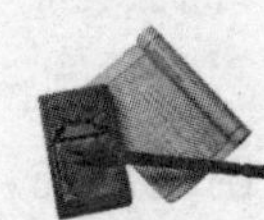

葱豉桔梗汤

【方　　剂】鲜葱白 3～5 枚，苦桔梗 3～4.5 克，焦山栀 6～9 克，淡豆豉 9～15 克，苏薄荷 3～4.5 克，青连翘 4.5～6 克，生甘草 2 克，鲜淡竹叶 30 片。

【制　　法】每日 1 剂，水煎服。

【功　　效】疏风解表，清肺泄热。

【主　　治】风温初起　头痛身热，微恶风寒，无汗或少汗，咳嗽，咽痛，口渴，舌尖红苔薄白，脉浮数。

【临床应用】 流行性感冒　用于卫分证风温初起，表现为发热，微恶风寒，无汗或少汗，头身疼痛，咳嗽咽痛，口微渴，舌尖红苔薄白，脉浮数。

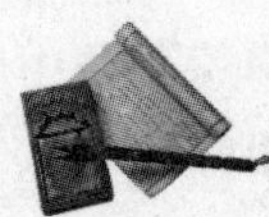

蒿芩清胆汤

【方　　剂】 青蒿4.5～6克，淡竹茹9克，半夏4.5克，赤茯苓9克，黄芩4.5～9克，生枳壳4.5克，陈皮4.5克，碧玉散（包）9克。

【制　　法】 水煎服。

【功　　效】 清胆利湿，和胃化痰。

【主　　治】 少阳病　用于湿热证，寒热如疟，寒轻热重，口苦胸闷，吐酸苦水，或呕黄涎而黏，甚则干呕呃逆，胸胁胀痛，舌红苔白，间现杂色，脉数而右滑左弦者。

【临床应用】 （1）功能性发热　用于少阳湿热郁遏证，表现为低热，夏季发病或夏季加重，轻度活动或情绪波动时即可引起体温很大变化，情绪烦躁，头晕乏力，胸闷气短，失眠多梦，脘腹痞满，胸胁不舒，身重倦怠，纳差欲吐，口苦黏腻或口干欲饮，舌质红或暗红，苔白腻或黄腻，脉弦滑数。

（2）胆汁返流性胃炎　用于胆热犯胃证，表现为胃脘疼痛，恶心，口苦，吐黄胆水，纳差，苔黄腻，脉弦。

（3）伤寒　用于湿热交蒸证，表现为身热起伏，困乏呆钝，胸闷脘痞，渴不思饮，苔白腻或黄腻，脉濡数。

（4）急性阑尾炎　用于湿热弥漫三焦证，表现为右下腹疼痛，发病急，腹肌紧张，麦氏点压痛、反跳痛，伴有发热、恶寒或寒热往来，口苦，头晕，恶心或有呕吐，脘腹痞满或胀痛，小便色黄，舌质红，苔黄腻，脉弦略数。

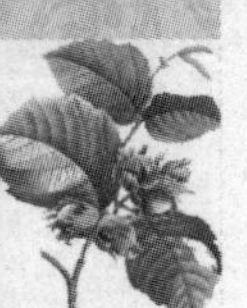

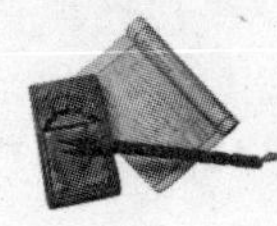

补天大造丸

【方　　剂】人参60克，黄芪（蜜炙）、白术（陈土蒸）各90克，当归（酒蒸）、枣仁（去壳，炒）、远志（去心，甘草水泡，炒）、白芍（酒炒）、山药（乳蒸）、茯苓（乳蒸）各45克，枸杞子（酒蒸）、大熟地（九蒸，晒）各120克，河车1具（甘草水洗净），鹿角500克（熬膏），龟板240克（与鹿角同熬膏）。

【制　　法】以龟鹿胶和药，加炼蜜为丸。每早开水送下12克。

【功　　效】补阳滋阴。

【主　　治】五脏虚损。

【临床应用】(1) 肺结核　阴阳两虚证，咳嗽咯血，肢体浮肿。

(2) 贫血　气血不足之证，面色萎黄，神疲乏力，舌淡脉细。

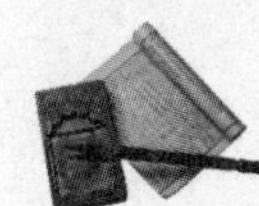

定痫丸

【方　　剂】明天麻、川贝母、姜半夏、茯苓（蒸）、茯神（去木蒸）各30克，胆南星（九制者）、石菖蒲（杵碎，取粉）、全蝎（去尾，甘草水洗）、僵蚕（甘草水洗，去嘴，炒）、真琥珀（腐煮，灯草研）各15克，辰砂（细研，水飞）9克，陈皮（洗，去白）、远志（去心，甘草水泡）各21克，丹参（酒蒸）、麦冬（去心）各60克。

【制　　法】共为细末，用竹沥一小碗，姜汁一杯，再用甘草120克煮膏，和药为丸，如弹子大，辰砂为衣。每服6克，温开水送下，一日两次。方内加人参9克尤佳。

【功　　效】涤痰熄风，开窍安神。

【主　　治】痰热痫证　忽然发作，眩仆倒地，不省人事，甚则抽搐，目斜口歪，痰涎直流，叫喊作声；亦可用于癫狂。

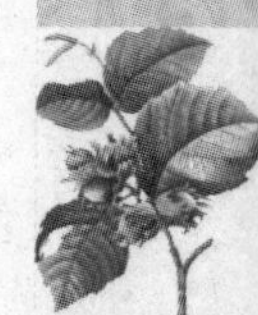

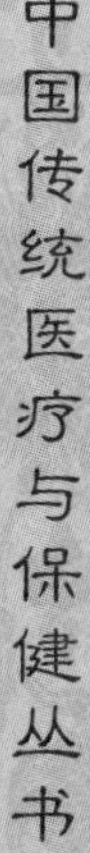

【临床应用】(1) 癫痫　证属痰热者，以舌苔白腻微黄，脉滑略数为证治要点。

(2) 精神分裂症　躁狂打骂，大便秘结，舌苔黄腻，脉滑数。

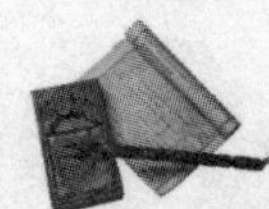

消瘰丸

【方　　剂】玄参、牡蛎（煅）、贝母各120克。

【制　　法】共为细末，炼蜜为丸。每服9克，温开水送下，1日2～3次。

【功　　效】清热化痰，软坚散结。

【主　　治】瘰疬、痰核　颈项或肌表局部结核坚硬，咽干，舌红，脉弦数或弦滑者。

【临床应用】(1) 淋巴结结核　肿块坚硬且大。

(2) 甲状腺肿大　证属痰热者。

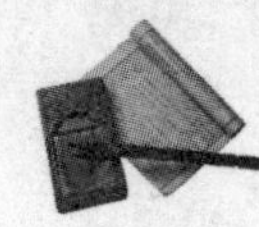

解语丹

【方　　剂】白附子（炮）、石菖蒲、远志、天麻、全蝎（去毒，酒炒）、羌活、僵蚕各30克，牛胆南星30克，木香15克。

【制　　法】上药九味，研细末，丸梧桐子大，朱砂为衣，每服30丸，薄荷汤下。

【功　　效】熄风，化痰，开窍。

【主　　治】心脾中风，痰阻廉泉，舌强不语，半身不遂。

【临床应用】(1) 卒中　舌强不语，半身不遂。

(2) 血管性痴呆　证属风痰阻络，神志不清，语言不利。

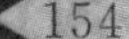

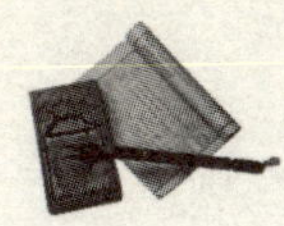

半夏白术天麻汤

【方　　剂】半夏 9 克，天麻 6 克，茯苓 6 克，橘红 6 克，白术 15 克，生姜 4 克，大枣 2 枚，甘草 4 克。

【制　　法】将上药置于砂锅中，取水约 600～800 毫升，浸泡 20～30 分钟，然后于火上煎煮 30 分钟左右即可，取药汤，去药滓。汤液约 300～400 毫升，分两次早晚服。亦可将上药制成丸剂，每次服用 9 克，1 日 3 次服用，病重者用汤剂，病轻者用丸剂。

【功　　效】燥湿化痰，平肝熄风。

【主　　治】风痰上扰证　头晕、头痛、目眩、胸闷、恶心、呕吐，舌苔白腻，脉弦或滑。

【临床应用】(1) 高脂血症　中医辨证为痰浊中阻，伴眩晕，呕吐，多寐，胸闷，血黏度高，血压高。

(2) 椎一基底动脉供血不足性眩晕　症见眩晕，呕吐等。

(3) 椎动脉型颈椎病　证属痰湿者。

(4) 脑震荡　头痛甚，神疲乏力，失眠心烦，恶心呕吐，头昏耳鸣。

(5) 鼻窦炎　鼻流浊涕，头晕，胸闷，苔腻。

(6) 神经衰弱　症见头晕、头痛、目眩、胸闷、恶心、呕吐，舌苔白腻，脉弦或滑。

(7) 梅尼埃病　头晕目眩，呕吐频繁，脘闷不食，耳鸣重听。

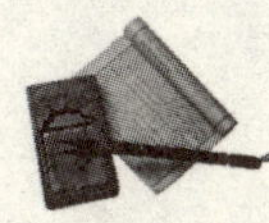

生铁落饮

【方　　剂】天冬 9 克，麦冬 9 克，贝母 9 克，胆星 3 克，橘红 3 克，远志 3 克，石菖蒲 3 克，连翘 3 克，茯苓 3 克，茯神 3 克，玄参 4.5 克，钩藤 4.5 克，丹参 4.5 克，辰砂 1 克，生铁落 15 克。

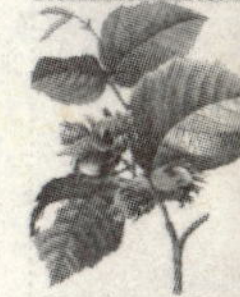

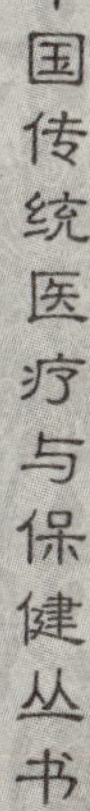

【制　　法】用生铁落煎汤，取汁煎前药。分两次早晚服。

【功　　效】镇心除痰，安神定志。

【主　　治】痰火上扰而致的癫狂证　病起急骤，面红目赤，喜怒无常，狂乱无知，毁物伤人，不避亲疏，头痛，失眠，两目怒视，舌质红，苔多黄腻，脉象弦大滑数。

【临床应用】(1) 精神病　面红目赤，喜怒无常，狂乱无知，毁物伤人，不避亲疏，头痛，失眠，两目怒视，舌质红，苔多黄腻，脉象弦大滑数。

(2) 癫痫　痰火上扰证，面红目赤，失眠，舌质红，苔黄腻，脉弦滑数。

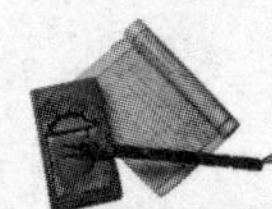

安神定志丸

【方　　剂】人参 3 克，茯苓 15 克，茯神 15 克，远志 10 克，石菖蒲 12 克，龙齿 30 克，朱砂 3 克。

【制　　法】蜜制小丸，朱砂为衣，1 次服 5 克，1 日服 3 次，亦可水煎两次作两次服，1 日服两剂（朱砂作散冲服）。

【功　　效】补心安神，滋阴清热。

【主　　治】心气虚，易惊，心悸失眠，多梦，气怯神疲，舌质淡，脉细弱。

【临床应用】(1) 心律失常　心虚胆怯型，症见心悸不宁，善惊易恐，坐卧不安，少寐多梦且易惊醒，食少纳呆，恶闻声响，苔薄白，脉细数或细弦。

(2) 神经官能症　心悸失眠，易惊，神疲，脉细弱。

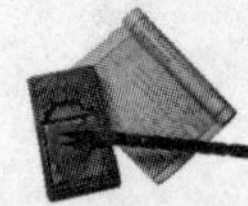

小金丹

【方　　剂】当归、乳香、没药各 23 克，制草乌、白胶香、五灵脂、地龙、番木鳖子各 45 克，麝香 9 克，香墨 4 克。

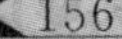

【制　　法】打碎后口服，成人每次 0.6 克，病重者每服（1）两克，每日两次，温水送服。小儿酌减。

【功　　效】活血止痛，解毒消肿。

【主　　治】用于阴疽初起，皮色不变、肿硬作痛者，以及多发性脓肿、瘿瘤、瘰疬、乳岩、乳癖、鼠疮等。症见肤起肿核或囊肿，外观皮色不变，触之可动、肿胀作痛，或流脓清稀，久不收口等。

【临床应用】（1）乳腺小叶增生　两乳有肿块，经前后乳房疼痛。

（2）乳腺肿瘤　两乳肿块，日久不消。

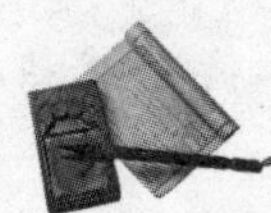

阳和汤

【方　　剂】熟地黄 30 克，鹿角胶 9 克，白芥子 6 克，肉桂 3 克，炮姜 2 克，麻黄 2 克，甘草 3 克。

【制　　法】口服。每日 1 剂，水煎分两次服用。

【功　　效】温阳补血，散寒通滞。

【主　　治】（1）一切阴疽、贴骨疽、流注、鹤膝风等属于阴寒之证。症见局部漫肿无头、皮色不变、不热、舌淡苔白、口不渴、脉沉细或迟细。

（2）阴虚有热者禁用。

（3）方中麻黄应用不可过量。

【临床应用】（1）淋巴结结核、骨结核　局部漫肿无头，皮色不变，不热，舌淡、苔白，口不渴，脉沉细或迟细。

（2）慢性支气管炎　属于阳虚，形寒，痰多。

（3）坐骨神经痛　下肢疼痛，皮色不变，不热，舌淡、苔白，口不渴，脉沉细或迟细。

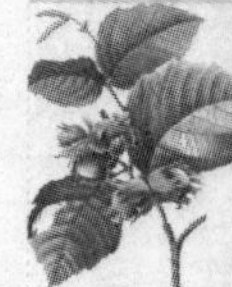

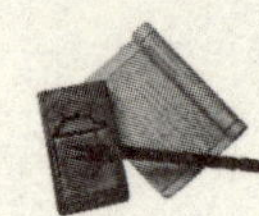

白金丸

【方　　剂】白矾、郁金各等份。

【制　　法】上药研为细木，皂角汁为丸，每服 3～6 克，每日 1～2 次，温开水送服，7 岁以上儿童服成人剂量的 1/2，3～7 岁儿童服成人剂量的 1/3。

【功　　效】豁痰通窍，清心安神，利胆解郁。

【主　　治】痰阻心窍而致癫痫发狂，烦躁不安，神志不清，痰涎壅盛，昏仆头晕，又治胸胁胀满，喉风、乳蛾等。

【临床应用】(1) 精神分裂症　表现为精神抑郁，表情淡漠，沉默痴呆，时时太息，言语无序，或喃喃自语，多疑多虑，喜怒无常，秽洁不分，不思饮食，舌红苔腻而白，脉弦滑。

(2) 慢性肝炎　表现为胁肋胀痛或刺痛，口苦口黏，胸闷纳呆，恶心呕吐，小便黄赤，大便不爽，或兼有身热恶寒，身目发黄，舌红苔黄腻，脉弦滑数。

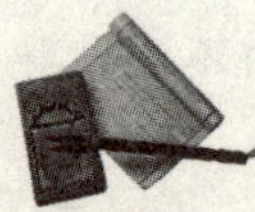

枸橘汤

【方　　剂】枸橘 15 克，川楝子 10 克，秦艽 15 克，陈皮 6 克，防风 10 克，泽泻 10 克，赤芍 10 克，生甘草 5 克。

【制　　法】上药加水 600 毫升，水煎。每日 1 剂，分两次服。

【功　　效】疏肝理气，化湿清热。

【主　　治】子痈　湿热下注厥阴之络，致气血凝滞，不通则肿胀而痛，又湿热内蕴日久，耗伤肝肾之阴，阴虚火旺，更助湿热熏蒸之势，形成本病阴虚夹湿热之证。

【临床应用】(1) 睾丸疾病　起病急，阴囊红肿灼热，疼痛，皮肤紧张光亮，睾丸肿大，质地硬，压痛明显，溃后流出脓液，伴寒热，口渴，小便短赤等，脉弦数，舌红苔黄腻。白细胞计数在9～10×10^{12}/L。

(2) 不射精症　阴部不适，入夜遗精，双侧睾丸疼痛，性生活不能射精，腰膝酸软，大便干燥，小便黄，舌红苔黄，脉弦涩。

(3) 咳症　咳嗽咯黄脓痰，质稠，难咯，胸痛，伴发热，喜凉饮，舌红苔黄，便干溲赤，脉细数。

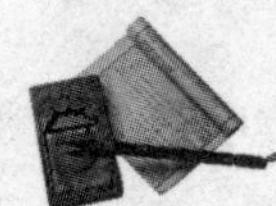

红升丹

【方　　剂】水银30克，火硝120克，白矾30克，雄黄15克，朱砂15克，皂矾18克。

【制　　法】上药制成丹后，每用少许掺创口中，也可用药线蘸药插入，一般用石膏稀释成九一丹、八二丹、七三丹、五五丹应用。

【功　　效】拔毒提脓，祛腐生肌，消肿散结。

【主　　治】(1) 各种痈疽疮疡　可治一切疮疡溃破后腐肉不落，脓液难尽及疮口坚硬，肉暗紫黑。

(2) 各种瘘管、窦道　局部小创口，常有脓性分泌物，有时外口闭合，脓液引流不畅，局部红肿热痛，有时疮口中有死骨或手术丝线等流出。

(3) 皮肤病　各种皮肤病，局部瘙痒，皮肤未溃，有皮疹或淀粉样变化，或硬结不消。

【临床应用】(1) 骨、关节结核　结核杆菌感染形成的慢性化脓性疾病，表现为发于骨和关节，病程进展缓慢，初起不红不热，化脓也较缓慢，脓液清稀常夹杂败絮状物，溃后不易收口，常形成窦道，易损伤骨骼而致残废，甚至危及生命。

(2) 窦道　一种只有外口而无内口的病理性盲管，表现为局部有一小疮口，常有脓性分泌物流出，疮周皮肤可呈现潮红、丘疹、糜烂等。

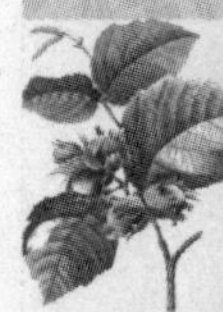

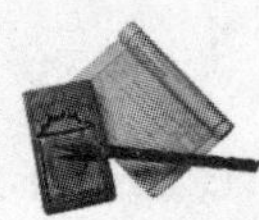

凉膈散

【方　　剂】 连翘120克，大黄60克，芒硝60克，甘草60克，栀子30克，黄芩130克，薄荷30克。

【制　　法】 研末，每服9克，竹叶20片，蜂蜜3匙，水煎服。

【功　　效】 清热通里。

【主　　治】 肺胃积热证　表现为烦躁多渴，面热头昏，唇焦咽燥，舌肿喉闭，目赤鼻衄，颔颊结硬，口舌生疮，涕唾稠黏，睡卧不宁，谵语狂妄，大便干结，小便热赤以及小儿惊风，舌红苔黄，脉滑数。

【临床应用】 (1) 颌下及颈部淋巴结炎　用于胃火壅盛证，表现为颌下或颈部局限性红肿热痛，边界不清，发热，口舌生疮，牙龈肿痛，大便秘结，血常规检查见白细胞和中性粒细胞显著升高，舌干苔黄，脉数。

(2) 急性化脓性腮腺炎　用于胃火上壅证，表现为患处局限性肿胀，皮色红，皮温高，疼痛，张口困难，发热，血常规检查见白细胞和中性粒细胞显著升高，舌红苔黄，脉洪数。

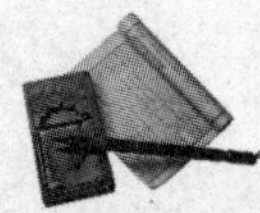

黄连膏

【方　　剂】 黄连9克，当归15克，黄柏9克，生地30克，姜黄9克，麻油360克，黄蜡120克。

【制　　法】 上药除黄蜡外，麻油中浸泡1天，1天后，用文火煎熬至药枯，去渣，油中加入黄蜡，文火徐徐收膏。外涂患处。

【功　　效】 清热解毒，润燥止痛。

【主　　治】 湿疮烫伤及各种疮疡红肿作痛等症。

【临床应用】 (1) 化妆品皮炎　主要表现表层出现细胞间水肿，真皮浅层毛细血管扩张、水肿，单核细胞浸润。

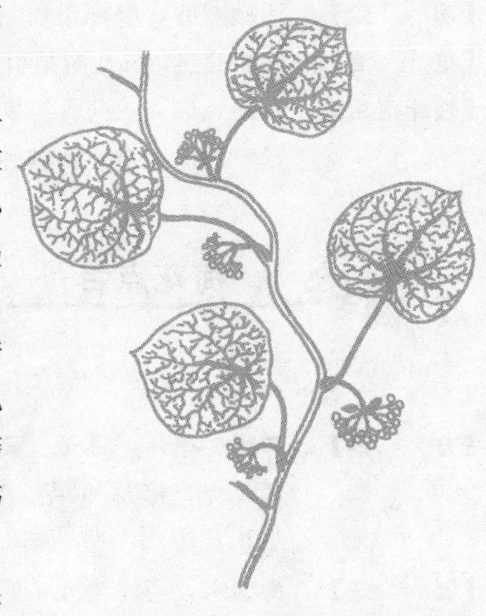

(2) 臁疮　好发于长期从事站立工作，并伴有下肢静脉曲张的患者，常为小腿内、外侧下 1/3 处的慢性溃疡。溃疡呈穿凿样，边缘陡峭，肉芽苍老紫暗或苍白，渗出灰黑或绿色秽臭脓水，周围皮肤萎缩，色暗褐或黑褐。溃疡反复发作，经久难愈。

(3) 肛窦炎　肛门有下坠和排便不尽感，指诊于齿线上有压痛。肛门灼痛排便时灼痛明显。疼痛放射到尿生殖部肛窦炎伴肛周瘙痒指诊时肛窦硬肿，中间凹陷窝加深，肛瓣隆起，明显触痛。窥镜检查，肛窦及肛瓣充血、水肿，轻按肛窦有脓血水流出，旁侧肛乳头肥大，软弯头探针检查，可插入较深部位（正常为 3～5 毫米），探查时疼痛加剧。

(4) 中小面积烧烫伤　患处火欣红赤肿，燎浆水泡，疼痛难忍伴发热口渴，烦躁不安，便结溲赤，舌红脉数。

(5) 血管瘤　局部青筋累累，如蚯蚓聚集，表面呈青蓝色，质地柔软或因发炎形成结节。病程久的，皮肤萎缩，颜色褐黑，伴湿疹或臁疮。

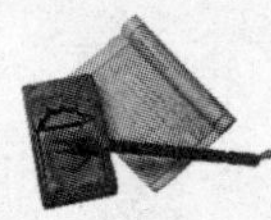

醒消丸

【方　　剂】 雄黄 15 克，麝香 4.5 克，乳香、没药各 30 克。

【制　　法】 日服 1～2 次，每次（1）5～3 克，温黄酒或温开水送服，小儿减半。

【功　　效】活血消肿，解毒止痛。

【主　　治】脏腑蕴热，气血凝结引起之痈肿，鱼肚痈，翻花疮，久烂不愈。

【临床应用】（1）乳腺炎　两乳时发炎症。

（2）乳房肿瘤　两乳肿块，久烂不愈。

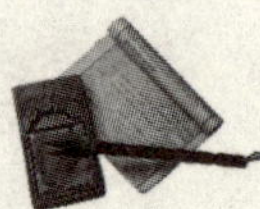

梅花点舌丹

【方　　剂】熊胆、冰片、雄黄、硼砂、血竭、葶苈子、沉香、乳香、没药各3克，珍珠9克，牛黄、麝香、蟾酥（人乳化）、朱砂各6克。

【制　　法】为细末，药汁为丸，绿豆大，金箔为衣，每服1丸，以葱白打碎，陈酒送服，或用醋化开外敷。内服加外用效果更佳。

【功　　效】清热解毒，消肿止痛。

【主　　治】适应于各种炎症、恶疮初起、无名肿毒、疔疮发背等症。

【临床应用】（1）齿龈肿痛　牙龈肿痛，时发时止，舌红。

（2）带状疱疹　疱疹疼痛。

（3）癌性疼痛　各种肿瘤，疼痛不愈。

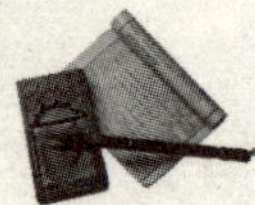

犀黄丸

【方　　剂】牛黄1克，麝香5克，乳香、没药各30克，黄米饭30克。

【制　　法】上药用黄米饭捣烂为丸，忌火烘，晒干，陈酒送下9克。患生上部，临卧服；下部，空心服。

【功　　效】解毒消痈，化痰散结，活血祛人瘀。

【主　　治】用于乳岩、横痃、瘰疬、痰核、流注等症，现代主要用于痈疽疮毒和各种恶性肿瘤的治疗。

【临床应用】（1）消化道恶性肿瘤　消化道恶性肿瘤在所有恶性肿瘤的发病和死亡中占据前列，其中部分肿瘤如肝癌、胰腺癌和胆囊癌的预后非常差，单用犀黄丸或犀黄丸加味治疗消化道恶性肿瘤有一定效果。

(2) 血液系统恶性肿瘤　犀黄丸对于治疗血液系统恶性肿瘤也有一定疗效。

(3) 感染性疾病的治疗　犀黄丸在治疗感染性疾病方面也有独到之处。

(4) 消化系统疾病的治疗　现代临床中还可见到犀黄丸用于治疗消化系统疾病的报道。

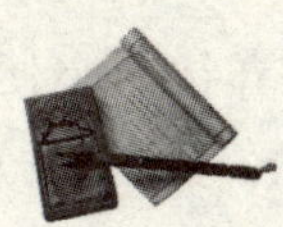

瓜蒌牛蒡汤

【方　　剂】瓜蒌仁、牛蒡子（炒研）、花粉、黄芩、陈皮、生栀子（研）、连翘（去心）、金银花、皂刺各3克，青皮、柴胡各1.5克。

【制　　法】用水400毫升，煎至320毫升，入煮酒适量和匀，空腹时服。

【功　　效】理气疏肝，清热解毒，消肿散结。

【主　　治】乳痈　乳汁瘀积结块，皮色不变或微红，肿胀疼痛。伴有恶寒发热，头痛，周身酸楚，口渴，便秘；苔薄，脉数。

【临床应用】急性乳腺炎　乳房局部肿胀疼痛，结块或有或无，伴有压痛，皮色不红或微红，皮肤不热或微热。全身症状不明显，或伴有全身感觉不舒，恶寒发热，胸闷头痛，烦躁易怒，食欲不振，大便干结，苔薄，脉数。

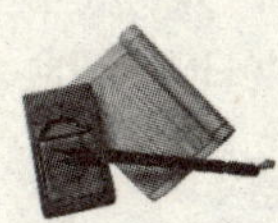

四海舒郁丸

【方　　剂】海蛤粉9克，海带、海藻、海螵蛸、昆布各60克，陈皮9克，青木香15克。

【制　　法】研末为丸，日服3次，水酒送下皆可，每服9克。

【功　　效】理气解郁，软坚消肿。

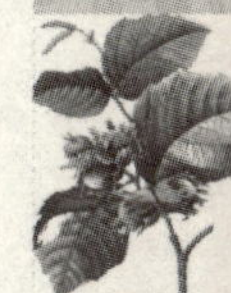

【主　　治】瘿瘤　发病部位在颈前喉结两侧，或为漫肿，或为结块，多数皮色不变，能随吞咽动作上下移动。也可有烦热，震颤，心悸，女性月经量少，甚至闭经等症状。

【临床应用】（1）多发性肉芽肿　全身多发性结块，有痒感，无压痛，质硬，四肢多见，面色萎黄，舌质红，苔薄白而少，脉细滑。

（2）单纯性甲状腺肿　颈部弥漫性肿大，呼吸不畅，动则憋闷气短。喜消怒长，肿块无压痛、无热感，皮色不变，边缘不清，纳好，舌质嫩红，苔腻有剥脱，脉弦细。

（3）甲状腺腺瘤　表现为患者发现颈部有肿块，怕热多汗，心悸，激动易怒，失眠，食欲亢进而消瘦，口干喜饮，小便黄，大便干，女性多有月经不调、白带较多等症状；颈部触及肿块，圆形或椭圆形，质地较软，表面光滑，边界清楚，无压痛，随吞咽上下移动，脉象弦滑，舌红苔黄腻，舌质晦暗。

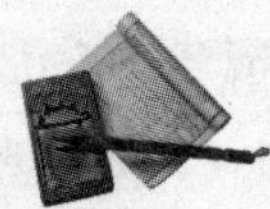

鹿茸补涩丸

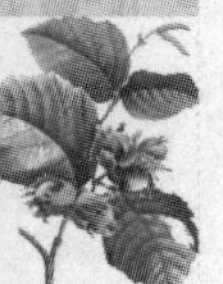

【方　　剂】人参3克，黄芪10克，菟丝子10克，桑螵蛸5克，莲肉30克，茯苓20克，肉桂2克，山药20克，附子10克，鹿茸3克，桑皮6克，龙骨15克，补骨脂10克，五味子3克。

【制　　法】上药研末，制成丸剂。每服10克，温开水送下。

【功　　效】温肾涩精。

【主　　治】（1）尿浊　用于肾气不固证，表现为小便白浊，凝如膏糊，排尿时并无淋漓涩痛，小便余沥不尽或频数，尿浊日久不愈，形寒肢冷，精神萎靡，舌淡胖，苔白滑，脉沉细。

（2）遗尿　用于肾阳亏虚，肾关不固证，表现为遗尿，形寒肢冷，头昏乏力，腰酸膝软，面色㿠白，㿠舌质淡，苔薄白，舌边有齿印，脉沉细。

【临床应用】（1）乳糜尿　用于肾虚不固，脂液下流证，表现为小便浑浊，色白，严重者夹杂有白色质软的块状物，时作时止，日久不愈，无尿道涩痛，伴有畏寒肢冷，神疲消瘦，夜尿频繁，舌淡胖大，脉沉。

(2) 前列腺增生症　用于肾阳亏虚，气化不利证，表现为多尿、遗尿、淋沥、失禁，形寒肢冷，头昏乏力，腰酸膝软，面色㿠白，舌质淡苔薄白，舌边有齿印，脉沉细。

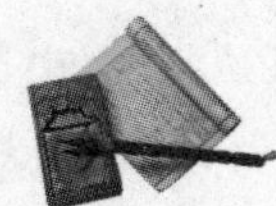

杏苏散

【方　　剂】苏叶 10 克，苦杏仁 9 克，法夏 9 克，云苓 12 克，陈皮 6 克，前胡 9 克，桔梗 8 克，枳壳 6 克，生姜 3 片，大枣 6 枚，生甘草 3 克。

【制　　法】水煎服。

【功　　效】轻宣凉燥，化痰止咳。

【主　　治】外感凉燥、肺失宣降证　表现为发热恶寒，头部轻微疼痛，无汗，咳嗽痰稀，鼻塞咽干，舌苔白，脉弦。

【临床应用】(1) 流行性感冒　用于外感凉燥，肺失宣降证，表现为发热恶寒，头痛咽痛，肢体酸痛，无汗，咳嗽痰少，鼻塞咽干，舌苔白，脉浮。

(2) 急慢性支气管炎　用于外感凉燥或外感风寒轻证，表现为咳嗽，气短，咽痛喉痒，咯吐白色泡沫痰或黄白痰，口淡，舌质淡红，苔薄白，脉浮弦。

(3) 肺炎　风寒袭肺，肺失宣降证，表现为咳嗽咯痰不利，色白量少，鼻塞咽干，发热恶寒，头痛无汗，苔薄白，舌淡红，脉浮或紧。

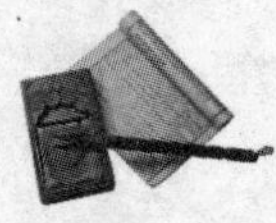

艾附暖宫丸

【方　　剂】艾叶 90 克，香附子（用醋 1 升，以石罐煮一昼夜，捣烂为饼，慢火焙干）180 克，吴茱萸、大川芎、白芍药（酒炒）、黄芪各

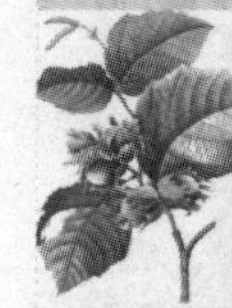

60 克，当归（酒洗）90 克，续断 45 克，生地黄（酒洗，焙干）30 克，官桂 15 克。

【制　　法】共为细末，米醋打糊为丸，如梧桐子大。每服 50～70 丸，温开水冲服，饭前服用。

【功　　效】暖宫散寒，调经止痛。

【主　　治】下元虚寒证　表现为月经量多不止，经色淡红无块，小腹冷痛，面色萎黄，形寒怕冷、腰膝酸软、倦怠无力，饮食减少，舌淡苔白、脉沉细。

【临床应用】(1) 功能失调性子宫出血　用于下元虚寒证，表现为月经量多不止，经色淡红无块，小腹冷痛，面色苍白，形寒怕冷，腰膝酸软，倦怠无力，饮食减少，舌淡苔白、脉沉细。

(2) 闭经　用于寒湿阻滞证，表现为忽然经闭不潮，小腹冷痛，喜温喜按，形寒怕冷，腰膝酸软，倦怠无力，大便溏薄，脘腹痞闷，舌淡苔白、脉沉细。

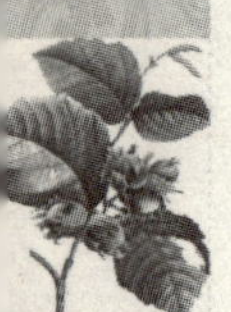

(3) 痛经　用于寒湿凝滞证，表现为行经前或行经期间小腹冷痛，重则连及腰脊，发作时腹痛喜温喜按，得热痛减，经水量少色黯，常伴有血块，舌苔薄白，脉沉紧。

(4) 不孕症　用于肾虚宫寒证，表现为婚久不孕，经行小腹冷痛，喜温喜按，带下清稀，形寒怕冷、腰膝酸软、倦怠无力，面色苍白无华，舌淡苔白，脉沉细弱。

(5) 慢性腹泻　用于脾肾阳虚证，表现腹泻时作，脐腹作痛，泻后痛减，伴有形寒怕冷，腰膝酸软，舌淡苔白，脉沉细。

(6) 肠梗阻　用于脾肾阳虚，阴寒上泛证，表现为小腹冷痛上犯，呃逆频作，呕吐清白，舌淡苔白，脉沉细。

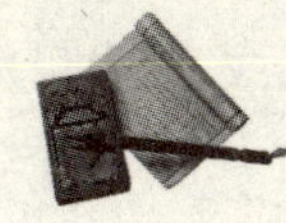

杞菊地黄丸

【方　　剂】 生地 24 克，山茱萸 12 克，茯苓 9 克，山药 12 克，丹皮 9 克，泽泻 9 克，枸杞子 9 克，菊花 9 克。

【制　　法】 上药研末，炼蜜为丸。每服 6～9 克，温开水送下。

【功　　效】 滋养肝肾，平肝明目。

【主　　治】 水不涵木，肝阳上亢证　表现为眩晕，头晕目眩，口干、两目干涩、视物不清、失眠多梦、耳鸣耳聋、五心烦热、腰膝酸软，舌红少苔、脉弦细数。

【临床应用】 (1) 多种眼科疾病　用于视神经炎、视神经萎缩、中心视网膜炎、干眼症、慢性青光眼、慢性前葡萄膜炎、黄斑水肿、假性近视、玻璃体混浊等眼睛疾患辨证为肝肾阴虚证，表现为眼珠涩痛，怕日羞明，迎风流泪，视物昏花，腰膝酸软，舌淡红，脉沉细而数。

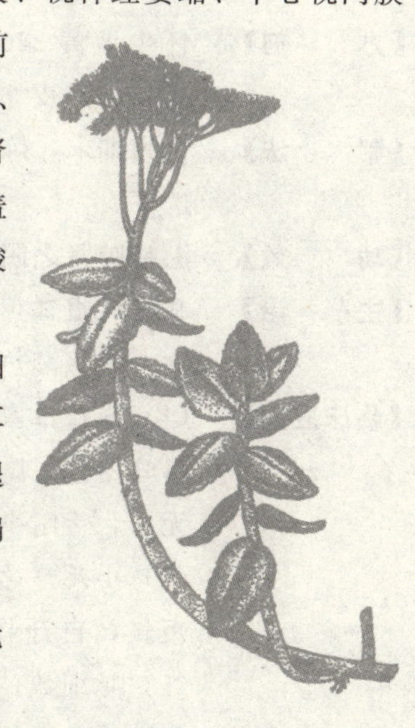

(2) 高血压　用于肝肾亏虚，虚阳上亢证，表现为头痛，头晕，耳鸣，两目干涩，视物模糊，腰痛腿软，失眠多梦，口干烦热，舌质偏红，脉弦细。

(3) 血管性头痛　用于虚风上扰证，表现为头痛头晕，耳鸣，两目干涩，腰痛腿软，舌质偏红，苔白，脉弦细。

(4) 糖尿病　用于肝肾阴虚证，表现为口干欲饮，头晕耳鸣，尿频尿多，腰痛腿软乏力，视物模糊，舌红少苔，脉沉弦细数。

(5) 更年期综合征　用于肝肾阴亏虚证，表现为头晕、头昏、头痛、耳鸣、心悸、两胁胀满、心悸烦躁、手足心热、口干潮红、少寝多梦、月经紊乱或闭经，舌红脉弦细数。

(6) 复发性口疮　用于肝肾阴虚，肝火上炎证，表现为口疮反复发作，伴头晕失眠，心烦易怒，咽干，偶有耳鸣，舌红少苔，脉细数。

(7) 小儿多发性抽动症　用于肝肾阴虚证，表现为频繁眨眼，蹙眉，一侧或双侧面肌不自主抽动，耸肩，甩头，四肢肌肉不自主抖动，性情急躁，多动不安，盗汗，五心烦热，大便干，小便黄，舌质红，苔薄黄，脉弦细。

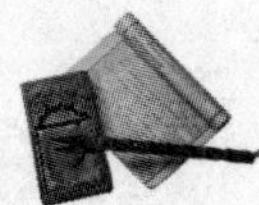

麦味地黄丸

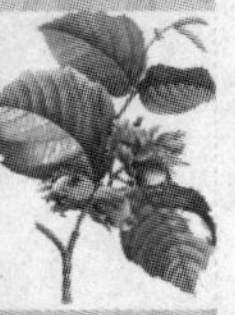

【方　　剂】怀生地黄 240 克，山茱萸 120 克，怀山药 120 克，白茯苓 90 克，牡丹皮 90 克，泽泻 90 克，麦冬 90 克，五味子 60 克。

【制　　法】上为细末，炼蜜为丸，如梧桐子大。每服 9 克，空腹时用姜汤送下。

【功　　效】滋补肺肾之阴。

【主　　治】肺肾阴虚证　表现为咳嗽痰少、动则气喘、间或咳嗽，腰膝酸软、骨蒸潮热，盗汗、颧红、遗精，舌红少苔、脉细数。

【临床应用】(1) 慢性阻塞性肺病　用于肺肾阴虚证，表现为咳嗽，气喘，咯吐白色，胸闷气短，口干咽燥，五心烦热，腰膝酸软，疲乏无力，舌暗少苔，脉细数。

(2) 小儿哮喘　用于肺肾亏虚证，表现为哮喘反复发作，咳嗽短气，自汗畏风，动则气喘，腰痛腿软，口干耳鸣，舌质偏红，脉细数。

(3) 更年期综合征　用于肝肾阴虚，虚阳外越证，表现为烘热面红汗出，夜寐欠安梦多，有时腰酸，头晕耳鸣，口干舌红，苔薄，脉细数。

(4) 糖尿病　用于肺肾阴虚证，表现为口干多饮，夜尿频多，舌干咽燥，耳聋耳鸣，腰膝酸软乏力，舌红少苔，脉沉弦细数。

(5) 甲状腺功能亢进　用于心肝肾虚证，表现为消瘦，食欲减退，精神淡漠或情绪激动，心慌烦热，身热多汗，口干，失眠，疲劳乏力，舌黯红，苔薄黄，脉促或涩。

(6) 慢性功能性便秘　用于肺胃阴虚，肠燥内热证，表现为大便干结，口干舌燥，两颧潮红，潮热盗汗，头晕耳鸣，心烦少寐，形体消瘦，腰膝酸软，舌红少苔，脉细数。

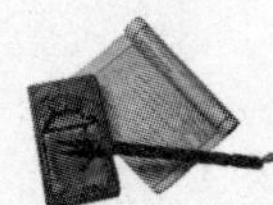

宣痹汤

【方　剂】防己 15 克，杏仁 15 克，滑石 15 克，连翘 9 克，山栀 9 克，薏苡 15 克，半夏 9 克（醋炒），晚蚕沙 9 克，赤小豆皮 9 克（取五谷中之赤小豆，凉水浸，取皮用）。

【制　法】上药用水（1）6 升，煮取 600 毫升，分 3 次温服。

【功　效】清化湿热，宣痹通络。

【主　治】湿热痹证　湿聚热蒸，阻于经络，寒战发热，骨节烦疼，面色萎黄，小便短赤，舌苔黄腻或灰滞。

【功　效】(1) 风湿性关节炎　骨节烦疼，活动不利，寒战热盛，中医辨证为湿热痹者。

(2) 慢性浅表性胃炎　诸症常因饮食辛辣刺激而作，伴见嗳气、反酸，舌质淡红、苔白腻，脉滑。

(3) 十二指肠球部炎　上腹胀痛，伴见口苦、食欲不振、腹胀，舌质淡红、苔白腻，脉弦滑。

(4) 结节性红斑　下肢出现红斑，红肿疼痛，伴有轻微的关节疼痛，红肿压痛明显，舌红苔薄白，脉沉细。

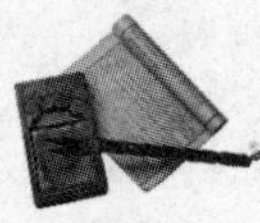

香附旋复花汤

【方　剂】生香附 9 克，旋复花（绢包）9 克，苏子霜 9 克，广皮 6 克，半夏 15 克。

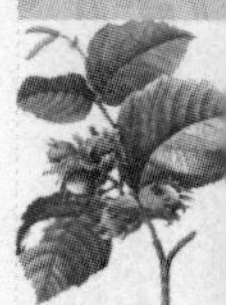

【制　　法】用水800毫升，煮取300毫升。分两次温服。

【功　　效】理气和络，降气化痰。

【主　　治】伏暑、湿温，胁痛，或咳或不咳，无寒，但潮热，或竟寒热如疟状。

【临床应用】(1) 渗出性胸膜炎　症见右胸胁疼痛，甚则咳唾活动均牵引作痛，咳吐白痰，气促胸闷，午后身热，口干，但不欲饮，脉沉弦，苔白厚而滑。

(2) 冠心病　胸痛连及后背，发于急恼气怒之后，有憋闷感，脘痞食差，心悸太息，便软溏日两三次，苔白腻，舌暗，脉弦滑。

(3) 肋间神经痛　胸胁疼痛，咳时尤剧，伴脘痞嗳气，口淡不渴，脉沉细，苔薄白而滑。

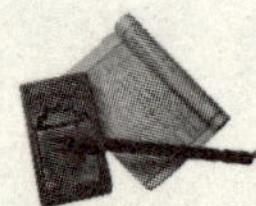

益胃汤

【方　　剂】沙参9克，麦冬15克，冰糖3克，细生地15克，玉竹4.5克(炒香)。

【制　　法】上药用水500毫升，煮取300毫升，分两次服。

【功　　效】滋养胃阴。

【主　　治】阳明温病，下后汗出，胃阴受伤者。

【临床应用】(1) 萎缩性胃炎　胃阴不足，胃脘隐痛，或胀，口干，舌红，苔少。

(2) 残胃炎　胃脘疼痛作胀，食少，口干，舌红，苔少。

(3) 慢性浅表性胃炎　胃阴不足，胃脘隐痛，口干，舌红，苔少。

(4) 消化性溃疡　胃脘疼痛，口干，舌红，苔少。

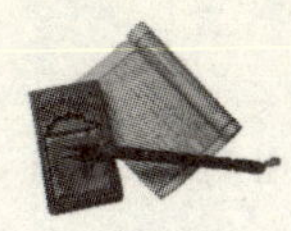

养精种玉汤

【方　　剂】大熟地（九蒸）30克，当归（酒炒）15克，白芍（酒炒）15克，山萸肉（蒸熟）15克。

【制　　法】水煎服，每日1剂。

【功　　效】滋阴养血。

【主　　治】不孕症　用于肾阴虚证，可见婚久不孕，月经先期，量少，色红无血块，或月经尚正常，但形体消瘦，腰腿酸软，头晕眼花，心悸失眠，性情急躁，口干，五心烦热，午后低热，舌质偏红，苔少，脉细数。

【临床应用】(1) 排卵功能不良之不孕症　用于阴虚血少证，症见婚久不孕，伴见形体消瘦，腰酸，头昏眼花，烦躁，带下量少，舌质偏红，脉细弦数。

(2) 月经后期量少　用于阴血虚证，症见月经延后，量少，头昏心慌，带下偏少，形体消瘦，舌质偏红或红裂，脉细弦。

(3) 产后或人流术后闭经　用于阴血虚证，症见月经后延量少而渐至停闭，头昏腰酸，带下甚少，夜寐多梦，皮肤干燥，舌质淡红，脉细弦。

(4) 闭经溢乳综合征　用于肾虚证，症见月经量少，渐至闭经，闭经较长，乳汁自溢，或挤之有乳，色黄、质稀，腰酸，头晕目眩，带下甚少，阴部干燥，五心烦热，舌红、苔少，脉细数。

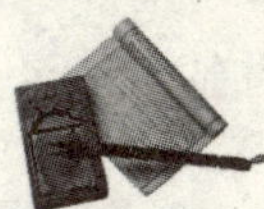

顺经汤

【方　　剂】当归（酒洗）15克，大熟地（九蒸）15克，白芍（酒炒）6克，丹皮15克，白茯苓10克，沙参10克，黑芥穗10克。

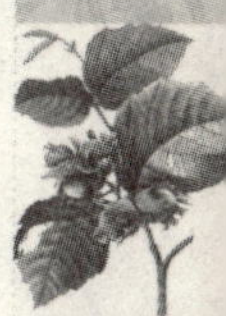

【制　法】 水煎，食后温服。

【功　效】 滋肾润肺，引血下行。

【主　治】 经行吐衄　用于肺肾阴虚证，可见经前或经期吐血、衄血，量少，色黯红。平素可有头晕耳鸣，手足心热，两颧潮红，潮热咳嗽，咽干口渴，月经每先期、量少，舌红或绛，苔花剥或无苔，脉细数。

【临床应用】 (1) 代偿性月经　用于肺肾阴虚证，症见经期或经后，衄血、吐血量较多或较少，色鲜红无血块，月经先期，经血量少，色淡红，伴有头昏腰酸，潮热咳嗽，口干咽燥，五心烦热，形体消瘦，舌质红、苔剥或有裂纹，脉细数。

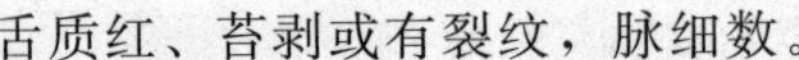

(2) 经期球结膜下出血　用于阴虚火旺证，症见每遇月经期，单眼或双眼球结膜下出血，经期后消退，经期量少，或伴头晕眼花，心烦潮热，咽干口渴，舌红少津，脉细数。

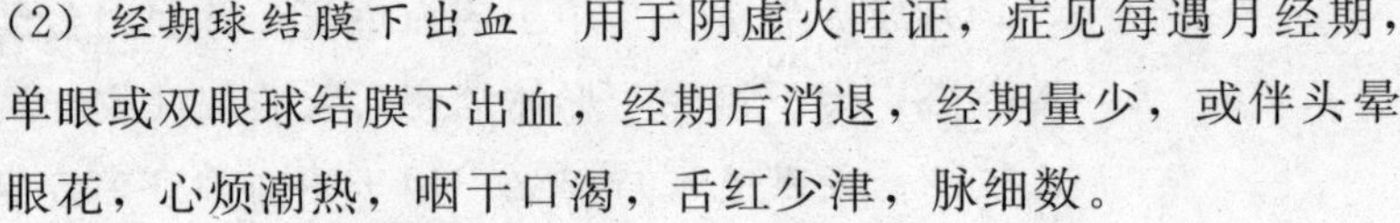

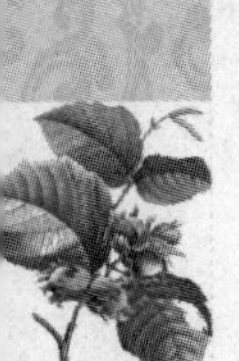

(3) 子宫内膜异位症　用于肺肾阴虚证，症见顽固性的经行吐衄，血量较多或较少，色鲜红，或伴有经行腹痛，腰骶部酸痛，头晕，潮热咳嗽，口干心烦，形体消瘦，舌质红，脉细数。

(4) 逆经性鼻咽喉口腔病　用于阴虚证，症见月经周期紊乱，量少，腹痛，腰膝酸软，白带多，鼻干口苦舌燥，舌质红，脉细数。鼻出血时可发现鼻中隔前下方充血糜烂或出血点，口腔舌或咽部黏膜散在性点状溃疡，声带黏膜充血明显，甚至呈瘀血状。

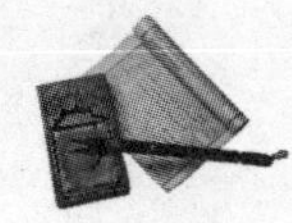

固本止崩汤

【方　剂】大熟地（九蒸）30克，白术（土炒焦）30克，黄芪10克，当归（酒洗）15克，黑姜6克，人参10克。

【制　法】水煎服，每日1剂。

【功　效】补气摄血，固冲止崩。

【主　治】（1）崩漏　用于脾虚证，症见经血非时而至，崩中继而淋漓，血色淡而质薄，气短神疲，面色白，或面浮肢肿，手足不温，或饮食不佳，舌质淡，苔薄白，脉弱或沉弱。

（2）月经过多　用于气虚脾弱证，症见经来量多，色淡红，质清稀，或兼见面色㿠白，气短懒言，肢软无力，或小腹空坠，或心悸怔忡，舌淡，脉细弱。

【临床应用】（1）功能失调性子宫出血　用于脾肾阳虚证，可见经血非时而至，量多，淋漓不断，色淡、质稀，或色暗有块，形倦体乏，气短懒言，腹不疼痛，腰痛酸楚，纳少，面色㿠白或晦暗，小便频数，大便溏薄，舌淡、苔白，脉细弱。

（2）人流术后阴道流血　用于气血亏虚证，可见人流术后阴道流血不止，或淋漓不净，或伴神疲乏力，面色㿠白，懒言气短，心慌心悸，失眠多梦，小腹空坠不适，舌淡、苔薄白，脉细弱或沉细无力等。

（3）胎漏　用于气虚证，症见妊娠期，阴道少量流血，色淡红，质稀薄，神疲乏力，面色㿠白，气短心悸，舌质淡、苔薄白，脉细滑。

（4）产后出血　用于气血亏虚证，症见产后出血量多，或淋漓不尽，色淡质稀，面色㿠，手足不温，气短神疲，舌淡、苔薄白，脉弱。

（5）贫血性眩晕　用于气虚脾弱证，症见神疲乏力，心悸怔忡，纳差便溏，易汗，舌质淡红、苔薄白，脉细弱。

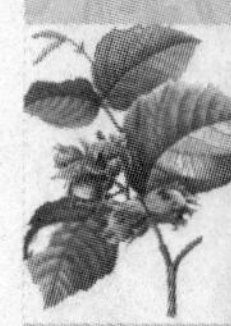

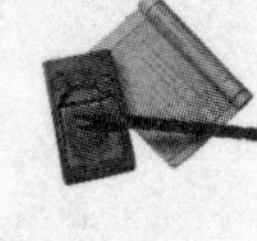

定经汤

【方　　剂】菟丝子（酒炒）30 克，白芍（酒炒）30 克，当归（酒炒）30 克，大熟地（九蒸）15 克，山药（炒）15 克，白茯苓 10 克，芥穗（炒黑）6 克，柴胡（1）5 克。

【制　　法】水煎服；每日 1 剂。

【功　　效】补肾养血，疏肝调经。

【主　　治】月经先后无定期　用于肾虚肝郁证，可见经来先后不定，行经量少，色红无块，腹不痛，腰酸头晕，夜寐不熟，乱梦纷纭，胸闷烦躁，有时乳房作胀，情绪抑郁，或时急躁，舌质红少苔，脉细弦带数。

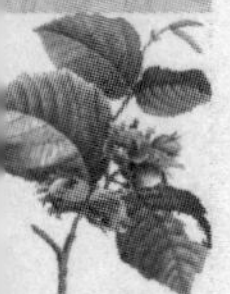

【临床应用】（1）经期延长　用于肾虚肝郁证，症见月经周期正常，经色紫红，量少，质稠夹少量血块，伴经前心烦，经期乳房、少腹胀痛，纳差便溏，头晕耳鸣，腰膝酸软，白带色白量多，质清稀，腥臭，夜尿多，舌质淡，苔薄白，脉细弦。

（2）闭经　用于肾虚肝郁证，症见月经量少渐至停闭，胸闷烦躁，头昏心悸，腰膝酸软，精神疲惫，舌质淡红，脉细弦。

（3）痛经　用于肾虚肝郁证，症见经前及经期小腹胀痛，不喜揉按，经血量少，色淡质稀，无块，或郁闷不乐，纳差脘胀，健忘少寐，耳鸣头晕，腰膝酸软，足后跟痛，舌质淡红，苔薄白，脉细弦。

（4）子宫肌瘤　用于肾虚肝郁证，症见胞中积块，或小腹胀满，月经淋漓不尽，伴有腰痛，头晕，体倦，口干，舌红，脉细数而弦。

（5）高泌乳素血症　用于肾虚肝郁证，症见月经不调，稀发甚至闭经，不孕，乳汁自溢，或挤之有乳，色黄质稀，头晕耳鸣，腰膝酸软，心情烦躁，白带量少，舌质淡红，脉细弦。

（6）神经官能症　用于肾虚肝郁证，症见月经不调，头晕胸闷，烦躁寐差，腰膝酸软，舌质偏红，脉弦细。

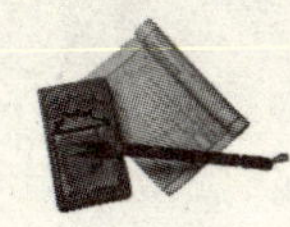

调肝汤

【方　　剂】 山药（炒）15 克，阿胶（白面炒）10 克，当归（酒炒）10 克，白芍（酒炒）10 克，山萸肉（蒸熟）10 克，巴戟（盐水浸）3 克，甘草 3 克。

【制　　法】 水煎服，每日 1 剂。

【功　　效】 调肝补肾，养血止痛。

【主　　治】 (1) 痛经　用于肝肾虚损证，可见经行后一两日内小腹绵绵作痛，腰部酸胀，经色黯淡，量少，质稀薄，或有潮热，或耳鸣，苔薄白或薄黄，脉细弱。

(2) 产后腹痛　用于肝肾虚损证，可见产后小腹隐隐作痛，喜按，恶露量少色淡，伴见头晕眼花，腰酸形寒，或烦热口渴，苔白脉细。

【临床应用】 (1) 不孕症　用于肝郁证，症见精神抑郁或心烦易怒或悲哀欲哭，月经不调，或痛经，或闭经，乳房胀痛，乳房结块，小腹痛或两侧少腹胀痛或有包块，胸闷不舒，善叹息，脉弦或紧、沉、迟、细。

(2) 痛经　用于肝肾不足证，症见妇人凡在经期或经前经后出现周期性下腹疼痛，可伴恶心呕吐，冷汗淋漓，四肢厥冷，甚者可因剧烈疼痛而致晕厥，苔薄脉细。

(3) 胁痛、少腹痛、慢性炎症后期　用于肝肾不足证，症见胁肋隐痛，悠悠不休，遇劳加重，伴见头晕腰酸，心悸眼花，体弱，或心中烦热，舌质淡裂，脉细弦。

(4) 忧郁疼痛　用于肝肾虚损证，症见胸闷胁痛，两少腹作痛，头晕眼花，神疲乏力，心悸寐差，舌质淡，脉弦细。

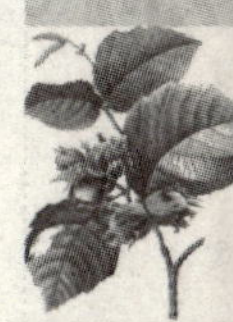

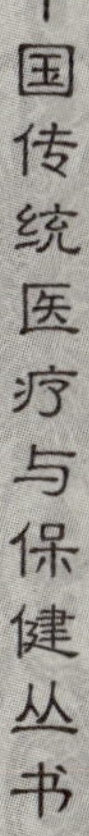

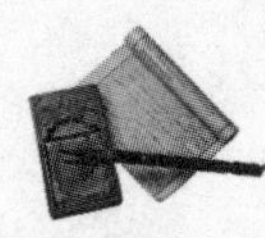

清经散

【方　剂】丹皮9克，地骨皮10克，白芍9克，青蒿6克，黄柏3克，熟地9克，茯苓6克。

【制　法】水煎服，每日1剂。

【功　效】清热凉血，滋肾养阴。

【主　治】(1) 月经先期　用于阳盛血热证，可见经来先期，量多，色深红或紫，质稠黏。或伴心胸烦躁，面红口干，小便短黄，大便燥结，舌质红，苔黄，脉数。

(2) 崩漏　用于血热证，可见经血非时突然大下，或淋漓日久不净，色深红质稠，心烦潮热，口渴，小便黄或大便干结。舌质红，苔黄，脉细数。

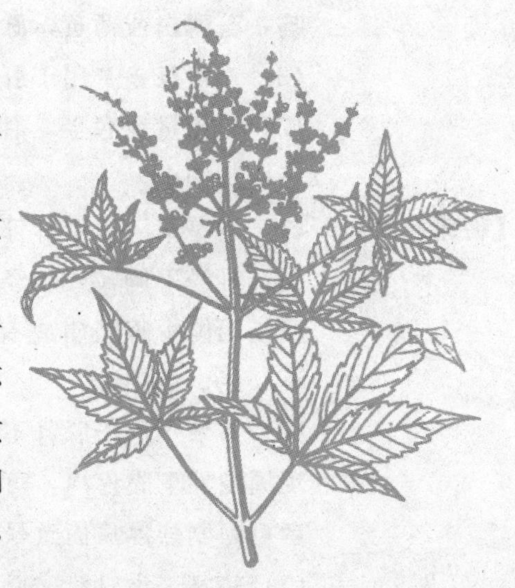

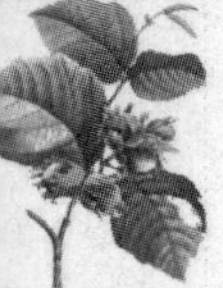

(3) 产后恶露不绝　用于血热证，可见恶露过期不止，量较多，色深红，质稠黏，有臭秽气，面色潮红，口燥咽干，舌质红，脉虚细而数。

(4) 产后盗汗　用于阴虚证，可见产后睡中汗出，醒来自止，面色潮红，头晕耳鸣，口燥咽干，渴不思饮，或有五心烦热，午后较甚，腰膝酸软，舌嫩红或绛，少苔或无苔，脉细数无力。

(5) 经行发热　用于肝肾阴虚证，可见经期或经后，午后潮热，两颧红赤，五心烦热，烦躁少寐，舌红而干，脉细数。

【临床应用】(1) 功能失调性子宫出血　用于血热证，可见经血非时突然而下，量多势急或量少淋漓，色红质稠，心烦，口渴，或手足心热，小便黄，大便干结，苔薄黄，脉细数。

(2) 宫颈炎　用于阴虚火旺证，可见自觉下腹灼热坠胀，有白色黏液随小便而出，甚则不能自制，伴口干舌燥，头晕耳鸣，疲乏无力，急躁易怒，梦多少寐，或有遗精，舌质红，苔薄黄，脉弦。

(3) 尿血　用于阴虚火旺证，可见小便短赤带血，头晕耳鸣，神疲，颧红潮热，腰膝酸软，舌质红，脉细数。

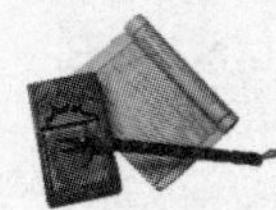

身痛逐瘀汤

【方　剂】秦艽3克，川芎6克，桃仁9克，红花9克，甘草6克，羌活3克，没药6克，当归9克，五灵脂6克（炒），香附3克，牛膝9克，地龙6克（去土）。

【制　法】上药加水400毫升煎煮，取药汁200毫升，二煎加水200毫升煎煮，去渣取药汁100毫升，二煎混合，分早、晚两次温服，每日1剂。或酌加黄酒温服。

【功　效】活血祛瘀，祛风止痛。

【主　治】气血痹阻，经络不通之痹证　见周身及四肢关节疼痛，肿大而屈伸不利，周围结节，皮肤瘀斑，舌苔黄燥或黄腻，脉象濡数或滑数。

【临床应用】(1) 风湿性关节炎　用于经络闭塞气滞血瘀证，症见浑身疼痛、关节疼痛，时而刺痛难忍，伴有麻木感，屈伸不利，行动不便，活动时加剧，舌质暗兼有瘀点，脉涩而沉。

(2) 类风湿性关节炎　用于四肢小关节红肿热痛，不同程度腕、肘、肩、踝、膝、髋关节痛，昼轻夜重，活动受限，发热。舌质红，苔薄黄，或黄燥或黄腻；脉象濡数，或滑数。

(3) 坐骨神经痛　用于肢体麻木、酸重、掣痛、屈伸不利，临床见一侧下肢坐骨神经通路及分布区内的抽掣、针刺样感烧灼样剧痛。患肢拘急不敢伸直，或伴腰痛、下肢麻木，舌质暗红、苔白、脉弦细或弦紧。

(4) 糖尿病神经病变　以糖尿病并发神经疼痛为临床常见症状。临床疼痛性质多数为四肢阵发性闪痛、刺痛、烧灼痛和电击样窜痛，少数起病隐袭缓慢呈持续性钝痛、麻痛或胀痛，均伴有不同程度的泌汗异常，四肢感觉异常、肌力下降及腱反射减弱。舌淡，边暗略见瘀点，苔白，舌根部微黄而燥，脉弦数。

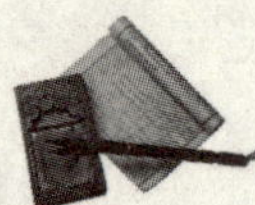

通乳丹

【方　　剂】人参30克，生黄芪30克，当归（酒洗）60克，麦冬（去心）15克，木通1克，桔梗1克，七孔猪蹄两个（去爪壳）。

【制　　法】水煎服，每日1剂。

【功　　效】补气养血，疏络通乳。

【主　　治】缺乳　用于气血虚弱证，可见产后乳少，甚或全无，乳汁清稀，乳房柔软，无胀感，面色少华，神疲食少，舌淡，脉虚细。

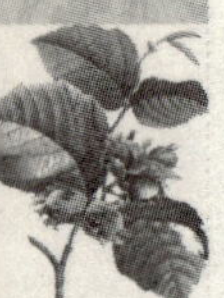

【临床应用】缺乳　产后气血两虚，乳汁缺少，或点滴全无，神疲乏力，头晕肢怠，纳食不佳，动则易汗，脉细弱，舌质淡红。

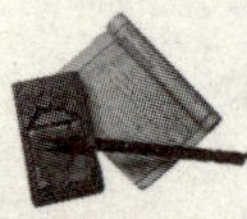

通窍活血汤

【方　　剂】赤芍3克，川芎3克，桃仁9克（研泥），红花9克，老葱3根（切碎），鲜姜9克（切碎），红枣7个（去核），麝香0.15克（绢包），黄酒250毫升。

【制　　法】上药加水400毫升煎煮，取药汁200毫升，两煎加水200毫升煎煮，去渣取药汁100毫升，二煎混合，加黄酒适量，每日1剂，分早、晚两次温服。王氏用法："用黄酒半斤，将前七味煎1盅，去渣，将麝香入酒内，再煎二沸，临卧服。方内黄酒，各处分两不同，宁可多2两，不可少，煎至1盅，酒亦无味，虽不能饮酒之人，亦可服。大人一连3晚，吃3付，隔1日再吃3付，若七八岁小儿，两晚吃1付；三两岁小儿，3晚吃1付。麝香可煎3次，再换新的。”

【功　　效】活血通窍。

【主　　治】瘀血阻于头面部所致的头痛昏晕，耳聋年久，脱发，面色青紫，酒糟鼻，白癜风，紫斑症，以及妇女干血痨，小儿疳积，肌肉消瘦，腹大青筋暴露，潮热，舌暗红边有瘀点，苔白腻，脉弦紧。

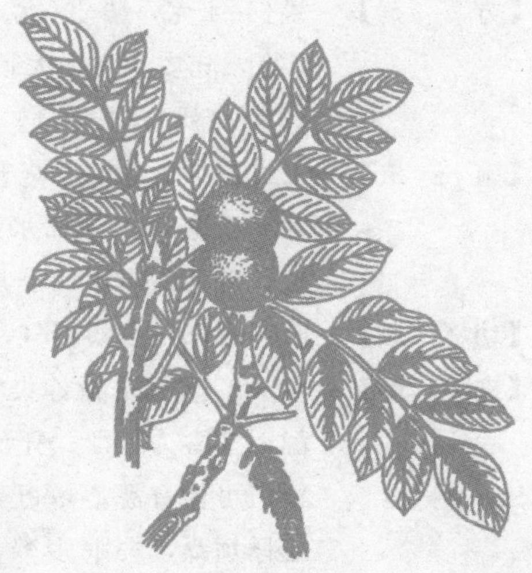

【临床应用】(1) 血管神经性头痛　用于头痛时作时止，久治不愈，甚则呕吐，面色灰黯，神疲乏力，食欲不振，胸部胀满，头眩心烦，肢体有麻木感，舌暗红边有瘀点，苔白腻，脉弦紧。

(2) 脑震荡　用于脑部外伤后有头晕头痛，恶心呕吐，心烦失眠等症。伴舌有瘀斑，脉细涩。

(3) 颅脑外伤性耳聋　用于颅脑外伤后耳聋，伴舌有瘀斑，脉细涩。

(4) 肥厚性鼻炎　用于持续性鼻塞，鼻涕黏稠不易擤出，头昏胀痛，鼻下甲暗红，黏膜增厚、暗红，舌质暗，舌边有瘀斑，脉滑。

(5) 老年性痴呆　用于智力机能下降，记忆力明显减退，转瞬即忘，顾前忘后，话难成句，胆怯善惊，焦虑恐惧，甚则呆滞少语，或言语杂乱，哭笑无常，不知饥饱，面色暗滞，舌暗红边有瘀点，苔白腻，脉弦紧。

(6) 内耳眩晕　用于发作性眩晕，伴耳鸣耳聋、恶心呕吐，发作可持续数小时或数天，间隔时间长短不一，反复发作，可见眼球震颤，舌质暗有瘀斑，脉弦涩或弦细。

(7) 白癜风　用于血瘀阻滞证，症见皮肤白斑，舌质暗有瘀斑，脉弦涩或弦细。

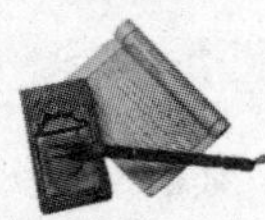

癫狂梦醒汤

【方　　剂】桃仁 24 克，柴胡 9 克，香附 6 克，木通 9 克，赤芍 9 克，半夏 6 克，陈皮 9 克，大腹皮 9 克，青皮 6 克，桑白皮 9 克，苏子 12 克（研），甘草 15 克。

【制　　法】上方，加清水 500 毫升，浸泡 15 分钟后，煎沸 3～5 分钟，取汁 200 毫升，再加水煎煮，去渣取汁 200 毫升，两次药汁相兑，分两次服用，小儿用量酌减。

【功　　效】疏肝解郁，去痰行气，活血化瘀。

【主　　治】癫狂　癫狂是精神失常的疾患。癫证以沉默痴呆，语无伦次，静而多喜为特征；狂证以喧扰不宁，躁妄打骂，动而多怒为特征。可伴有恶心欲吐，胸闷口苦，健忘，嗜睡，记忆力减退，心悸烦躁，失眠多梦，舌质紫暗或有瘀点、瘀斑，脉沉弦或沉涩。

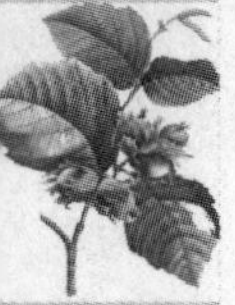

【临床应用】(1) 颅脑损伤后遗症　用于顽固性头痛、眩晕，肢体麻痹、抽搐、感觉缺失、尿失禁、语言不清或失语、视力模糊或偏盲；可伴有恶心欲吐，胸闷口苦，健忘，嗜睡，记忆力减退，心悸烦躁，失眠多梦；舌质紫暗或有瘀点、瘀斑，脉沉弦或沉涩。

(2) 头痛　用于头痛颇剧，头面青紫较明显，痛处固定，以头顶、右侧太阳穴为主，如锥刺状，舌质紫暗，苔白腻，脉细涩。

(3) 偏头痛　用于痰气郁结，瘀血阻络证，症见神情倦怠，急躁烦乱，纳差脘闷，善太息，舌质淡红，舌边有瘀点瘀斑，舌苔薄黄，脉沉弦。

(4) 癫痫　用于经常发生阵发性不自主抽搐，面色萎黄，喉间痰多，舌淡边有瘀斑，脉细涩。

(5) 精神分裂症　用于症见沉默痴呆，语无伦次，静而多喜，妄见妄闻，形象多端；或表现为喧扰不宁，躁妄打骂，常自多怒，好歌好舞，不避水火，弃衣乱走，越垣上屋，舌质淡红，舌边有瘀点瘀斑，舌苔黄腻，脉沉弦。

(6) 支气管哮喘　用于哮喘，舌质红、舌下脉络显著，苔黄腻，脉滑数或细数。

(7) 失眠　表现头晕，乏力，精神萎疲，失眠，常辗转反侧到天明，舌淡，苔白腻，脉细涩。

(8) 汗证　用于头面手掌汗出，食纳、睡眠、大小便无异常，舌质淡，舌尖稍红有瘀点，脉弦细。

(9) 呃逆　用于呃逆频频，日夜不休，进食时可引发剧烈呕吐，语音不连，面泛油光，苔薄黄腻。

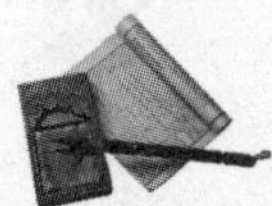

苏叶黄连汤

【方　　剂】川连两克，苏叶 1 克。

【制　　法】水煎服。

【功　　效】降逆止呕。

【主　　治】妊娠恶阻　用于肝胃不和证，妊娠初期，呕吐酸水或苦水，胸满胁痛，嗳气叹息，头胀而晕，烦渴口苦；舌淡红，苔微黄，脉弦滑。

【临床应用】妊娠剧吐　用于肝胃不和证，妊娠初期，呕吐酸水或苦水；伴胸满胁痛，嗳气叹息，头胀而晕，烦渴口苦；舌质淡红，苔微黄，脉弦滑。

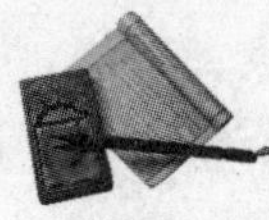

清暑益气汤

【方　　剂】西洋参 5 克，石斛 15 克，麦冬 9 克，黄连 3 克，竹叶 6 克，荷梗 15 克，知母 6 克，甘草 3 克，西瓜翠衣 30 克。

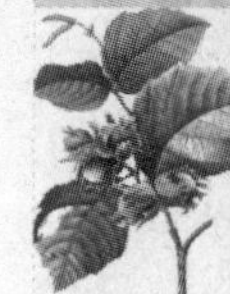

【制　　法】 水煎服。

【功　　效】 清暑益气，养阴生津。

【主　　治】 (1) 产后发热　感染暑热，气津两伤证，产时正值炎热酷暑季节，身热多汗，口渴心烦，体倦少气，舌红少津，脉虚数。

(2) 暑热　中暑受热，气津两伤证，身热汗多，心烦口渴，小便短赤，体倦少气，精神不振，脉虚数。

(3) 小儿夏季热　用于气津不足证，久热不退，烦渴体倦，少气懒言，精神不振，脉虚数。

【临床应用】 (1) 产褥感染　用于感染暑热、气滓两伤之证，产时正值炎热酷暑季节，身热多汗，口渴心烦，体倦少气，舌红少津，脉虚数。

(2) 中暑　用于气津两伤证，身热汗多，心烦口渴，小便短赤，体倦少气，精神不振，脉虚数。

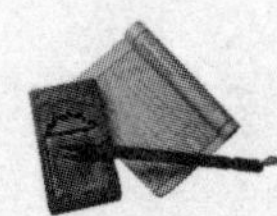

清金化痰汤

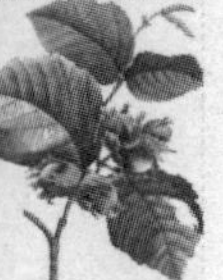

【方　　剂】 黄芩、山栀各5克，桔梗6克，麦门冬（去心）、桑皮、贝母、知母、瓜蒌仁（炒）、橘红、茯苓各3克，甘草两克。

【制　　法】 水煎，食后服。

【功　　效】 清热化痰。

【主　　治】 内伤咳嗽　用于痰热郁肺证，咳嗽气息粗促，或喉中有痰声，痰多、质黏厚或稠黄，咯吐不爽，或有热腥味，或吐血痰，胸胁胀痛，咳时引痛，面赤，或有身热，口干欲饮，舌苔薄黄腻，质红，脉滑数。

【临床应用】 (1) 慢性咽炎　用于阴虚火灼证，反复咽部痛胀、干燥，伴咽部异物感，干咳无痰，心烦少寐，咽部充血，黏膜干燥，咽后壁淋巴滤泡增生突起，舌质红，苔微黄而干，脉细数。

(2) 支气管炎、肺部感染　用于痰热郁肺证，外感发热后咳嗽加剧，痰黄稠难咳，晨起量多，咽痒，胸闷气急，X线示双肺纹理增粗，听诊肺部有干、湿性啰音，舌质红，苔薄黄腻，脉弦滑。

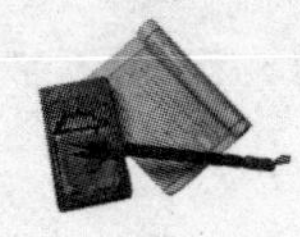

甘露消毒丹

【方　　剂】 飞滑石450克，淡黄芩300克，茵陈330克，藿香120克，连翘120克，石菖蒲180克，白蔻仁120克，薄荷130克，木通150克，射干120克，川贝母150克。

【制　　法】 生晒研末。每服9克，开水调下，或神曲糊丸，如弹子大，开水化服亦可。或作汤剂，水煎服。

【功　　效】 利湿化浊，清热解毒。

【主　　治】 湿温、时疫　发热倦怠，或午后身热，颐肿口渴，呕恶，咽喉肿痛，肢酸，身目发黄，胸闷腹胀，泄泻，淋浊，小便短赤，舌苔淡白或厚腻或干黄。

【临床应用】 (1) 散发性脑炎　临床症状大多伴有发热，意识障碍，甚至精神异常，抽搐，舌质偏红，苔白腻，渐转黄腻或粗糙，脉象弦滑或弦数。

(2) 酒精性肝病　症见上腹不适，乏力，食欲不振，腹胀，或全身倦怠，肝区不适，恶心、呕吐，纳呆，肝肿大。舌质红，苔黄腻或粗糙，脉象弦滑或弦数。

(3) 慢性肝炎　症见腹部胀满，恶心不欲食，口苦口干，尿少色黄，大便溏而黏秽，五心烦热，头昏，舌质红，苔黄腻，脉滑数。

(4) 病毒性慢性乙型肝炎低热　用于病毒性乙型肝炎，症见身热困倦，心烦急躁，肢体沉重，脘闷泛恶，纳食欠佳，小便黄赤，大便臭秽，舌质红，苔白腻，脉濡数。

(5) 婴肝综合征　用于皮肤、巩膜黄染，伴呕吐，发热，腹泻，舌质淡红略暗，苔薄腻微黄，指纹紫滞不畅。

(6) 肥厚性胃炎　用于饭后胃部不适，呃逆，脘腹胀满，纳少，面色萎黄，大便不爽，小便黄少，口不渴，舌质淡，苔黄白厚腻，脉浮滑。

(7) 病毒感染　用于发热，头身痛，头昏胀闷，口唇干裂，鼻

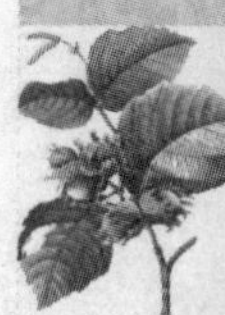

孔、口角生疮，扁桃腺红肿疼痛，伴精神不振，饮食难纳，二便不利，黏汗时出，面色潮红油光，全身臭秽，卧床不欲动，舌苔中根部厚腻微黄，脉数。

(8) 急性咽炎　用于咽喉疼痛，发热，吞咽疼痛，舌红苔白黄微腻，脉濡数。

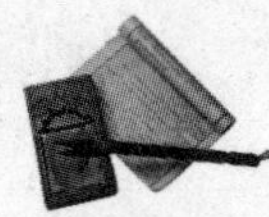

一贯煎

【方　　剂】北沙参、麦冬、当归身各10克，生地黄30克，甘杞子12克，川楝子5克。

【制　　法】水煎，去滓，温服。

【功　　效】滋阴疏肝。

【主　　治】(1) 胁痛　用于肝肾阴虚证，胁肋隐痛，悠悠不休，遇劳加重，口干咽燥，心中烦热，头晕目眩，舌红少苔，脉细弦而数。

(2) 胃痛　用于胃阴亏虚证，胃隐隐作痛，吞酸吐苦，口燥咽干，大便干结，舌红少津，脉细数。

(3) 鼓胀　用于肝肾阴虚证，腹大胀满，或见青筋暴露，面色晦滞，唇紫，口燥，心烦，失眠，牙宣出血，鼻出血，小便短少，舌质红绛少津，脉弦细数。

(4) 消渴　用于阴虚燥热证，口渴频饮，多尿，消谷善饥，消瘦，口干唇燥，舌红，脉沉细数。

(5) 经期乳房胀痛　用于肝肾阴虚证，经行或经后两乳作胀，腰膝酸软，两目干涩，咽干口燥，五心烦热，舌红少苔，脉细数。

【临床应用】(1) 慢性肝炎　用于肝肾阴虚证，肝脏肿大，胁肋隐痛，腹胀，悠悠不休，遇劳加重，口苦咽干，心中烦热，头晕目眩，舌红少苔，脉细弦而数。

(2) 肝硬化　用于肝肾阴虚证，肝脏肿大，腹水，腹大胀满，面色晦滞，唇紫，口燥，心烦，失眠，牙宣出血，鼻出血，小

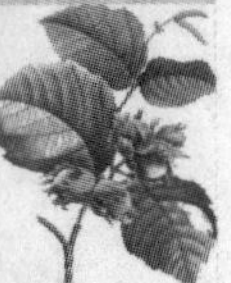

便短少，舌质红绛少津，脉弦细数。

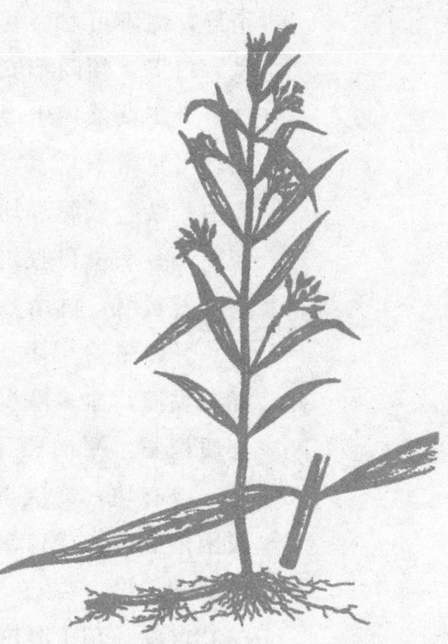

(3) 慢性胆囊炎　用于肝气不舒，肝阴不足证，胁痛隐作，悠悠不休，遇劳或饮食不慎时加重，口苦咽干，心中烦热，舌红少苔，脉细弦而数。

(4) 胃及十二指肠球部溃疡　用于肝气不舒，肝阴不足证，胃脘胀痛，经常发作，牵引两胁及腰背部疼痛，嗳气泛酸，胸胁不舒，口干口苦，纳差食少，大便秘结，形体消瘦，舌红，脉弦细。

(5) 萎缩性胃炎　用于胃阴亏虚证，胃隐隐作痛，吞酸吐苦，口燥咽干，大便干结，舌红少津，脉细数。

(6) 中心性浆液性视网膜脉络膜病变　用于肝肾阴虚证，视物模糊，中心暗影，双目干涩，眼珠酸胀；伴失眠口干，五心烦热，头晕耳鸣，苔薄白或黄，脉细数。

(7) 经前期紧张综合征　用于肝肾阴虚证，经行或经后情绪不宁，两乳作胀，头痛身痛，胸闷胁胀，腰膝酸软，两目干涩，咽干口燥，五心烦热，舌红少苔，脉细数。

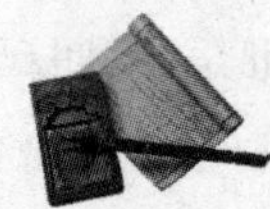

四妙丸

【方　　剂】川黄柏、薏苡米各200克，苍术、怀牛膝各120克。

【制　　法】水泛小丸，每服6～9克，温开水送下。

【功　　效】清热利湿。

【主　　治】(1) 痹证　用于湿热阻络证，关节疼痛，局部红肿灼热，得冷稍舒，痛不可触，可病及一个或多个关节，多兼有发热，恶风，口渴，烦闷不安，舌红，苔黄燥，脉滑数。

(2) 带下病　用于湿热犯阴部，累及肝经，伤及任带而成带下病，可见带下量多，色黄或黄白相兼或似血非血混杂黏液，或赤白相杂，或阴部灼热瘙痒，或见少腹胀痛或见痛经，或伴月经不调；头晕目胀，口苦，小便短黄，大便溏而不爽，舌质偏红，苔黄腻，脉滑数。

(3) 月经不调　用于湿热蕴结下焦证，经期延长，色黯如酱，混杂黏液，血多液少，气味臭秽；或经间期出血量不多，色黯红质稠腻，平时带下量多色黄；或见月经淋漓，血色紫黯秽臭，或有块，或夹黏液。伴下腹胀痛，甚则拒按，或有发热，或困倦肢重，或口渴不饮，舌质正常或偏红，苔黄腻，脉滑或弦滑。

(4) 湿疮　用于湿热证，皮肤潮红、肿胀、糜烂、浸淫成片，结痂，瘙痒不堪，或伴有大便秘结，小溲短赤，苔黄腻，脉滑数。

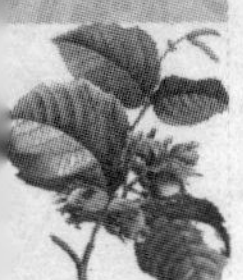

【临床应用】(1) 多种类型的关节炎（类风湿性关节炎，风湿性关节炎，痛风性关节炎）　用于湿热阻络证，关节肿胀疼痛，皮肤微红，压痛明显，关节活动受限，伴头晕乏力，胸闷，纳谷不香，舌红苔黄腻，脉濡滑而数。

(2) 阴道炎、宫颈炎、盆腔炎等多种妇科疾病　用于湿热蕴结下焦证，带下量多，色黄或黄白相兼或似血非血混杂黏液，或赤白相杂，或阴部灼热瘙痒，或少腹胀痛，或痛经，月经不调，头晕目胀，口苦，小便短黄，大便溏而不爽，舌质偏红，苔黄腻，脉滑数。

(3) 功能失调性子宫出血　用于湿热蕴结下焦证，经期延长，色黯如酱，混杂黏液，血多液少，气味臭秽，或经间期出血量不多，色黯红，质稠腻，平时带下量多色黄，或见月经淋漓，血色紫黯秽臭，或有块，或夹黏液，伴下腹胀痛，甚则拒按，或有发热，困倦肢重，口渴不饮，舌质正常或偏红，苔黄腻，脉滑或滑弦。

(4) 急慢性湿疹　用于湿热证，皮肤潮红、肿胀、糜烂，瘙痒不堪，伴有大便秘结，小溲短赤，苔黄腻，脉滑数。

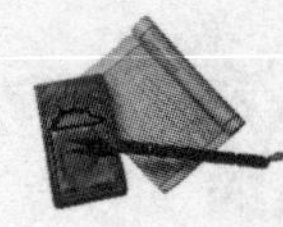

玉液汤

【方　　剂】 生山药30克，生黄芪、知母各15克，生鸡内金6克，葛根4.5克，五味子、天花粉各9克。

【制　　法】 水煎服。

【功　　效】 益气生津，润燥止渴。

【主　　治】 消渴病　用于气不布津，肾虚胃燥证，口渴引饮，小便频数量多，或小便混浊，困倦气短，脉虚细无力。

【临床应用】 (1) 糖尿病　用于气阴两虚证，病程日久，口常干渴，饮水不解，小便频数，困倦气短，脉虚细无力。

(2) 胃炎　用于胃阴不足证，胃痛隐隐，口燥咽干，大便干结，舌红少津，脉细数。

(3) 干燥综合征　用于气阴两虚证，口干多饮，龋齿，舌面干裂，舌乳头萎缩而光滑，口腔溃疡，眼干涩，异物感，少泪，舌质红少津，脉细数。

(4) 流行性出血热　用于气阴不足证，流行性出血热的恢复期，精神、体力、食欲逐渐恢复。

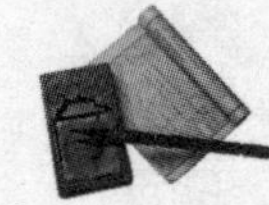

寿胎丸

【方　　剂】 菟丝子120克（炒熟），桑寄生、川续断、阿胶各60克。

【制　　法】 每服20丸，开水送下，日两次。

【功　　效】 补肾固冲，安胎。

【主　　治】 (1) 胎漏、胎动不安　用于肾虚证，妊娠期，阴道少量下血，色淡暗，腰酸腹坠痛，或伴头晕耳鸣，小便频数，夜尿多甚至失禁，舌淡苔白，脉沉滑尺弱。

(2) 滑胎　用于肾虚脾弱证，屡孕屡堕，甚或应期而堕，体质虚弱，腰膝酸软，精神萎靡，面部黯斑，或心悸气短，月经或有不调，或滑胎后又难于再孕，夜尿频多，舌淡嫩，苔薄白，脉沉弱。

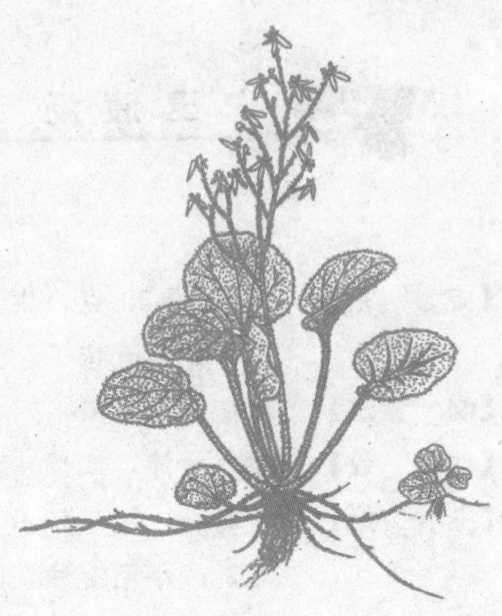

(3) 崩漏　用于肾气不足、冲任不固，月经先后不定，经量偏多，色暗红，经期延长；兼见头晕腰酸，神疲乏力，舌质淡，苔薄白，脉沉细。

【临床应用】(1) 习惯性流产　用于肾虚脾弱证，屡孕屡堕，体质虚弱，腰膝酸软，精神萎靡，面部黯斑，或心悸气短，月经或有不调，或滑胎后又难于再孕，夜尿频多，舌淡嫩，苔薄白，脉沉弱。

(2) 先兆性流产　用于肾虚证，妊娠期，阴道少量下血，色淡暗，腰酸腹坠痛；或伴头晕耳鸣，小便频数，舌淡苔白，脉沉滑尺弱。

(3) 功能失调性子官出血　用于肾气不足、冲任不固证，月经先后不定，经量偏多，色暗红，经期延长，兼见头晕腰酸，神疲乏力，舌质淡，苔薄白，脉沉细。

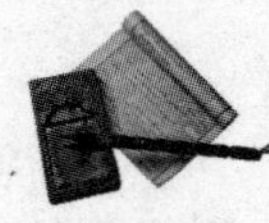

膏淋汤

【方　　剂】生山药30克，生芡实、生龙骨、生牡蛎、大生地各18克，潞党参、生杭芍各9克。

【制　　法】水煎服。

【功　　效】补虚固涩。

【主　　治】淋证　膏淋之虚证，病久不已，反复发作，小便混浊，更兼稠黏，便时淋涩作疼，形体日渐消瘦，头昏无力，腰酸膝软，舌淡，苔腻，脉细弱。

【临床应用】 慢性泌尿系统感染（慢性肾盂肾炎、慢性膀胱炎、慢性尿道炎） 用于肾虚不固证，病久不已，反复发作，小便混浊，更兼稠黏，形体消瘦，头昏无力，腰酸膝软，舌淡，苔腻，脉细弱。

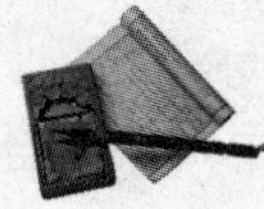

天麻钩藤饮

【方　　剂】 天麻 9 克，钩藤（后下）12 克，石决明（先煎）18 克，山栀、黄芩各 9 克，川牛膝 12 克，杜仲、益母草、桑寄生、夜交藤、殊茯神各 9 克。

【制　　法】 水煎服。

【功　　效】 平肝熄风，清热活血，补益肝肾。

【主　　治】 (1) 头痛　用于肝阳头痛证，头痛而眩，心烦易怒，夜眠不宁，或兼胁痛，面红口苦；苔薄黄，脉弦有力。

(2) 耳眩晕　用于肝阳上扰证，眩晕每因情绪波动、心绪不舒、烦恼时发作或加重，常兼耳鸣耳聋，口苦咽干，面红目赤，急躁易怒，胸胁苦满，少寐多梦，舌质红，苔黄，脉弦数。

(3) 经行眩晕　用于阴虚阳亢证，经行头晕目眩，量多色鲜红，烦躁易怒，口干咽燥，舌红苔黄，脉弦细数。

(4) 中风　用于肝阳上亢，脉络瘀阻而致的半身不遂，患侧僵硬拘挛，兼见头痛头晕，面赤耳鸣，舌红绛，苔薄黄，脉弦硬有力。

(5) 不寐　用于阴虚阳亢证，心烦不寐，心悸不安，头晕，耳

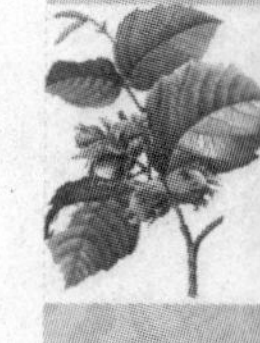

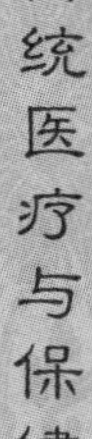

鸣，健忘，腰酸梦遗，五心烦热，口干津少，舌红，脉细数。

【临床应用】（1）高血压病　用于肝阳上亢证，平素头晕头痛，耳鸣目眩，气急，疲劳，心悸，面部烘热，少寐多梦；舌质红，脉弦细数或弦滑。

（2）高血压性脑出血　用于肝阳上亢证，常有情绪激动、精神紧张、过度用力的诱因，突然起病，剧烈头痛，头晕，呕吐，数分钟至数小时内往往发生意识障碍，舌质红，脉弦数。

（3）脑梗塞　用于肝阳上亢证，平素有头晕头痛，耳鸣目眩，少寐多梦，突然发生口眼歪斜，舌强语謇，或手足重滞，甚则半身不遂，常伴意识障碍甚或昏迷、抽搐，舌质红；脉弦数。

（4）面神经麻痹　用于阴虚阳亢、风痰阻络证，口眼突然歪斜，有麻木感，时有抽掣，言语不清，面部稍红，大便干结，舌红，脉弦滑。

（5）颈椎病　用于肝阳上亢证，眩晕耳鸣，每因烦劳或恼怒而头晕、头痛加剧，有时可伴见肢体、手指麻木，面时潮红，急躁易怒，少寐多梦，口苦，舌质红，苔黄，脉弦。

（6）神经衰弱　用于阴虚阳亢证，心烦不寐，心悸不安，头晕，耳鸣，健忘，腰酸梦遗，五心烦热，口干津少，舌红，脉细数。

（7）更年期综合征　用于阴虚阳亢证，精神恍惚，常悲伤欲哭，不能自主，心中烦乱，五心烦热，睡眠不安，甚则言行失常，舌红、少苔，脉弦数。

（8）偏头痛　用于肝阳上亢证，其痛暴发，痛势甚剧，或左或右，或连及眼、齿，痛止则如常人，夜梦较多，面部烘热，目胀耳鸣，口干而苦，大便干结，舌红、苔少，脉细数。

（9）梅尼埃病　用于肝阳上扰证，头目眩晕，天旋地转，如坐舟车，卧床不起，双目不欲睁开，时发时止；常伴耳鸣、耳聋，面红口燥，时有泛恶欲吐，大便干结，舌质红，苔少而干，脉弦滑。

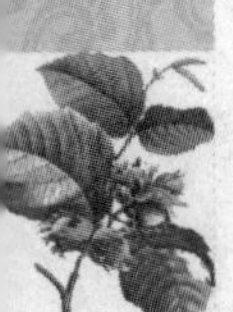

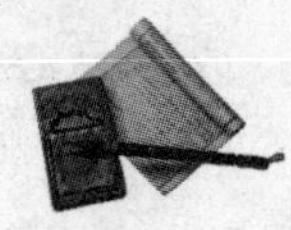

苍附导痰丸

【方　　剂】苍术、香附（童便制）、枳壳（炒）各 60 克，半夏、陈皮、茯苓各 45 克，胆南星、甘草各 30 克。

【制　　法】以上各药捣为药末，加姜汁和神曲制成药丸，以淡姜汤送服，每次服 3～5 克，1 日服两次。

【功　　效】化痰燥湿，理气调经。

【主　　治】（1）闭经　用于痰湿阻滞型，肥盛之妇，躯脂迫塞，痰涎壅盛，血滞而经不行。

（2）月经不调　用于痰湿阻滞型，月经量少或者后期，黏腻如痰，色淡红，伴有形体肥胖，胸闷呕恶，或带下黏腻，舌苔白腻，脉滑。

【临床应用】（1）闭经　用于痰湿阻滞证，表现为月经停闭，形体肥胖，胸胁满闷，痰多呕恶，神疲乏力，舌苔白腻，脉滑。

（2）月经不调　用于痰湿阻滞证，月经稀发或量少，渐至闭经，经色淡红，质黏腻，伴有形体肥胖，胸闷呕恶，平时带下较多，质黏腻，舌苔白腻，脉滑。

（3）产后突发性肥胖　用于痰湿阻滞证，表现为胸闷烦躁，口腻多痰，神疲乏力，懒于行动，嗜睡，舌苔腻，脉细滑。

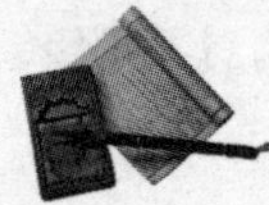

安冲汤

【方　　剂】白术（炒）、生黄芪、生龙骨（捣细）、生牡蛎（捣细）、大生地各 18 克，生杭芍、茜草各 9 克，海螵蛸（捣细）、川续断各 12 克。

【制　　法】水煎服。

【功　　效】益气滋阴，固冲摄血。

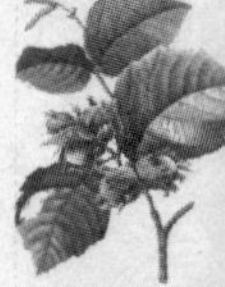

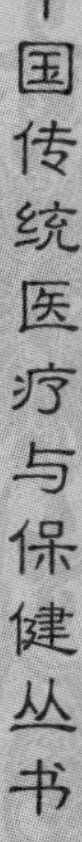

【主　　治】（1）月经先期　用于气阴两虚证，月经周期提前，经量或多或少，色淡红、质稀或稠，小腹空坠，神疲肢倦，或手足心热，食少纳呆，舌淡红，脉细弱。

（2）经期延长　用于阴虚血热，月经持续八九天至十余天，量少色红，质稠；口干咽燥，或有颧红，潮热，或见手心灼热，舌红苔少，脉细数。

（3）崩漏　用于脾肾两虚，阴虚血热证，经血非时而至，崩中继而淋漓，色鲜红有小血块，小腹坠痛，头晕耳鸣，心烦失眠，少气懒言，五心烦热，口燥咽干，面白无华，舌淡红无苔，脉细弱。

【临床应用】功能失调性子宫出血　用于阴虚血热证，月经周期提前，经量或多或少、色淡红、质稀或稠；或月经持续八九天至十余天，量少色红，质稠；或经血非时而至，崩中继而淋漓，色鲜红有小血块；伴见小腹坠痛，头晕耳鸣，少气懒言，面白无华，或五心烦热，口燥咽干，心烦失眠；舌红苔少，脉细。

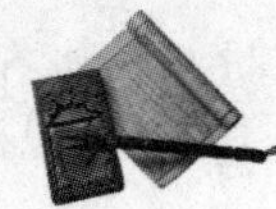

固冲汤

【方　　剂】白术 30 克，生黄芪 18 克，龙骨（煅，捣细）、牡蛎（煅，捣细）、萸肉（去净核）各 24 克，白芍、海螵蛸（捣细）各 12 克，茜草 9 克，棕榈炭 6 克，五味子（轧细，药汁送服）（1）5 克。

【制　　法】水煎服。

【功　　效】补气健脾，固冲摄血。

【主　　治】（1）崩漏　用于脾气虚弱，脾不统血，冲脉不固所致之血崩，经血非时而至，崩中继而淋漓，血色淡而质稀，心悸气短，面白无华，手足不温，舌淡苔薄白，脉细弱。

（2）月经过多　用于气虚证，经来量多，经期时间延长，色淡红，质稀清，或兼见面色苍白，气短神疲，肢软无力，或小腹空坠，舌淡，苔薄白，脉细弱。

(3) 胃痛　用于脾胃气虚证，胃痛隐隐，喜温喜按，空腹痛甚，泛吐酸水，纳差，神疲乏力，大便色黑，舌淡苔白，脉虚弱或迟缓。

【临床应用】 (1) 功能失调性子宫出血　用于脾气虚弱、冲脉不固证，经血非时而至，崩中继而淋漓，血色淡而质稀，或经来量多，经期时间延长，色淡红，质稀清，兼见小腹空坠，或心悸气短，肢软无力，面白无华，手足不温，舌淡，苔薄白，脉细弱。

(2) 消化性溃疡　用于脾胃气虚之证，胃痛隐隐，喜温喜按，空腹痛甚，泛吐酸水，纳差，神疲乏力，大便色黑，舌淡、苔白，脉虚弱或迟缓。

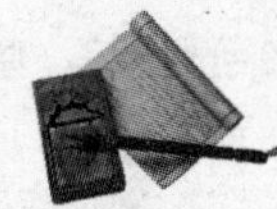

下乳涌泉散

【方　　剂】 当归、川芎、花粉、白芍、生地、柴胡各30克，青皮、漏芦、桔梗、木通、白芷、通草各15克，山甲45克，王不留行90克，甘草7.5克。

【制　　法】 共研细末，每服6～9克，临卧用暖黄酒调服，戒气恼、椒姜辛辣等物。常用猪蹄，鲫鱼等汤，或食芝麻核桃之类，早晚用木梳刮乳房二三十遍，无不神效。

【功　　效】 舒肝解郁，通络下乳。

【主　　治】 缺乳　肝郁气滞证，产后乳汁分泌少，甚或全无，乳汁稠，乳房胀硬疼痛，胸胁胀闷，情志郁闷，或有微热，食欲减退。舌质淡红，苔薄黄，脉弦细或数。

【临床应用】 产后缺乳　用于肝郁气滞证，表现为产后乳汁分泌少，或全无，乳汁稠，乳房胀硬疼痛，胸胁胀闷，情志郁闷，或有微热，食欲减退，舌质淡红，苔薄黄，脉弦细或数。

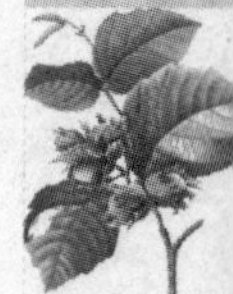

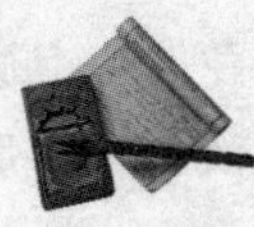

黛蛤散

【方　　剂】青黛、蛤壳。

【制　　法】研末装胶囊吞服，或包煎。

【功　　效】清肝宣肺、清热化痰。

【主　　治】内伤咳嗽　肝火犯肺证，上气咳逆阵作，咳时面赤，咽干，常感痰滞咽喉，咯之难出，量少质黏，或痰如絮条，胸胁胀痛，咳时引痛，口干苦，症状可随情绪波动增减；舌苔薄黄少津，脉象弦数。

【临床应用】支气管炎、肺部感染　用于肝火犯肺证，上气咳逆阵作，咳时面赤，咽干，常感痰滞咽喉，咯之难出，量少质黏，或痰如絮条，胸胁胀痛，咳时引痛，可随情绪波动增减，口干苦；舌苔薄黄少津，脉象弦数；X线示双肺纹理增粗、紊乱，也可呈网状或条索状、斑点状阴影，听诊肺部有干、湿性啰音。

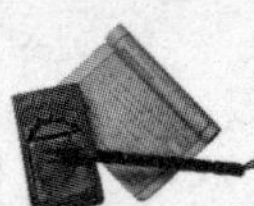

宫外孕Ⅰ号方

【方　　剂】丹参、赤芍各15克，桃仁9克

【制　　法】以上各药，水煎；每日1剂，早晚各1次。

【功　　效】活血祛瘀。

【主　　治】(1) 异位妊娠已破损期，少腹蓄血证，表现为停经、早孕反应，阴道不规则流血，或下腹疼痛，突然转为下腹剧痛，孕卵胀破脉络，可见面色苍白，冷汗淋漓，烦躁异常，四肢厥冷，后穹隆或腹腔穿刺可抽出不凝血，妊娠试验阳性，脉细数无力甚至脉微欲绝。

(2) 异位妊娠少腹瘀血证之不稳定期，异位妊娠破损后不久，腹痛与反跳痛虽有所减轻，但仍旧拒按，病情尚不稳定，随时有出血的危险，双合诊可触及境界不清的包块，脉象细缓。

【临床应用】 （1）异位妊娠　少腹蓄血证，用于已破损期，表现为停经、早孕反应，阴道不规则流血，或下腹疼痛，突然转为下腹剧痛，孕卵胀破脉络，可见面色苍白，冷汗淋漓，烦躁异常，四肢厥冷，后穹隆或腹腔穿刺可抽出不凝血，妊娠试验阳性，脉细数无力甚至脉微欲绝。

（2）异位妊娠　少腹瘀血证（不稳定期），表现为异位妊娠破损后不久，腹痛与反跳痛虽有所减轻，但仍旧拒按，病情尚不稳定，随时有出血的危险，双合诊可触及境界不清的包块，脉象细缓。

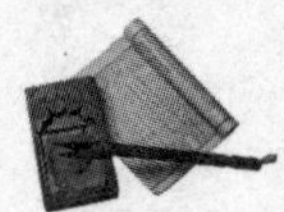

宫外孕Ⅱ号方

【方　　剂】 丹参、赤芍各15克，桃仁9克，三棱、莪术各3～6克

【制　　法】 以上各药，水煎；每日1剂，早晚各1次。

【功　　效】 活血祛瘀，消癥杀胚。

【主　　治】 异位妊娠少腹瘀血证　用于未破损期，表现为停经、早孕反应，阴道不规则流血，或下腹一侧隐痛，双合诊可触及一侧附件软性包块，压痛，妊娠试验阳性，脉多弦滑；或异位妊娠破损后，腹腔血肿形成包块，腹痛逐渐消失，阴道流血也渐止，可有下腹坠胀之感，脉象细涩。

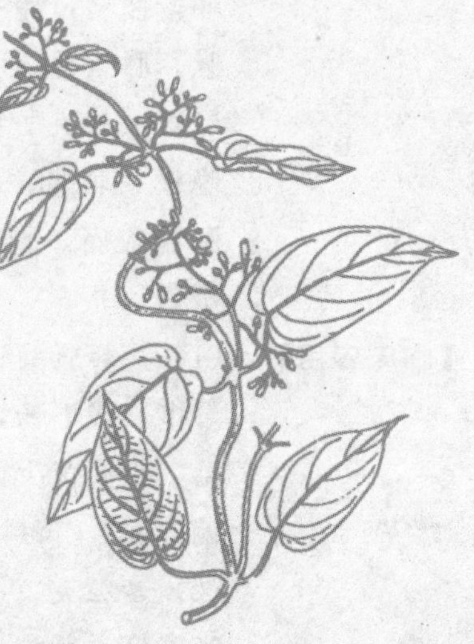

【临床应用】 （1）异位妊娠　少腹瘀血证，用于未破损期，表现为停经、早孕反应，阴道不规则流血，或下腹一侧隐痛，双合诊可触及一侧附件软性包块，压痛，

妊娠试验阳性，脉多弦滑；或异位妊娠破损后，腹腔血肿形成包块，腹痛逐渐消失，阴道流血也渐止，可有下腹坠胀之感，脉象细涩。

(2) 药物流产后出血　血瘀证，表现为药物流产后阴道出血、淋漓不断、恶露不下、月经推迟等。

(3) 卵巢子宫内膜异位囊肿　少腹瘀血证，表现为一侧附件区疼痛、包块，可伴有痛经、月经失调或不孕，舌偏紫，脉涩。

(4) 慢性盆腔炎　湿热瘀互结证，表现为下腹疼痛坠胀或牵拉感，白带增多，色黄，有异味，或月经失调，劳累后复发或加重，舌偏紫苔腻，脉细弦或滑。

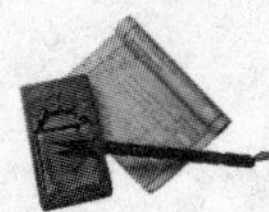

红藤败酱散

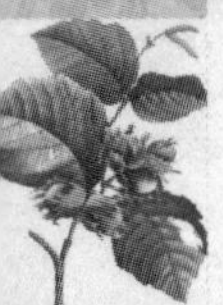

【方　　剂】红藤、败酱草各15克，乳香、没药各6克，木香6克，延胡索10克，当归、赤芍各10克，薏苡仁15克，山楂12克。

【制　　法】上药1剂，水煎服，早晚两次，行经期停用。

【功　　效】清热利湿，行气活血。

【主　　治】(1) 产后腹痛　湿热夹瘀证，产后小腹疼痛，恶露量多或不畅，秽臭，伴有发热，口干烦躁，胸闷呕恶，舌质红，苔黄腻，脉弦数。

(2) 盆腔炎　湿热蕴夹瘀证，低热起伏，或发热不甚，小腹隐痛、刺痛、胀痛，带下量多，色黄或白，质黏，有臭气，腰骶酸痛，胸闷不舒，纳谷不香，舌红，苔黄腻，脉弦数或滑数。

【临床应用】(1) 产后腹痛　用于湿热夹瘀证，表现为产后小腹疼痛，恶露量多，或不畅，夹血块，秽臭，伴有发热，口干烦躁，大便干结，小便黄少，胸闷呕恶，舌质红或偏紫，苔黄腻，脉弦数或偏涩。

(2) 盆腔炎　用于湿热蕴夹瘀证，低热起伏，或发热不甚，小腹隐痛、刺痛、胀痛，带下量多，色黄或白，质黏，有臭气，腰骶酸痛，胸闷不舒，纳谷不香，舌红或偏紫，苔黄腻，脉弦数或滑数。

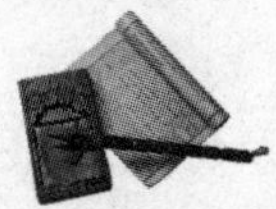

补肾固冲丸

【方　剂】菟丝子 250 克，熟地 150 克，阿胶、党参 120 克，续断、鹿角霜、白术、杜仲、枸杞子、巴戟天各 100 克，砂仁 15 克，当归头 60 克，大枣肉 50 枚。

【制　法】以各药除熟地、阿胶、枸杞子、大枣肉，一起研为细末；将熟地、枸杞子反复煎熬，去渣，得药液溶化阿胶，使成稀糊状；另将大枣肉捣烂，与药液、药末一起调匀，加适量炼过的蜜糖，制成小丸，贮瓶备用。每次服 6 克，每日 3 次，月经来潮期间停服。两个月为 1 个疗程，可治疗 1～2 个疗程。

【功　效】补肾益脾，调固冲任。

【主　治】滑胎　用于脾肾两虚证，屡孕屡堕，甚或应期而堕，体质纤弱，腰酸膝软，精神萎靡，夜尿频多，舌质淡嫩，胎薄白，脉沉细。

【临床应用】习惯性流产　脾肾两虚证，表现为屡孕屡堕，甚或应期而堕，体质纤弱，或伴有月经不调，腰酸膝软，精神萎靡，夜尿频多，舌质淡嫩，胎薄白，脉沉细。

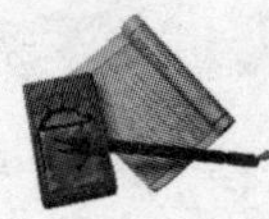

七厘散

【方　剂】血竭 30 克，麝香 0.4 克，冰片 0.4 克，乳香 5 克，没药 5 克，红花 5 克，朱砂 4 克，儿茶 7.5 克。

【制　法】共研极细末，密闭贮存备用。每服 0.22～（1）5 克，黄酒或温开水送服。外用适量，以酒调敷患处。烫伤用鸡蛋清或麻油调涂。外伤出血，清洗后干掺包扎。

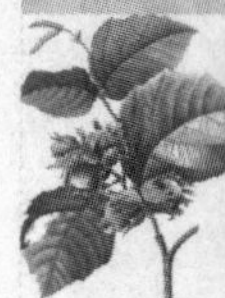

【功　　效】活血散瘀，止血止痛，接骨续筋。

【主　　治】(1) 跌打损伤，瘀血肿痛　症见骨折、挫扭损伤后，瘀血溢于肌腠，或紫或黑，肿胀作痛，或大便秘结，舌苔黄，脉涩。内服、外敷均可。

(2) 外伤破损，血流不止　因跌扑或扭伤，损及脉络，瘀血溢于胃中，或从口中吐出，或从大便排出，舌黯，脉细或涩。

(3) 内伤吐血、疼痛见血瘀气滞证者。

(4) 烧伤烫伤之气血阻滞证　局部烧灼疼痛，未起泡之前。

(5) 无名肿痛之瘀血证　见局部红赤高肿，灼热作痛，或漫肿无头，坚硬隐痛，内服、外敷均可。

【临床应用】(1) 外伤骨折早期，外伤性关节炎及关节损伤见瘀血气滞证，见局部肿胀疼痛，固定不移，舌暗，脉涩。

(2) 冠心病属气滞血瘀者，症见疼痛较剧，持续时间长，伴面白紫绀，舌暗紫，脉细涩者。

(3) 带状疱疹之气滞血瘀证。

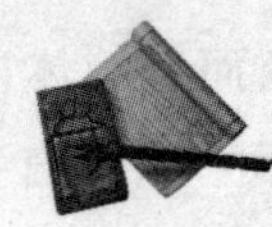

活血止痛汤

【方　　剂】当归12克，川芎6克，苏木5克，红花5克，乳香6克，没药6克，地鳖虫9克，紫荆藤9克，三七3克，赤芍9克，陈皮5克，落得打6克。

【制　　法】水煎服，每日1剂，日服两次。

【功　　效】活血化瘀，通经止痛。

【主　　治】(1) 跌打损伤早期，瘀血肿痛　症见局部瘀血肿块，多有青斑，肿胀疼痛，痛如针刺，固定不移，痛处拒按。舌质紫黯，脉细而涩。

(2) 骨痹，气滞血瘀证　症见局部肿胀疼痛，痛处固定，活动不利，舌紫黯，脉细弦。

【临床应用】(1) 骨折初期以及外伤引起的四肢关节、软组织损伤　气滞血瘀证，以局部青紫、肿胀明显，甚至皮肤出现张力性水疱，伴有疼痛或功能障碍，舌暗，脉紧。

(2) 全髋置换术后异位骨化　辨证属气滞血瘀者，见髋部疼痛和关节活动受限，舌暗红，脉弦。

(3) 早期骨性关节炎　辨证属气滞血瘀者，见局部肿胀、疼痛、功能受限，舌暗，脉紧。

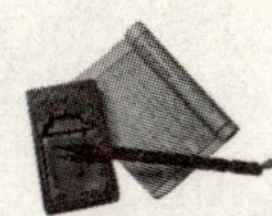

耳聋左慈丸

【方　　剂】熟地120克，山萸肉（炙）、山药各60克，丹皮、茯苓、泽泻各45克，磁石90克，五味子、石菖蒲各30克。

【制　　法】炼蜜为丸，每服9克，淡盐汤送下。

【功　　效】补肾填精，滋阴潜阳。

【主　　治】耳鸣、耳聋　用于肾精亏损证，耳鸣如蝉，昼夜不息，安静时尤甚，听力逐渐下降，或见头昏眼花，腰酸膝软，虚烦不寐，夜尿频多，发脱齿摇；舌红少苔，脉细弱。

【临床应用】耳聋　用于病程日久，肾精亏损之证，耳鸣如蝉，昼夜不息，安静时尤甚，听力逐渐下降；兼见头昏眼花，腰酸膝软，虚烦失眠，夜尿频多；舌红少苔，脉细弱或细数。

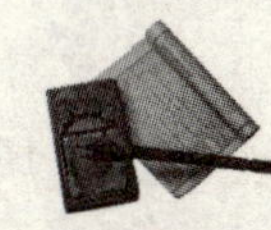

抑肝和胃饮

【方　　剂】苏叶3克，黄连5克，制半夏、广陈皮、竹茹各6克，钩藤15克，黄芩9克，生姜3片。

【制　　法】以上各药水煎，少量频服，犹如饮茶。

【功　　效】抑肝和胃，降逆止呕。

【主　　治】妊娠恶阻　用于肝热犯胃证，妊娠早期，恶心呕吐剧烈，不能进食，吐出黄、苦水或酸水，甚至吐出黄绿胆汁和血液，胸闷胁胀，头昏目眩，烦躁口苦，尿黄量少，大便干结，舌偏红，

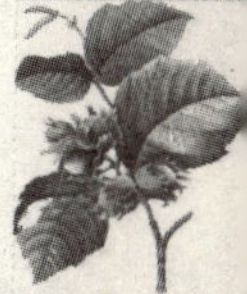

苔黄腻，脉弦滑。

【临床应用】 妊娠恶阻　用于肝热犯胃证，表现为恶心呕吐剧烈，烦躁口苦，吐出黄、苦水或酸水，胸闷胁胀，头昏目眩，舌偏红，苔黄腻，脉弦滑。

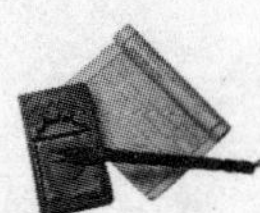

活血酒

【方　　剂】 活血散15克，白酒500克。

【制　　法】 将活血散（组方见下附）泡于白酒中，7～10天即成，日久更佳。外用以棉花蘸活血酒于患部擦摩，至局部充血最佳。内服每日1次，每次9～15克。

【　　　附】 活血散：乳香15克，没药15克，生血竭15克，贝母9克，羌活15克，南木香6克，厚朴9克，制川乌3克，制草乌3克，生白芷24克，麝香（1）5克，生紫荆皮24克，生香附15克，炒小茴香9克，甲珠（1）5克，煅自然铜15克，独活15克，续断15克，虎骨15克，川芎15克，木瓜15克，桂枝（去皮）9克，当归（酒洗）24克。

【功　　效】 通经活血。

【主　　治】 陈旧性扭挫伤，寒腰，寒腿属寒凝血瘀者，症见局部肿胀、疼痛活动不利，舌暗，脉紧弦。

【临床应用】 陈旧性的软组织损伤，风湿性关节炎、类风湿性关节炎等属寒凝血瘀者，症见局部肿胀、疼痛或伴功能受限，舌暗，脉紧弦。

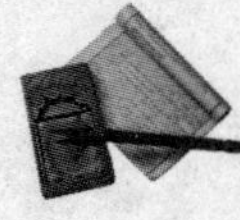

新伤续断汤

【方　　剂】 当归尾12克，醋煅自然铜12克，骨碎补12克，桑枝12克，地鳖虫6克，丹参6克，桃仁6克，泽兰叶6克，延胡索6克，乳香 3 克，没药 3 克，续断 10 克，苏木 10 克。

【制　　法】 水煎服。

【功　　效】 活血祛瘀，止痛接骨。

【主　　治】 骨伤初期、中期，血瘀气滞者，见肿胀疼痛明显，活动受限，舌红，脉弦。

【临床应用】 各种类型骨折的早期、中期，脉络破损，瘀血积聚，症见局部肿胀、疼痛及功能受限，舌红，脉弦。

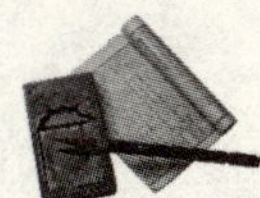

青黛散

【方　　剂】 青黛 30 克，石膏 60 克，滑石 60 克，黄柏 30 克。

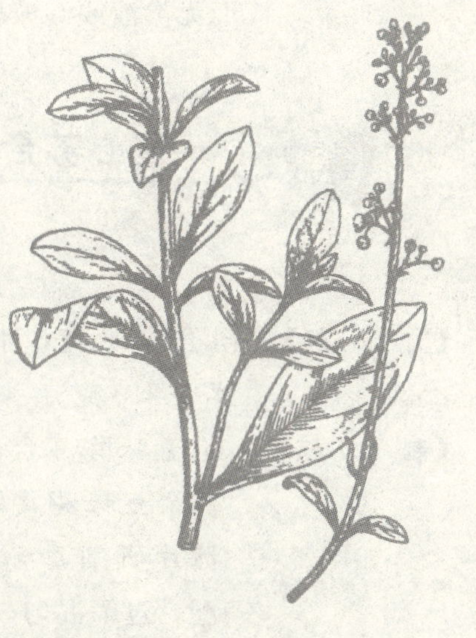

【制　　法】 共研极细末，密闭贮存备用。干掺或麻油调敷患处。

【功　　效】 清热解毒，燥湿止痒，生肌敛疮。

【主　　治】 (1) 湿疮、黄水疮、口疮、蛇窜疮、痄腮及肛周湿疹、褥疮湿热毒盛，气血凝滞证，症见局部丘、疱疹或伴有其他皮损，红肿、痒痛、出水，舌红，苔黄腻，脉滑数。

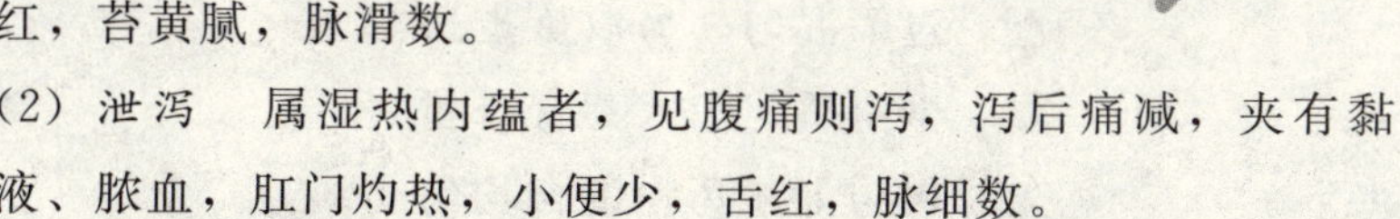

(2) 泄泻　属湿热内蕴者，见腹痛则泻，泻后痛减，夹有黏液、脓血，肛门灼热，小便少，舌红，脉细数。

【临床应用】 (1) 湿疹、脓疱疮、口腔溃疡、带状疱疹、流行性腮腺炎及接触性皮炎、褥疮湿热毒盛，气滞血瘀者，症见局部以丘、疱疹为主，局部皮肤发红，或肿，瘙痒明显，或伴有少量渗液，舌红，苔黄腻，脉数。

(2) 溃疡性结肠炎属湿热毒盛者，见腹痛、腹泻，大便中夹有黏液，甚则便血，或伴发热，小便少，舌红光，脉细数。

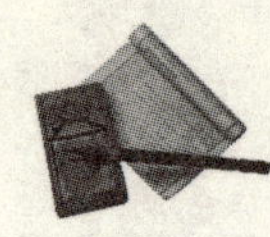

三黄洗剂

【方　　剂】大黄15克，黄柏15克，黄芩15克，苦参15克。

【制　　法】共研细末，加入蒸馏水100毫升，医用石炭酸1毫升。临用时摇匀，以棉花蘸药汁搽患处，每日4～5次。

【功　　效】清热燥湿，收涩止痒。

【主　　治】一切疮疡，湿热毒蕴者，见局部皮肤红肿、瘙痒渗液，大便秘结，尿少而黄，舌红，苔腻，脉数。

【临床应用】急性皮肤病　属湿热毒蕴者，见局部皮肤有红斑、丘疹、水疱而无渗液或渗液较少，便秘，尿少，舌红，苔腻，脉数。

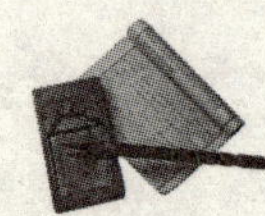

冠心苏合丸

【方　　剂】苏合香50克，冰片105克，醋制乳香105克，檀香210克，青木香210克。

【制　　法】上五味除苏合香、冰片外，其余三味药共研为极细末。冰片研细，与上述药粉研配，过筛混匀。另取炼蜜适量，微温后，加入苏合香搅匀，再与上述药粉混合均匀制成1 000丸。含服或嚼碎后咽下，每日两次，1次1丸，也可于临睡前或发病时服。

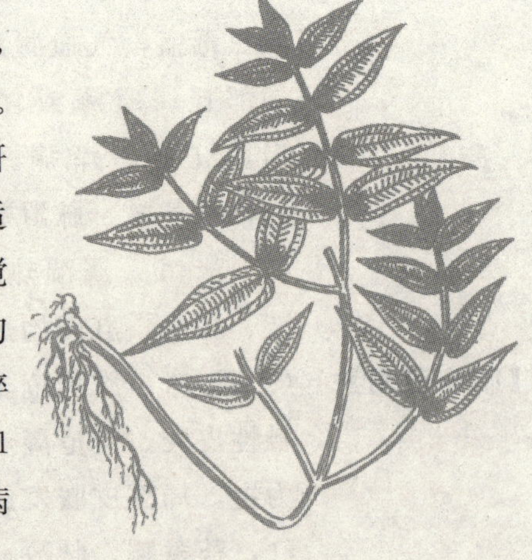

【功　　效】芳香开窍，行气止痛。

【主　　治】（1）胸痹　属寒郁气滞者，症见胸闷憋气，胸部刺痛，手足不温，苔白，脉紧。

(2) 胃脘痛　属外寒直中，寒凝气滞者，症见胃脘部胀满疼痛，或兼恶心、呕吐，苔白，脉紧。

(3) 痛经　属寒凝气滞者，症见经行腹痛，胀满不舒，或经闭不通，舌暗紫，苔白，脉弦紧。

【临床应用】(1) 冠心病、心绞痛　属寒凝气滞者，见胸闷，或有刺痛，手足不温，苔白，脉紧。

(2) 急性胃炎　属外寒侵袭，寒凝气滞者，见上腹部胀满不适，疼痛难忍，或伴恶心、呕吐，舌暗，苔白，脉紧。

(3) 月经不调　属寒凝气滞血瘀者，见经行腹痛，胀满不舒，或经闭不通，舌暗紫，苔白，脉弦紧。

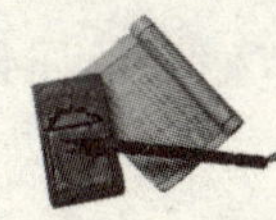

硝菔通结汤

【方　　剂】鲜萝卜 1500 克，芒硝 90 克。

【制　　法】将鲜萝卜切成碎块与芒硝一起置入 500 毫升水中，浓煎 200 毫升，成人每日 2～3 剂，小儿每次 5 毫升/千克，每日 2～3 次，口服或胃管注入。

【功　　效】行气通下。

【主　　治】关格　用于痞结型（肠腑气滞），腹痛、腹胀、呕吐、便秘，胀重于痛，部位不定，时痛时止，气聚痛而见形，气散平而无迹，气逆于上则呕吐频繁，气虚则全腹胀满，叩之如鼓状，苔白，脉弦。

【临床应用】各种早期急性肠梗阻，如无血运障碍的粘连性肠梗阻；麻痹性或痉挛性肠梗阻；蛔虫团或粪块堵塞性肠梗阻；肠结核所致的肠梗阻等。用于痞结型（肠腑气滞）肠梗阻，无明显脱水而需攻下者，表现病人整体情况尚好，腹痛轻，以胀为主，无腹膜刺激征，苔白，脉弦。白细胞计数及中性粒细胞一般无升高；可出现电解质轻度紊乱，但酸碱一般无平衡失调；X 线检查有助于本病诊断。

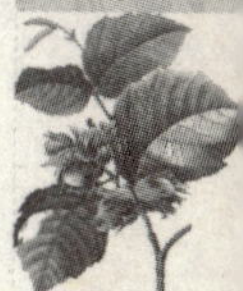

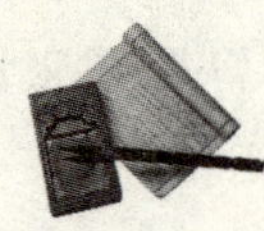

活血舒筋汤

【方　　剂】当归尾15克，赤芍15克，片姜黄12克，伸筋草15克，松节6克，海桐皮15克，落得打10克，路路通10克，羌活12克，独活12克，防风9克，续断12克，甘草6克。

【制　　法】水煎服。

【功　　效】活血祛瘀，舒筋活络。

【主　　治】伤筋、关节肿痛之瘀血阻滞者。

【临床应用】骨折、脱位、软组织损伤中期，瘀血阻滞，筋膜粘连，见局部有不同程度的肿胀，轻度疼痛或疼痛不显，关节僵硬，屈伸不灵活者。

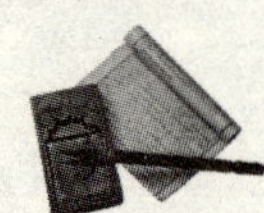

理气宽肠汤

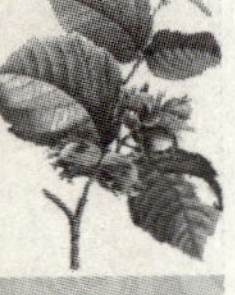

【方　　剂】全当归15克，桃仁9克，乌药9克，青皮6克，陈皮6克。

【制　　法】将药物一起置入500毫升水中，浓煎200毫升，成人每日2～3剂，小儿每次5毫升/千克，每日2～3次，口服或胃管注入。

【功　　效】行气通下。

【主　　治】关格　用于痞结型（肠腑气滞），腹痛、腹胀、呕吐、便秘，胀重于痛，部位不定，时痛时止，气聚痛而见形，气散平而无迹，气逆于上则呕吐频繁，气虚则全腹胀满，叩之如鼓状，苔白，脉弦。

【临床应用】各种早期急性肠梗阻　无血运障碍的粘连性肠梗阻；麻痹性或痉挛性肠梗阻；蛔虫团或粪块堵塞性肠梗阻；肠结核所致的肠梗阻；或胃肠道手术后肠功能恢复慢者。用于痞结型（肠腑气滞）肠梗阻而正气较虚者，表现病人整体情况尚好，腹痛轻，以胀为主，无腹膜刺激征，苔白，脉弦。白细胞计数及中性粒细胞一般无升高；可出现电解质轻度紊乱，但酸碱一般无平衡失调；X线检查有助于本病诊断。

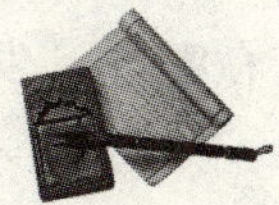

胆道驱蛔汤

【方　　剂】槟榔30克，使君子24克，苦楝皮15克，川朴9克，元胡15克，木香15克，大黄15克。

【制　　法】上药加水600毫升，水煎。每日1剂，分两次服。

【功　　效】安蛔驱蛔，理气止痛。

【主　　治】虫证　用于蛔滞证，为蛔虫上扰，阻塞胆道，使肝气郁结，肝脏疏泄失调，脾运功能失职，气阻中焦而见上腹闷胀，嗳气；胆汁排泄不畅，见目黄、纳差等症。不通则痛，痛有休止，发作时阵发性钻顶痛，可有恶心呕吐，甚者可吐出蛔虫。气滞重则痛剧，四肢厥冷，面色苍白，脉弦紧，苔薄白。

【临床应用】单纯性胆道蛔虫病　剑突下钻顶样疼痛，突然发作，腹痛常向肩背或腰部放射，剑突下偏右下方有深压痛，但腹平软，无反跳痛，脉弦紧，苔薄白，舌质正常。白细胞计数可有轻度增加；B超检查在急性期可发现阴影；粪便检查可发现蛔虫卵。

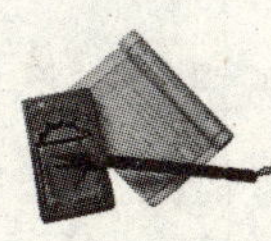

复方红藤煎

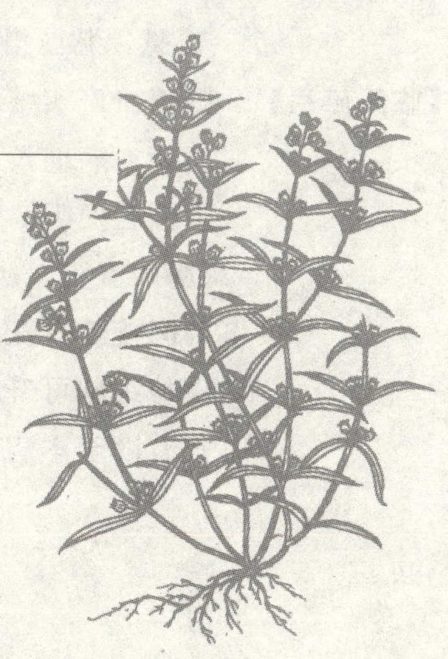

【方　　剂】红藤、金银花、冬瓜仁、薏苡仁各30克，紫花地丁、败酱草各15克，郁李仁12克，桃仁、牡丹皮各9克，皂角刺、菖蒲各6克。

【制　　法】水煎。轻症每日1剂。重症每日两剂，每剂两煎。

【功　　效】 清热解毒，排脓消肿，化瘀散结。

【主　　治】 肠痈　用于急性阑尾炎的郁滞期、蕴热期、毒热期，转移性右下腹疼痛或右下腹固定疼痛，腹皮急拒按，恶心呕吐，发热，便秘溲赤，舌红苔黄或黄腻，脉数或滑数。

【临床应用】 急性阑尾炎　郁滞期、蕴热期、毒热期均可应用，患者发热恶寒，全身不适，转移性右下腹疼痛或仅有右下腹固定性疼痛，腹痛拒按，伴呕吐泛恶，便秘溲赤，舌红苔黄或黄腻，脉数弦滑。

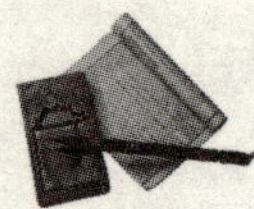

甘遂通结汤

【方　　剂】 甘遂末 3.5 克，桃仁 9 克，赤芍 15 克，生牛膝 9 克，川朴 15 克，大黄 9～24 克（后下），木香 9 克。

【制　　法】 上药加水 600 毫升，水煎。每日 1 剂，分两次服或由胃管注入。

【功　　效】 行气祛瘀，逐水通下。

【主　　治】 关格　用于瘀结型（肠腑湿阻），腹痛、腹胀、呕吐、便秘，脘腹胀满，全腹拒按，水走肠间，辘辘有声（肠腔积液多），苔腻，脉弦滑。

【临床应用】 肠腑血瘀实结为主的急性肠梗阻，如早期轻度肠扭转；早期肠套叠；病期长、膨胀明显的单纯性肠梗阻；疑有血运障碍的粘连性肠梗阻；嵌顿性腹外疝（尚无肠坏死者）。　用于瘀结型（肠腑湿阻）肠梗阻者，表现腹痛胀满剧烈，拒按，恶心呕吐，肠间辘辘有振水声，便秘，苔薄白，脉弦滑。白细胞计数及中性粒细胞可升高；电解质可出现紊乱，酸碱平衡失调；X 线检查有助于本病诊断。

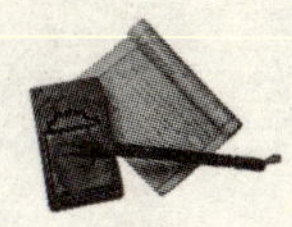

阑尾清化汤

【方　剂】金银花、蒲公英各30克，牡丹皮、大黄（后下）各15克，赤芍12克，川楝子、桃仁、甘草各10克。

【制　法】水煎。每日两剂，分4次服。

【功　效】清热解毒，行气活血，泻下散结。

【主　治】肠痈　右下腹持续性疼痛，渐有加剧，恶心呕吐，低热或午后发热，口渴，尿黄便秘，右下腹有明显的压痛，反跳痛，腹肌紧张，舌红苔黄腻，脉象滑数。

【临床应用】急性阑尾炎蕴热期，或阑尾脓肿早期，或轻型腹膜炎，症见低热或午后发热，口渴，腹痛重，食欲不佳，便秘、尿黄赤者。

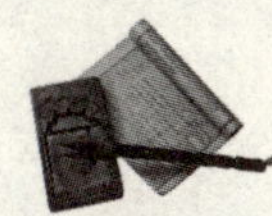

阑尾清解汤

【方　剂】金银花60克，蒲公英、冬瓜仁各30克，大黄24克，牡丹皮15克，木香、川楝子、生甘草各9克。

【制　法】水煎。每日两剂，分4次服。

【功　效】清热解毒，行气活血。

【主　治】肠痈　症见发热恶寒或不恶寒，口渴，面红目赤，唇干舌燥，呕恶不能食，腹胀痛拒按，甚至腹壁硬，大便秘结，小便赤涩或尿痛，脉象洪滑数大或弦数有力，舌苔黄燥或黄腻，舌质红绛或尖红。

【临床应用】急性阑尾炎蕴热期，或阑尾脓肿早期，或轻型腹膜炎，症见低热或午后发热，口渴，腹痛重，食欲不佳，便秘、尿黄赤者。

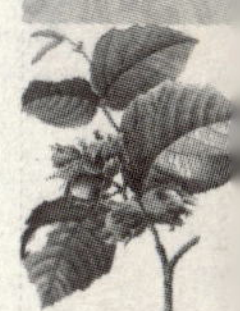

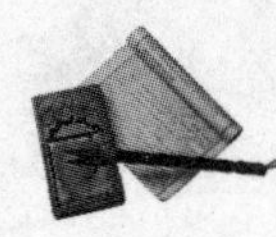

清胆行气汤

【方　　剂】柴胡10克，黄芩10克，半夏10克，木香12克，杭芍15克，香附10克，郁金10克，元胡10克，枳壳10克，生军10克（后下）。

【制　　法】水煎。每日1～2剂，分2～4次服。

【功　　效】疏肝理气，活血止痛。

【主　　治】胁痛　胆道感染气滞型，症见右胁绞痛或串痛，口苦咽干，头晕食少，舌尖微红，苔薄白或微黄，脉弦紧或弦细，一般无寒热或黄疸。

【临床应用】急性胆囊炎　胆绞痛或单纯性胆囊炎。右胁绞痛或串痛，口苦咽干，头晕食少，舌尖微红，苔薄白或微黄，脉弦紧或弦细，一般无寒热或黄疸。

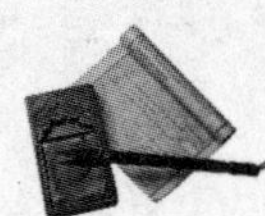

清胆利湿汤

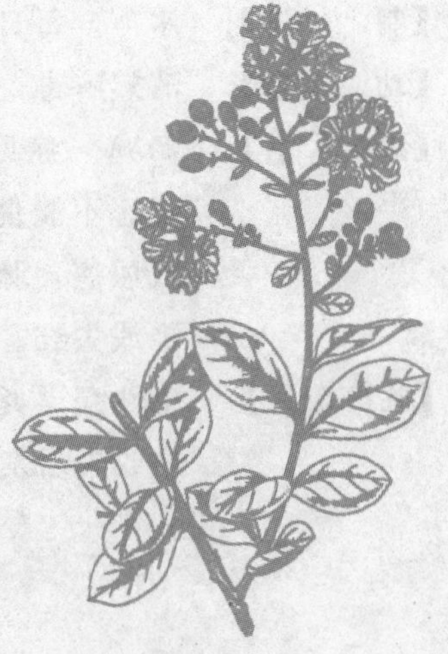

【方　　剂】柴胡10～15克，黄芩10克，半夏10克，木香10克，郁金10克，茵陈15克，栀子10克，木通10克，车前子10克，大黄10克（后下）。

【制　　法】水煎。每日1～2剂，分2～4次服。

【功　　效】清肝胆，利湿热。

【主　　治】胁痛湿热型，症见往来寒热，右胁持续性胀痛，口苦咽干，目黄身黄，尿黄浊或赤涩，大便秘结，舌红苔黄腻，脉弦数。

【临床应用】（1）湿热型急性胆囊炎、胰腺炎、总胆管结石或化脓性胆管炎　往来寒热，右胁持续性胀痛，口苦咽干，目黄身黄，尿黄浊或赤涩，大便秘结，舌红苔黄腻，脉弦数。

(2) 胆道蛔虫伴感染　阵发性上腹钻顶痛，伴恶心呕吐，面色潮红，痛苦貌，白睛无黄染，舌体胖嫩质红，苔黄厚腻，脉象弦数。

(3) 急性黄疸型肝炎　全身疲软，不思饮食，时常恶心呕吐，厌油腻食物，右胁隐痛，食后胀满，大便稀，小便黄赤，白睛黄如鲜橘皮色，舌体胖边有齿印、质暗红，苔黄白厚腻，脉象弦数。

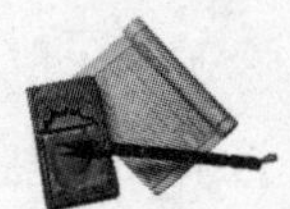

阑尾化瘀汤

【方　剂】金银花、川楝子各15克，延胡索、牡丹皮、桃仁、大黄（后下）、木香各10克。

【制　法】水煎。每日1剂，分两次服。

【功　效】行气活血，清热解毒，泻下散结。

【主　治】肠痈　瘀滞期。症见右下腹固定疼痛，不寒、不热或热象不显著，而见脘腹胀闷、嗳气纳呆、恶心，舌苔黄燥，舌质红绛或尖红或有瘀斑等症状者。

【临床应用】急性阑尾炎瘀滞期　症见右下腹固定疼痛，不寒、不热或热象不显著，而见脘腹胀闷、嗳气纳呆、恶心，舌苔黄燥，舌质红绛或尖红或有瘀斑。

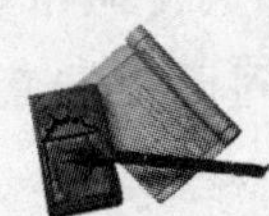

清胆泻火汤

【方　剂】柴胡15克，黄芩15克，半夏10克，木香10克，郁金10克，茵陈30克，栀子10克，龙胆草10克，大黄10克（后下），芒

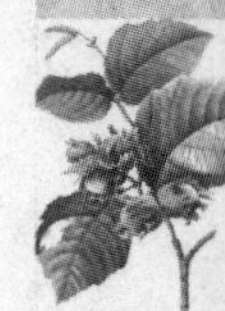

硝10克（冲服）。

【制　　法】水煎。每日1～2剂，分2～4次服。

【功　　效】疏肝理气，清热泻火，通里利湿。

【主　　治】胁痛　毒热型，症见右胁持续性胀痛，口苦咽干，寒热往来，腹胀而满，舌红或绛苔黄燥或有芒刺，脉弦滑数或洪数。

【临床应用】重型胆道感染　如急性梗阻性化脓性胆管炎、严重的化脓性胆囊炎等。右胁持续性胀痛，口苦咽干，寒热往来，腹胀而满，尿少而黄，大便秘结，舌红或绛苔黄燥或有芒刺，脉弦滑数或洪数。由于该类疾病的破坏性较大，尤其对肝脏损害较大，应酌情配合抗菌素或激素治疗以尽快控制急性症状。

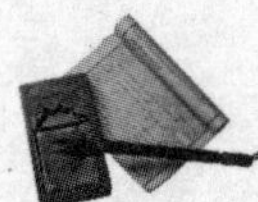

生肌玉红膏

【方　　剂】当归60克，白芷15克，白蜡60克，轻粉12克，甘草36克，紫草6克，血竭12克。

【制　　法】将当归、紫草、甘草、白芷四味入油内浸3日，慢火熬至微枯，用细绢滤清，下血竭，再下白蜡，微火化开。轻粉研极细，最后入。用时将膏匀涂纱布上敷贴患处。

【功　　效】活血祛腐，解毒镇痛，润肤生肌。

【主　　治】疮疡溃后　创面脓腐不脱、疼痛不止、新肌难生者。疮面灰白或黑，腐肉粘滞，脓汁清稀而臭，周围皮色紫暗；或脓腐去后疮面暗淡，肉芽不生，疮口难敛。伴气虚懒言，四肢乏力，精神倦怠，纳少便溏，舌质紫暗有瘀斑，肘溯涩。

【临床应用】溃疡　症见瘀血阻络，经脉不利者。表现为疮面肉芽暗淡、生长缓慢或分泌物及坏死组织较多，脓水清稀，周围皮肤紫滞，舌质紫暗有瘀斑，脉细涩。

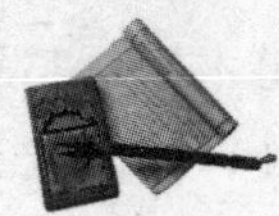

托里消毒散

【方　　剂】人参3克，川芎3克，白芍3克，白术3克，金银花3克，茯苓3克，白芷（1）5克，皂刺（1）5克，桔梗（1）5克，黄芪3克。

【制　　法】水煎服。

【功　　效】补益气血，托毒消肿。

【主　　治】疮疡　症见体虚邪盛、脓毒不易外达者。表现为肿疡局部平塌，肿热散漫，难溃难腐；溃疡坚肿不消，脓水清稀，新肉不生，伴全身乏力，少气懒言，神疲，纳少便溏，舌淡、苔薄白，脉细。

【临床应用】（1）体表脓肿　证属气血虚弱无力托毒者。表现为患处皮色不红或微红，肿胀不甚，边界不清，或深部脓肿难以破溃。

（2）慢性溃疡　证属气血虚弱无力托毒者。表现为创面肉芽暗淡，脓液清稀，疮口难以愈合，周围皮色暗红或紫黑，皮肤感觉消退或麻木，舌淡、有瘀斑，苔薄白，脉细弱。

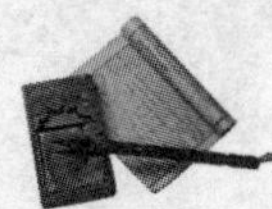

肠粘连缓解汤

【方　　剂】川朴10～15克，木香10克，乌药10克，炒莱菔子10～15克，桃仁10克，赤芍10克，芒硝10克（冲服），番泻叶10克（泡服）。

【制　　法】水煎，加水500毫升，煎至200毫升，频服。

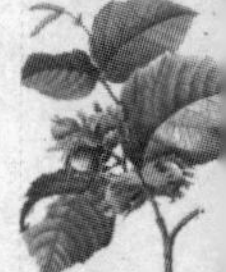

【功　　效】　行气祛瘀，通里消胀。

【主　　治】　脏结　轻型粘连性或部分性肠梗阻。用于胃肠道术后调整胃肠功能。症见阵发性腹痛，恶心呕吐，或食入即吐，便闭或无矢气，或得矢气则舒，舌淡苔白腻，脉弦紧。

【临床应用】　轻型粘连性或部分性肠梗阻　腹部胀痛或隐痛，阵发性加重，便闭或无矢气，或有间歇解稀便，嗳气不舒，甚则呕吐泛恶，发热或不发热，舌淡苔白腻或滑腻，脉沉紧。

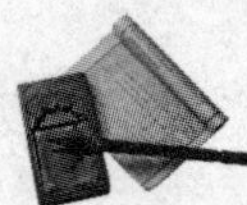

三品一条枪

【方　　剂】　白砒 45 克，明矾 60 克，明雄黄 7.2 克，乳香 3.6 克。

【制　　法】　将砒、矾两物研成细末，入小罐内，煅至青烟尽白烟起，片时，约上下通红，住火，放置一宿，取出研末，再加雄黄、乳香两药，共研成细末，厚糊调稠，搓条如线，阴干备用。用时将药条插入患处，外以膏盖护之。

【功　　效】　腐蚀瘘管。

【主　　治】　痔疮、瘘疮翻花、瘿瘤、瘰疬、疔疮、发背等腐肉不祛或有瘘管者　用于正虚邪实证，疮疡溃后脓毒未尽，腐肉难脱，死肌不化；或瘘管形成，脓腐不易除去，难以生肌长肉，伴气虚懒言，四肢乏力，精神倦怠，纳少便溏，舌淡、苔白，脉细数。

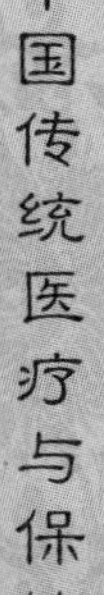

【临床应用】　(1) 慢性溃疡　用于正气不足、无力祛腐生肌者。表现为疮面肉芽暗淡，脓腐组织较多或肉芽水肿高于创缘，周围皮色暗红或紫黑，皮肤感觉消退或麻木，创面难以愈合或反复发作，舌

淡有瘀斑，苔薄白，脉细弱。

(2) 瘘管及窦道　用于气血不足无力托毒者，表现为疮面肉芽不鲜活，脓液清稀或肉芽水肿，脓腐组织较多，创面难以愈合或反复发作，舌淡苔白脉沉细。

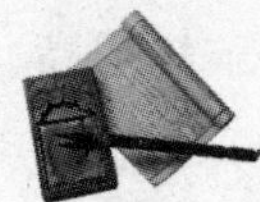

桑杏汤

【方　剂】桑叶 3 克，杏仁 4.5 克，沙参 6 克，象贝 3 克，香豉 3 克，栀皮 3 克，梨皮 3 克。

【制　法】水 400 毫升，煮取 200 毫升，顿服之。重者再作服。

【功　效】清宣燥热，润肺止咳。

【主　治】秋感温燥，灼伤肺津，身不甚热，干咳无痰，咽干口渴，舌红，苔薄白而燥，右脉数大者。

【临床应用】(1) 急性支气管炎　表现为温燥之证，症见干咳无痰，鼻干咽燥，微热口渴，苔薄白而干。

(2) 麻疹后期　症见干咳无痰，鼻干咽燥，微热口渴，苔薄白而干。

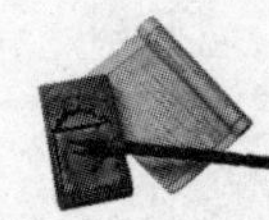

银翘散

【方　剂】连翘 9 克，银花 9 克，苦桔梗 6 克，薄荷 6 克，竹叶 4 克，生甘草 5 克，荆芥穗 5 克，淡豆豉 5 克，牛蒡子 9 克。

【制　法】共杵为散，每服 9 克，鲜苇根汤煎，香气大出，即取服，勿过煮。肺药取轻清，过煮则味厚而入中焦矣。病重者约 4 小时 1 服，日 3 服，夜 1 服；轻者 6 小时 1 服，日两服，夜 1 服；病不解者，作再服（现代用法：按原方配伍比例酌情增减，改作汤剂，水煎服；亦可制丸剂或散剂服用）。

【功　效】辛凉透表，清热解毒。

【主　　治】 温病初期　发热无汗，或有汗不畅，微恶风寒，头痛口渴，咳嗽咽痛，舌尖红，苔薄白或薄黄，脉浮数。

【临床应用】 (1) 流行性感冒　恶寒，高热，全身骨节酸疼。

(2) 流行性腮腺炎　恶寒，发热，头痛，单侧或双侧耳下腮腺肿大。

(3) 乙型脑　炎突然起病，高热，昏迷，惊厥，脑压增高。

(4) 麻疹　冬末春初发病，发热，咳嗽，喷嚏，流涕，目泪汪汪。

(5) 小儿外感高热　发热初起，发热无汗或有汗不畅，微恶风寒，舌尖红，苔薄白或薄黄，脉浮数。

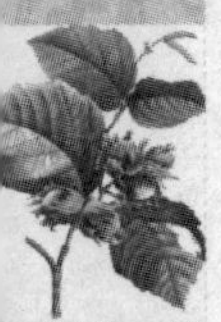